医学影像技术实训与考核

医学影像诊断实训与考核

主编 蒋 蕾 刘宝治 李 拓

U0250980

YIXUE YINGXIANG ZHENDUAN
SHIXUN YU KAOHE

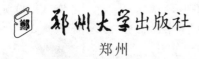

郑州大学出版社
郑州

图书在版编目(CIP)数据

医学影像诊断实训与考核/蒋蕾,刘宝治,李拓主编. —郑州:郑州
大学出版社,2014.8
(医学影像技术实训与考核)
ISBN 978-7-5645-1960-5

Ⅰ.①医… Ⅱ.①蒋… ②刘… ③李… Ⅲ.①影像诊断-高等职业
教育-教学参考资料 Ⅳ.①R445

中国版本图书馆 CIP 数据核字(2014)第 172361 号

郑州大学出版社出版发行
郑州市大学路 40 号   邮政编码:450052
出版人:王　锋   发行部电话:0371-66966070
全国新华书店经销
郑州市诚丰印刷有限公司印制
开本:787 mm×1 092 mm　1/16
印张:15.75
字数:375 千字
版次:2014 年 8 月第 1 版   印次:2014 年 8 月第 1 次印刷

书号:ISBN 978-7-5645-1960-5   定价:39.00 元
本书如有印装质量问题,由本社负责调换

编审委员会

编者名单

主　编

蒋　蕾　刘宝治　李　拓

副主编

巩远方　白汉林　贺太平　李丽娜　邢国胜

编　委（按姓氏笔画排列）

白汉林　河南医学高等专科学校

刘宝治　内蒙古民族大学

刘敬荣　山东协和学院

巩远方　南阳医学高等专科学校

邢国胜　河南医学高等专科学校

张玲玲　郑州澍青医学高等专科学校

李　杨　南阳医学高等专科学校

李　拓　南阳医学高等专科学校

李　夏　南阳医学高等专科学校

李丽娜　包头医学院

杜玲玲　信阳职业技术学院

贺太平　咸阳职业技术学院

唐宁宇　周口职业技术学院

蒋　蕾　南阳医学高等专科学校

前　言

　　《医学影像诊断实训与考核》是根据高职高专教育的特点,按照医学影像技术专业教学计划及教学大纲对课程的要求,参照全国高等医学高职高专院校医学影像技术专业规划教材《医学影像诊断学》和《超声诊断学》编写而成。在教材编写过程中我们遵照任务驱动、项目导向的原则设置课程体系。本教材共分三部分。第一部分为实训内容,共设计了13个项目,66个学习性工作任务,特别强调注重培养学生的职业技能,以达到理论知识、实践技能和职业素质三结合;第二部分综合技能实训考核,共设计了20多项技能考核项目,主要以临床常见病、多发病的影像诊断为主,通过综合技能实训,提高学生的临床诊断思维能力;第三部分综合技能训练题库,结合近年来放射医学技术专业资格考试,共筛选、编写了600余道单选题及参考答案,旨在从理论上提高学生的操作能力。本实训教材不仅可供教师在实验实训教学过程中及学生在校学习过程中使用,对影像技术专业和临床医学专业学生的课间见习、临床实习及将来的临床工作也具有一定的实用价值。

　　参加本实训教材编写的单位有:南阳医学高等专科学校、内蒙古民族大学、包头医学院、河南医学高等专科学校、咸阳职业技术学院、信阳职业技术学院、山东协和学院、周口职业技术学院、郑州澍青医学高等专科学校。编写工作得到各参编单位的大力支持,在此深表感谢!

　　由于编者水平有限,内容难免存在不妥或错误之处,恳请广大师生和读者给予批评与指正。

编者

2014 年 5 月

目 录

第一部分

实训内容

项目一　呼吸系统影像诊断

任务一　胸部透视

【实训目标】

能够选择合理的影像检查方法对胸部进行检查。掌握胸部透视的适用范围和检查流程。熟悉透视和摄影图像特点及图像形成机制。

【知识目标】

1. 掌握胸部透视的基本原则及操作方法。

2. 掌握胸部透视各组织器官的正常影像。

【能力目标】

通过对胸部透视的实训内容练习,体会透视全过程,为专业岗位的需求奠定基础。

【素质目标】

培养学生在实践中养成良好的自主学习习惯,逐步培养学生及时发现问题、解决问题的能力及团队协作精神,加强动手能力和创新思维能力的培养。

【实训器材】

300 mA 以上的 X 线机及符合透视条件的实训室。

【实训步骤】

1. 指导学生熟悉控制台上的各部件的功能,并做好 X 线检查前的防护准备。

2. 讲解透视技术的适应证、方法和操作技术,透视过程中呼吸动作的应用。

3. X 线机透视条件的调节　①调整控制台电源电压为 220 V;②透视条件选择管电压为 50~70 kV,管电流为 2~4 mA。

4. 透视操作　先放大 X 线荧屏视野,对胸廓进行全面观察,然后缩小视野,自上而下,左右对比。其顺序为:右上肺野→右中肺野→右下肺野→左下肺野→左中肺野→左上肺野→纵隔、横膈、胸膜及肺门。整个操作时间控制在 5 min,并注意间断透视技术的应用。

5. 根据临床要求重点观察,如发现病变,再缩小视野,观察病变大小、形态、边缘、周围情况等。根据病变特点,变换体位观察。

6.书写胸部透视诊断报告。

【结果与讨论】

1.讨论透视影像的形成和图像特点。

2.讨论呼气和吸气时对肺野透亮度,纵隔、横膈变化的影响。

3.描述透视条件下肺门结构及肺野密度的变化。

【报告范例】

胸部透视

两肺野未见明确实变影;两膈面光整,肋膈角锐利;双膈下未见明确游离气体影;心影大小、形态未见异常;其他:未见异常。

诊断意见:心、肺、膈未见异常。

医师:＿＿＿＿＿＿＿＿

【思考与练习】

1.胸部透视与胸部摄片的适应证。

2.透视过程中的注意事项有哪些?

任务二　呼吸系统正常影像学表现

【实训目标】

对正常胸片、CT检查所显示的各种解剖结构,能够以立体观念正确理解其在各种影像检查中的不同表现形式。能够掌握正确阅读影像资料的方法及原则,正确完成影像报告书写。

【知识目标】

1.掌握呼吸系统各组织器官正常X线表现。

2.掌握呼吸系统各组织器官正常CT表现。

【能力目标】

通过对呼吸系统正常影像学表现的实训项目实习,做到影像与临床结合、影像与解剖结合、模拟训练与实际读片结合,为后续的影像学表现课程奠定基础。

【素质目标】

培养学生在实践中养成良好的自主学习习惯,注重团队协作精神培养,加强动手能力和创新思维能力的培养。

【实训器材】

胸部正侧位片、胸部 CT 片、观片灯、多媒体教学设备及实训报告单。

【实训步骤】

1. 讲解演示胸部各体位平片的摆放和阅片顺序。注意投照技术条件是否符合诊断要求。

2. 指导学生认识并描述 X 线平片胸部正侧位、CT 教学片显示的各组织器官的影像。

3. 分组阅片、讨论。

4. 按标准格式书写一份读片报告。

【结果与讨论】

1. 胸壁软组织　胸锁乳突肌、锁骨上皮肤皱褶、胸大肌、女性乳房及乳头。

2. 骨骼

(1) 肋骨　左右对称,连于胸椎者称后段,它的阴影较浓,略斜向外下;绕过腋缘后斜向内下,称前段,它的阴影较淡且宽。正位胸片一般可见第 1~6 肋骨前段和第 1~10 肋骨后段。肋骨有多种先天性变异,常见的有:①颈肋,表现为短小较直的小肋骨,自第 7 颈椎发出;②权状肋,为最常见的肋骨变异,肋骨前端呈权状;③肋骨融合,多见于左侧第 5、第 6 肋骨后段,表现为相邻的两条肋骨呈骨性融合,局部肋间隙消失,易误认为肺内病变。

(2) 锁骨　在正位胸片上,两侧胸锁关节与胸部中线距离相等。

(3) 肩胛骨　投照时外旋而不与肺重叠,但旋转不足时,可与上肺外带重叠呈斜条状。

3. 纵隔

X 线、CT 表现:纵隔在侧位片上,分别从胸骨柄、体交界处至第 4 胸椎下缘和第 8 胸椎下缘画两条水平线,其上为上纵隔,下为下纵隔,两者之间为中纵隔。以气管、升主动脉及心脏前缘的连线作为前、中纵隔的分界,再以食管前壁及心脏后缘连线作为中、后纵隔的分界。

4. 横膈

X 线、CT 表现:呈圆顶状,正位片上是两侧肺的下界。位置约在第 9~10 后肋,右侧略高 1~2 cm,随呼吸而上、下活动,范围 1~3 cm,深呼吸可达 3~6 cm。横膈的前部分 CT 表现为线状或条带状软组织密度,略向后凸,两侧有脂肪组织伴行。膈的后下部构成膈肌脚,右侧膈脚起自第 1~3 腰椎前侧,左侧起自第 1~2 腰椎。CT 图像上两侧的膈脚呈凹面向前外方的弧形软组织影。

5. 肺

(1) 肺野　含气的肺在照片上显示为透明部分。肺野可分为上野、中野和下野(以第 2、第 4 肋骨前端水平线为界),亦分为内、中、外三带(均等分)。

(2) 肺门及肺纹理

1) X 线表现:肺门主要是由肺动脉及与肺动脉重叠的肺静脉组成。右肺门血管上、下形成肺门角,其下段为右下肺动脉,正常宽度不超过 15 mm,左肺门较右肺门高 1~

2 cm。肺纹理主要由肺动脉及其分支构成。它由肺门分出,向外延伸呈树枝状而逐渐变细,至肺外带大多已消失不见。正常的肺纹理轮廓清楚,由内向外逐渐变细,由于体位关系,一般下肺野较粗且密集。

2)CT表现:肺门显示于5个层面中。①主动脉窗层面:右侧见右上叶支气管起始部的断面,内侧为伴行的尖段肺动脉;左侧见尖后段支气管断面。②右上叶支气管层面:可见右上叶支气管及其分出的前、后段支气管,前方为右上肺动脉。左肺门可见尖后段支气管断面,前方为肺段动脉分支。③中间支气管层面:右侧中间支气管,前方右肺动脉,肺动脉的前外方为肺静脉。左肺门可见左主支气管,前方为肺静脉,后方为左肺静脉。④中叶支气管口层面:右中叶支气管与下叶支气管在同一层面,两支气管相邻处外侧壁呈三角形尖突称中叶嵴。与中叶支气管口相对,见自下叶支气管后壁分出右下叶背段支气管。左肺门见向前走行的舌叶支气管及左下叶支气管起始部的断面,并见左肺下叶背段支气管。⑤心室平面:为肺门下部,在两侧可见形态相似的下肺静脉,在下肺静脉外侧可见数个基底段支气管的断面及伴随的肺动脉。

(3)肺叶和肺段　胸片正常不显示,但病变时可根据肺动脉分支和叶间胸膜来加以判断。胸部CT图像是不同层面的横断面图像,一般采用两种不同的窗宽和窗位,一种是肺窗,窗位为-600~-300 HU,窗宽为1 300~1 600 HU,适于观察肺实质。另一种是纵隔窗。其窗位为35~70 HU,窗宽为200~400 HU,适于观察纵隔。肺段的基本形态为尖端指向肺门的锥体状。肺段与所属支气管同名。CT图像上,只能根据肺段支气管及血管的走行定位。次级肺小叶为3~5个终末细支气管所属的肺组织,也是具有纤维结缔组织间隔的最小单位,是高分辨力CT所观察的基本单位。

6. 气管和支气管　气管起于环状软骨下缘,长11~13 cm,宽1.5~2 cm,在第5~6胸椎平面分为左、右主支气管,支气管分叉角度为60°~85°。两侧主支气管逐级分出叶支气管、肺段支气管、亚肺段支气管、小支气管、细支气管、呼吸性细支气管、肺泡管和肺泡囊。自气管至终末细支气管可分15级,自气管至肺泡管可分23级。正常胸片多不能显示,但病变时则表现为肺纹理异常。

7. 胸膜　一般不显示,有时可见肺尖胸膜返折和水平叶间胸膜。叶间裂是识别肺叶的标志,常规CT图像上叶间裂表现为无血管结构的透明带。在高分辨力CT扫描时,叶间裂可以清楚显示为线状影。

【报告范例】

胸部后前位片(14×14×1)

两侧胸廓对称、所见骨质未见异常;两侧肺野透过度正常,未见异常密度增高影;两肺纹理清晰,无增粗、增多、变形;两肺门无增大、增浓;心影大小、形态正常,主动脉未见异常;纵隔居中,两膈面光整,肋膈角清晰锐利;其他:未见异常。

诊断意见:心、肺、膈未见异常。

医师:＿＿＿＿＿＿＿

胸部 CT 平扫

胸廓对称,肋骨及胸壁软组织未见异常。肺窗示双肺纹理清晰,走行自然,肺野透光度良好,双肺未见异常实变影,双肺门不大。纵隔窗示纵隔无偏移,心影及大血管形态正常,纵隔内未见肿块及肿大淋巴结。无胸腔积液及胸膜肥厚。

诊断意见:胸部 CT 扫描未见异常。

医师:_____

【思考与练习】

1. 绘制肺野三区、三带。
2. 纵隔的划分(可画图完成)。

任务三　呼吸系统基本病变影像学表现

【实训目标】

通过对呼吸系统基本病变影像学表现的实训任务的学习,明确呼吸系统基本病变的影像学表现是贯穿于呼吸系统各个疾病的重要内容。必须掌握其基本概念、产生的病理基础及典型的影像学表现。

【知识目标】

1. 掌握呼吸系统基本病变的 X 线诊断要点。
2. 掌握呼吸系统基本病变的 CT 诊断要点。

【能力目标】

通过对比呼吸系统正常影像学表现,并与临床及病理相结合,对呼吸系统基本病变做出正确诊断;做到理论学习与实际读片相结合,加深对呼吸系统基本病变的认识,为专业岗位的需求奠定基础。

【素质目标】

培养学生在实践中养成良好的自主学习习惯,及时发现问题、解决问题的能力以及团队协作精神,着重加强对学生动手能力和创新思维能力的培养。

【实训器材】

1. 呼吸系统常见病变的典型 X 线片、CT 片。
2. 观片灯、多媒体教学设备、教学课件及实训报告单等。

【实训步骤】

1. 利用教学片讲解呼吸系统基本病变的影像学表现。
2. 分组阅片,讨论。描述病灶分布、形态和大小,密度与边缘,空洞及壁厚度、胸腔积液及量的评估,邻近结构变化等。

3. 通过对各型肺部疾病基本病变的 X 线表现的认识和 CT 图像加以对比,理解不同检查方式形成不同图像的特点,从而加深对病变的认识。

4. 按标准格式书写一份读片报告。

【结果与讨论】

1. 肺部基本病变

(1)渗出与实变 急性炎性渗出物充满于肺泡中所形成的阴影,其范围大小不等。

X 线、CT 表现:肺段或肺叶分布均匀的片状高密度影、毛玻璃样阴影,边缘模糊,在实变影内出现空气支气管征。常见于各种急性肺炎、肺泡性肺水肿、肺挫伤、肺梗死、肺结核等疾病。

(2)结节状阴影

X 线、CT 表现:①腺泡结节状影(4~7 mm)指直径在 1 cm 以下,边界清楚呈梅花瓣状的结节,一般没有融合趋势,多见于肺结核的增殖性病变及慢性炎症。②粟粒状结节影(2~3 mm)指 4 mm 以下的小点状结节影,多呈弥散性分布。常见于粟粒性肺结核、癌性淋巴管炎、结节病、特发性肺含铁血黄素沉着、急性细支气管炎等。

(3)纤维化 是慢性炎症修复愈合的表现。

X 线、CT 表现:边界清楚,密度增高,形态不定的斑片状影或条索状影,并有收缩牵拉。弥漫性纤维化广泛侵及肺间质,表现为两肺杂乱的细网状或蜂窝状影及结节状影,多见于尘肺、结核等。

(4)钙化 即愈合病灶的钙盐沉着。

X 线、CT 表现:高密度,边界锐利阴影,大小、形态不一。

(5)肿块

X 线、CT 表现:直径在 3 cm 以上。为圆形或卵圆形及分叶状致密影,可单发或多发。单发者见于肺癌、结核瘤、炎性假瘤、错构瘤、肺囊肿、肺包虫囊肿及腺瘤等。多发者最常见于肺转移瘤,还可见于血源性金葡菌肺炎、坏死性肉芽肿、多发肺包虫囊肿。良性多有包膜,呈边缘锐利光滑的球形肿块;恶性多无包膜,浸润性生长,边缘有短细毛刺向周围伸出,靠近胸膜可见胸膜凹陷征。

(6)空洞与空腔 空洞为病变组织坏死后,经支气管排出后形成的透光区。可分虫蚀状空洞、薄壁空洞和厚壁空洞 3 种。空腔为肺的组织间隙发生的病理性扩大,如肺大泡、肺囊肿等。

(7)肺间质病变 主要分布于支气管、血管周围和小叶间隔、肺泡间隔等处的病变。

1)X 线表现:索条状、网状、蜂窝状及广泛小结节等。

2)CT 表现:界面征、小叶间隔及小叶中心结构增厚、胸膜下线、长瘢痕线、蜂窝样改变、结节影、肺结构扭曲变形及牵拉性支气管扩张、磨玻璃样改变等。

2. 支气管基本病变

(1)阻塞性肺气肿

1)X 线表现:两肺透光度增加,桶状胸,膈低平,心垂直,深呼吸肺野透亮度改变小。

2)CT 表现:高分辨力 CT 小叶中心型肺气肿,可见小叶中心部有 0.5~1 cm 的无壁透明区。全小叶型肺气肿,可见病变累及整个肺小叶,在两肺形成较大范围的无壁透明区,好发于两肺下叶,多合并肺大泡。间隔旁肺气肿,病变累及小叶边缘部分,多在胸膜下沿胸膜、叶间裂及纵隔旁分布,表现为胸膜下的小气泡,常伴有胸膜下的肺大泡。

(2)阻塞性肺不张　由支气管完全阻塞引起肺泡体积缩小。肺不张的范围、大小由阻塞的位置决定。

X线、CT表现:患肺密度增高,体积缩小,周围组织器官牵拉移位,邻近肺组织代偿性肺气肿。

3. 胸膜基本病变

(1)胸腔积液

X线、CT表现:①游离性胸腔积液表现为下肺野均匀的密度增高影,上界模糊呈弧形,其外侧高、内侧低,且随体位变动而变动。小于250 mL的积液X线难以显示。大量积液可占满一侧胸腔,将纵隔推向对侧,且肋间隙增宽。②局限性积液多呈梭形阴影,凸面向肺,底贴胸壁,边界清楚。③肺下积液指聚集在肺底与膈肌之间的液体。④叶间积液指液体局限在叶间裂,表现为叶间裂位置的梭形致密影,两尖端与叶间裂相连。CT检查,可以发现100 mL以下的液体,表现为胸腔下后部沿胸廓内缘走行的新月形水样低密度区。

(2)气胸和液气胸

X线、CT表现:肺被压而向肺门处收缩,气胸部分无肺组织,透光度更高。被压缩的边缘呈纤细条状影。肺的压缩程度与气体多少成正比。CT显示肺外围宽窄不等的含气带,其中无肺纹理,内侧可见压缩的肺边缘。气胸若同时有液体并存,则称液气胸。立位检查,则气体在上方,液体在下方,有整齐的水平液面。液气胸在CT图像可见胸腔内出现液–气平面。

(3)胸膜肥厚、粘连、钙化　为胸膜病变的愈合期改变。

X线、CT表现:肥厚与粘连同时共存。轻度者只见于肋膈角或膈面的不整。广泛者为沿胸壁不规则致密影,并伴有肋间隙狭窄,胸廓塌陷等改变。钙化胸膜可呈条状或片状,沿胸壁分布。CT检查,可显示被胸膜病变掩盖的肺内病变,以确定病变的来源。

(4)胸膜肿块

X线、CT表现:局限胸腔周边孤立实性肿块呈扁平状与胸壁呈钝角相交。弥漫性胸膜肿块多伴有胸膜增厚,以脏层为主,表面高低不平,呈结节状。强化扫描胸膜肿块多有明显强化。

【报告范例】

胸部正侧位片(14×14×1,12×15×1)

右侧第3前肋以下肺野见大片状密度增高阴影,上缘稍模糊,呈外高内低凹面向上弧状,右膈、右心缘及右中下侧胸壁被遮盖;余肺野未见明确实变影;两侧肺门未见增大、增浓;左膈面光整,肋膈角清晰锐利;心影大小、形态正常,主动脉未见异常;纵隔居中、无增大;其他:未见异常。

诊断意见:右侧胸腔中等量积液。

医师:＿＿＿＿＿＿＿

胸部正位片(14×14×1)

左侧肺野外带(相当于占肺野1/4)见带状异常透亮无肺纹理区;左肺被压缩至肺门旁呈团块状均匀组织密度影,肺组织被压缩约35%;右肺野未见明确实变影;两侧肺门未见增大;双膈面光整,肋膈角清晰锐利;心影大小、形态正常;纵隔向左稍移位、无增大;其他:未见异常。

诊断意见:左侧气胸。

医师:＿＿＿＿＿＿＿

【思考与练习】

1. 支气管阻塞病变有几种? 简述其发生机制和 X 线主要表现。
2. 简述肺部病变及其各种基本病变的 X 线表现。
3. 简述胸腔积液的类型及 X 线主要表现。

任务四 呼吸系统炎症影像学表现

【实训目标】

能够选择合理的影像检查方法对呼吸系统炎症进行检查。能够正确地结合临床表现,对呼吸系统炎症的影像资料进行病理及影像分析,并能做出准确的影像诊断。能够正确掌握阅读影像资料的方法及原则,正确完成影像报告书写。

【知识目标】

1. 掌握大叶性肺炎的影像学诊断要点。
2. 掌握支气管肺炎的影像学诊断要点。
3. 熟悉间质性肺炎的影像学诊断要点。
4. 熟悉肺脓肿的影像学诊断要点。

【能力目标】

通过对实训内容的学习,做到影像与临床结合,影像与病理结合,模拟训练与报告书写结合,为专业岗位的需求奠定基础。

【素质目标】

培养学生在实践中养成良好的自主学习习惯,及时发现问题、解决问题的能力及团队协作精神,着重加强动手能力和创新思维能力的培养。

【实训器材】

1. 大叶性肺炎、小叶性肺炎、间质性肺炎及肺脓肿 X 线片、CT 片。
2. 观片灯、多媒体教学设备、教学课件及实训报告单。

【实训步骤】

1.利用教学片讲解几种常见肺炎的影像学表现和主要影像学特征。

2.指导学生观察、认识、描述各型肺炎的X线和CT表现,并分组阅片、讨论。重点从常见炎症病灶的分布、形态与大小、密度与边缘、病理分期、并发症等方面全面进行观察分析。

3.通过对各型肺炎X线表现的认识和CT图像加以对比,理解不同检查方式形成不同图像的特点,加深对疾病的认识。

4.按标准格式书写一份读片报告。

【结果与讨论】

1. 大叶性肺炎

(1)X线表现:充血期表现为局部肺纹理增多或透光度略降低。实变期则出现典型的致密片状影,其形状与肺叶或肺段的形态一致,且在叶间胸膜处形成清楚、整齐的边界。吸收期病变阴影变淡,且密度不均。

(2)CT表现:充血期病变呈毛玻璃样密度,边缘不清,纹理隐约可见。实变期病变沿肺叶或肺段分布,出现空气支气管征。消散期实变影密度降低,呈散在、大小不一的斑片影。

2. 支气管肺炎

X线、CT表现:两肺中、下肺野沿肺纹理分布的斑片状致密影,边缘不清,密度不均匀,病灶可融合成片状。可有肺门增大和局限性肺气肿或肺不张。

3. 肺脓肿

X线、CT表现:①急性肺脓肿表现为大片致密阴影,边缘模糊,其中出现含有液平面的空洞,内壁不规则,液体常较多;②慢性肺脓肿,脓肿周围炎性浸润吸收减少,洞壁内缘较光整,周围多有条索状纤维病灶;③血源性肺脓肿,常为多发,表现为广泛分布于两肺的大小不一的类圆形致密影,其内可见小空洞和液平。

4. 间质性肺炎

X线、CT表现:病变多且较广泛,侵及两肺,表现为模糊增粗的肺纹理,杂以小斑点状影。可并发弥漫性肺气肿。肺门密度增高,结构不清。CT显示两侧支气管血管束增粗,有网状或小斑片状影,肺门及纵隔淋巴结可有增大。

5. 支原体肺炎

X线、CT表现:病变以中、下肺较多见,早期主要改变是肺间质炎症,多为网状影。典型表现为自肺门向肺野外带延伸的扇形片絮状影,边缘模糊,病灶中可见肺纹理影。

6. 严重急性呼吸综合征(SARS)

(1)X线表现:肺野外带小片状毛玻璃样影,病变进展快,多发多变,病变反复。肺门或纵隔淋巴结无肿大。

(2)CT表现:毛玻璃样密度影是SARS的基本征象。胸膜下毛玻璃样影内出现细线和网状影。毛玻璃样影内出现广泛网状影形成"碎石路征"。

【报告范例】

胸部正侧位片(14×14×1,12×15×1)

两肺纹理增粗、增多,模糊,见沿肺纹理分布斑点状密度增高影,边缘较淡且模糊不清,病灶以两下肺明显;两侧肺门未见增大、增浓;双膈面光整,肋膈角清晰锐利;心影大小、形态正常;纵隔居中、无增大;两侧胸廓对称,无畸形;其他:未见异常。

诊断意见:两肺支气管肺炎。

医师:＿＿＿＿＿＿＿

胸部正侧位片(14×14×1,12×15×1)

两肺纹理增多、增粗,结构紊乱,见多发不规则条状阴影,交织成网状,其间见散在小点状阴影,以两下肺明显;两侧肺门未见增大,增浓;双膈面光整,肋膈角清晰锐利;心影大小、形态正常,主动脉未见异常;纵隔居中、无增大;两侧胸廓对称,无畸形;其他:未见异常。

诊断意见:两肺间质性肺炎。

医师:＿＿＿＿＿＿＿

【思考与练习】

1. 发生在中叶的大叶性肺炎和肺不张如何鉴别?
2. 支气管肺炎病灶融合成大片时如何与大叶性肺炎区别?

任务五　肺结核影像学表现

【实训目标】

能够结合临床表现对肺结核病的影像资料进行影像征象分析,并做出准确的影像诊断。能够正确掌握肺结核病的影像资料阅读方法及诊断原则,正确完成影像报告书写。

【知识目标】

1. 掌握肺结核新的分类法。
2. 掌握各型肺结核的主要影像学表现。
3. 熟悉肺结核的主要病理改变及临床表现。

【能力目标】

通过对比呼吸系统正常影像学表现,并与临床及病理相结合,做到理论学习与实际读片相结合,加深对肺结核的认识,为专业岗位的需求奠定基础。

【素质目标】

培养学生在实践中养成良好的自主学习习惯,及时发现问题、解决问题的能力及团队协作精神,着重加强动手能力和创新思维能力的培养。

【实训器材】

1. 各型肺结核的 X 线片及 CT 教学片。

2. 观片灯、多媒体教学设备、教学课件及实训报告单等。

【实训步骤】

1. 利用教学片讲授各型肺结核的影像学表现和主要影像学特征。

2. 指导学生观察、认识、描述肺结核的 X 线和 CT 表现,并分组阅片、讨论。

3. 通过对肺结核 X 线表现的认识和 CT 图像的对比,理解不同检查方式形成不同图像的特点,加深对疾病的认识。

4. 按标准格式书写一份读片报告。

【结果与讨论】

1. **原发性肺结核(Ⅰ型)** 初次感染结核所形成的病灶,多见于儿童。

(1)原发综合征

X 线、CT 表现:由原发病灶、淋巴管炎和肺门淋巴结炎三者组成。原发病灶多位于外周肺野,呈模糊片絮状影,大小不等。淋巴管炎为原发病灶引向肺门的条索状影。肺门淋巴结炎,表现为肺门影增大。典型病例此三者均可看到且呈哑铃状的双极现象。

(2)胸内淋巴结结核 上述的原发灶易于吸收消失,淋巴结炎常因伴干酪样坏死而长期不愈,表现为肺门及纵隔淋巴结增大,

X 线、CT 表现:结节型,为淋巴结增大。炎症型,淋巴结增大的同时并有淋巴结周围炎,边界模糊不清。

2. **血行播散型肺结核(Ⅱ型)** 依结核菌进入血流的数量、次数和机体反应不同可分为:

(1)急性粟粒性肺结核

X 线、CT 表现:细小粟粒状阴影,密度均匀、大小一致,广泛均匀一致分布于两侧肺野,肺纹理常被掩盖。

(2)亚急性或慢性血行播散型肺结核

X 线、CT 表现:病灶为大小不等,密度不一且分布不均的斑点状、小片状影,两上肺较多且密集,向下则渐稀少。病灶可杂有硬结或钙化表现。

3. **继发性肺结核病(Ⅲ型)**

X 线、CT 表现:病灶中常同时存在着渗出、增殖、播散、纤维化和钙化,甚至空洞等多种表现。病灶大多分布在锁骨上、下区及下叶背段。

(1)浸润型肺结核 表现为陈旧性病灶周围炎,中心密度高而边缘模糊,新出现渗出病灶为小片云絮状或段叶分布的高密度影。

(2)结核球 为纤维组织包绕的干酪样结核病灶。多呈圆形或椭圆形在 2~3 cm 以下单发较多。轮廓光滑、密度均匀,但也可含有点状或环状钙化。结核球附近可有不同

程度的结核病灶分布,称"卫星灶"。

(3)干酪样肺炎 因抵抗力差且对结核菌高度敏感者而发生。分大叶性和小叶性两种。前者多发生于右上叶,病灶也可呈肺段或肺叶分布,密度较浓的实变阴影,其中常有虫蚀状多发空洞。小叶性者多由干酪坏死物由支气管播散而形成,表现为中下肺野广泛分布的模糊小片状影,也可以与大叶性者同时存在。

(4)慢性纤维空洞型肺结核 属晚期病灶,即长期存在的结核,经过不断的恶化、好转和稳定的交替发展而成。X线、CT表现特征是出现纤维空洞,少有液平,肺内出现广泛的纤维化的条索影以及支气管播散性病灶。还继发有牵拉表现(气管移位、横膈上升等)、胸膜增厚粘连、代偿性肺气肿、肺源性心脏病等。

4.结核性胸膜炎(Ⅳ型)

X线、CT表现:与肺内病灶同时存在。可分干性和渗出性两种。

【报告范例】

胸部正侧位片(14×14×1,12×15×1)

双上肺野见斑片状及条索状阴影,密度不均,边缘不清晰;两侧肺门未见增大、增浓;双膈面光整,肋膈角清晰锐利;心影大小、形态正常,主动脉未见异常;纵隔居中、无增大;两侧胸廓对称,无畸形;其他:未见异常。

诊断意见:两肺上叶浸润型肺结核。

医师:_____

胸部CT平扫

肺窗示右肺下叶背段可见一类圆形高密度影,大小约为____ cm×____ cm,CT值为____ HU,边缘光滑,未见明显毛刺,纵隔窗内可见点(斑片)状钙化灶,余肺野未见明显实变。纵隔内见数个小淋巴结,部分可见钙化。心影及大血管形态正常。

诊断意见:右肺下叶背段结核球。

医师:_____

【思考与练习】

1.如何鉴别结核球与周围型肺癌?
2.急性粟粒性肺结核的X线特点是什么?

任务六 肺肿瘤影像学表现

【实训目标】

能够结合临床表现对肺肿瘤的影像资料进行影像征象分析,并能够做出准确的影像诊断。能够正确掌握肺肿瘤影像资料阅读的方法及诊断原则,正确完成影像报告书写。

【知识目标】

1. 掌握各型肺癌的影像学诊断要点。

2. 掌握肺转移肿瘤的影像学诊断要点。

【能力目标】

通过对肺癌及肺转移肿瘤影像学诊断的实训内容学习,做到影像与临床病例结合,影像与病理结合,明确肿瘤影像诊断原则及要点,为专业岗位的需求奠定基础。

【素质目标】

培养学生在实践中养成良好的自主学习习惯,及时发现问题、解决问题的能力及团队协作精神,着重加强动手能力和创新思维能力的培养。

【实训器材】

1. 各型肺癌及肺转移肿瘤的 X 线片及 CT 教学片。

2. 观片灯、多媒体教学设备、教学课件及实训报告单等。

【实训步骤】

1. 利用教学片对各型肺癌及肺转移肿瘤的影像学表现和主要影像学特征做逐一讲授。

2. 指导学生观察、认识、描述肺肿瘤的 X 线和 CT 表现,并分组阅片、讨论。

3. 通过对肺肿瘤 X 线表现影像的认识和 CT 图像的对比,理解不同检查方式形成不同图像的特点,加深对疾病的认识。

4. 按标准格式书写一份读片报告。

【结果与讨论】

1. 周围型肺癌

(1)X 线表现:瘤体多在 2 cm 以上,常表现为球状影,边缘可呈分叶状,或边缘模糊,可出现毛刺,瘤体的密度一般较均匀。癌组织坏死后排出形成空洞,壁较厚,且不规则,多无液平为其特征。肺门淋巴结增大,肺内播散的多发结节,癌性淋巴管炎,肋骨破坏,胸膜肿块及积液,心包积液等。

(2)CT 表现:早期肺癌直径在 3 cm 以下,结节内可出现空泡征及空气支气管征,表现为小圆形及管状低密度影,边缘分叶、放射状毛刺,并可见胸膜凹陷征。较大的 3 ～ 6 cm 肿块,边缘可有分叶,伴或无毛刺,密度均匀,肿块发生坏死形成壁内缘凹凸不平的偏心空洞。增强扫描呈密度均匀的中度增强,CT 值可增加 20 HU 以上。

2. 中央型肺癌

(1)X 线表现:瘤体征象,最常见的表现是肺门部肿块影,其形状、大小、边界及密度有很大差别。支气管阻塞继发病变,如肺不张、肺气肿、阻塞性肺炎等,可出现于 1 个以上肺段,1 个肺叶,甚至一侧肺。但因肺不张的段、叶的不同而出现一些特殊形态的阴影,如横 S 征,上、下三角征,高脚杯征,新月征等。肺门及纵隔淋巴结转移,肺门及纵隔出现多个肿块,且与原发者融合形成一巨大形状不规则阴影,且又常合并膈神经麻痹,出现横膈矛盾运动。还可转移至肺内、肋骨、胸膜等处。

（2）CT表现：①支气管壁增厚，多不规则；支气管腔狭窄，应用仿真内镜技术，能显示支气管腔狭窄及突向腔内的肿块。②肺门肿块表现为分叶状或不规则的肿块，常同时伴有阻塞性肺炎或肺不张。③侵犯纵隔结构，表现为瘤体与纵隔结构之间的脂肪界面消失，与纵隔相连，受侵血管表现受压移位、管腔变窄或闭塞、管壁不规则。

3. 细支气管肺泡癌

X线、CT表现：①肺内孤立结节，3 cm以下，结节内有空泡征及空气支气管征，边缘毛刺及胸膜凹陷征。②两肺弥漫分布的结节，多在1 cm以下，边缘模糊，常伴有肺门、纵隔淋巴结转移。③大片肺炎样实变影，近肺门处可见空气支气管征，肺泡癌时由于癌细胞分泌大量黏液，实变区密度较低，可见其中高密度的血管影，为其重要特征。

4. 肺转移瘤

（1）X线表现：肺内多发性结节状或球状影，常以两下肺为多，且密度均匀，边界整齐，是转移瘤最常见的主要表现。也可见两下肺野网条状或栗粒状小斑点阴影。

（2）CT表现：较X线胸片敏感，2 mm的结节即可发现。淋巴转移表现为癌性淋巴管炎，为肺门及纵隔淋巴结增大，支气管血管束增粗，小叶间隔增厚，沿支气管血管束，小叶间隔可见多数小结节影。血行转移灶多位于胸膜下呈2～3 cm或更大球形实性病灶，边缘清楚，大小不等，以两下肺叶病灶居多。

【报告范例】

胸部 CT 平扫

肺窗示右肺门增大，并见不规则高密度肿块影，右肺上叶支气管管腔狭窄，右肺上叶可见不规则斑片状毛玻璃状影，边缘模糊，密度不均，其内可见充气的支气管影像；纵隔窗示右肺上叶支气管壁增厚，管腔狭窄，双侧肺门及纵隔内可见多个肿大淋巴结。右侧胸腔内可见弧形低密度影，心影及大血管形态正常。

诊断意见：①右肺上叶中央型肺癌并阻塞性肺炎；②肺门及纵隔淋巴结转移；③右侧胸腔积液。

医师：＿＿＿＿＿＿＿＿

胸部 CT 平扫

肺窗示左肺上叶舌段可见一直径约为＿＿＿ cm结节病灶，边缘毛糙，可见细小毛刺，纵隔窗该病灶中央可见空泡征，密度均匀，CT值为＿＿＿ HU，纵隔内可见数个直径约为1 cm的淋巴结。余未见明显异常。

诊断意见：①左上叶结节影，性质多考虑为肺癌；②纵隔淋巴结转移。

医师：＿＿＿＿＿＿＿＿

【思考与练习】

1. 简述周围型肺癌的CT表现。

2. 早期中央型肺癌 CT 表现是什么?

任务七 纵隔常见疾病影像学表现

【实训目标】

能够结合临床表现对纵隔常见疾病的影像资料进行影像征象分析,并能够做出准确的影像诊断。能够正确掌握纵隔常见疾病影像资料阅读的方法及诊断原则,正确完成影像报告书写。

【知识目标】

掌握纵隔内肿瘤的影像学诊断要点。

【能力目标】

通过对纵隔内肿瘤影像表现的实训内容学习,做到影像与临床结合,影像与病理结合,明确纵隔内常见肿瘤诊断要点,为专业岗位的需求奠定基础。

【素质目标】

培养学生在实践中养成良好的自主学习习惯,及时发现问题、解决问题的能力及团队协作精神,着重加强动手能力和创新思维能力的培养。

【实训器材】

1. 各类纵隔内肿瘤的 X 线片、CT 教学片及 MRI 片。

2. 观片灯、多媒体教学设备、教学课件及实训报告单等。

【实训步骤】

1. 利用教学片对各类纵隔内肿瘤的影像学表现和主要影像学特征进行逐一讲授。

2. 指导学生观察、认识、描述纵隔常见疾病的 X 线、CT 表现并分组阅片,讨论。

3. 通过对纵隔疾病 X 线表现影像的认识和 CT 图像的对比,理解不同检查方式形成不同图像的特点,加深对疾病的认识。

4. 按标准格式书写一份读片报告。

【结果与讨论】

1. 前纵隔肿瘤

(1)胸腺瘤

X 线、CT 表现:位于前纵隔的中部偏上,较大者向一侧或两侧突出,边缘清楚,可有分叶或钙化。恶性者边界不清,与邻近器官的脂肪间隙消失,边缘毛糙产生胸膜反应。可弥漫浸润于大血管之间,侵犯心包及胸膜产生心包及胸腔积液。良性者与邻近器官间有清楚的脂肪间隙,肿瘤内条弧形或斑片状钙化,增强扫描肿瘤呈中等均匀强化。

(2)畸胎瘤

X 线、CT 表现:多位于前纵隔中部,心脏与主动脉连接区。肿块圆形、类圆形,密度多不均匀,可见骨骼及脂肪成分。皮样囊肿壁可发生蛋壳样钙化。肿块呈囊实性混杂密度时,增强扫描多不均一强化,出现一过性显著强化提示肿瘤具侵袭性。

(3)胸内甲状腺肿

X线、CT表现:肿块位于前纵隔上部,肿块密度不均匀,可见囊变及钙化。气管受压移位,肿块可随吞咽上下移动并可有钙化。肿块位于上纵隔气管前方,密度高于周围软组织,增强扫描见肿块明显强化且持续时间长。

2.中纵隔肿瘤

(1)恶性淋巴瘤

X线、CT表现:肿块多位于中纵隔、气管或肺门附近,呈分叶状向纵隔两侧突出。常累及纵隔两侧及肺门淋巴结。体积较大时气管可受压变窄。可侵及胸膜及心包产生胸腔及心包积液,压迫侵犯上腔静脉、肺动脉以及气管、支气管。增强扫描肿块有中度强化。

(2)支气管囊肿

X线、CT表现:囊肿多位于中纵隔气管周围,多附于气管壁上,为类圆形。边缘锐利,光滑,密度均匀。深呼吸时形态可略有改变,呼吸时可随气管活动。呈密度均匀的圆形肿块,多半呈水样密度,增强扫描时无强化。

3.后纵隔肿瘤　神经源性肿瘤。

X线、CT表现:好发于后上纵隔,多为向一侧突出的肿块影,并与脊柱重叠。肿块为类圆形,边缘锐利。发生于椎间孔的肿瘤,呈哑铃状,可使椎间孔扩大。CT显示椎管内、外软组织肿块以及脊髓受压情况,附近肋骨、脊椎也可见被压迫侵蚀。增强扫描时可有中度强化。

【报告范例】

胸部CT平扫+增强

前、中纵隔可见多发大小不等结节影,主要位于双肺门及支气管隆突下方,部分病灶相互融合,平扫呈等密度。增强扫描后病灶呈轻中度强化,正常血管明显强化,分界清楚,部分血管受压,双侧肺内未见明显肿块影。

诊断意见:前中纵隔占位性病变,性质考虑为纵隔淋巴瘤。

医师:＿＿＿＿＿＿＿

胸部正侧位片(14×14×1,12×15×1)

中纵隔见一巨大软组织肿块影突向左肺野,边缘光整,呈浅波浪状,部分边缘可见密度较低蛋样钙化;两肺野未见明确实变影;两侧肺门未见增大、增浓;双膈面光整,肋膈角清晰锐利;心影大小、形态正常,主动脉未见异常;两侧胸廓对称,无畸形;其他:未见异常。侧位:肿块位于前中纵隔。

诊断意见:纵隔皮样囊肿。

医师:＿＿＿＿＿＿＿

【思考与练习】

纵隔分为几区,如何划分,有何意义?

任务八 胸部创伤影像学表现

【实训目标】

能够掌握胸部创伤的影像诊断步骤。正确掌握胸部创伤影像资料阅读的方法及诊断原则,正确完成影像报告书写。

【知识目标】

掌握胸部创伤的影像学诊断要点。

【能力目标】

通过对胸部外伤影像学表现的实训内容学习,做到影像与临床结合,模拟训练与实际读片结合,为专业岗位的需求奠定基础。

【素质目标】

培养学生在实践中养成良好的自主学习习惯,及时发现问题、解决问题的能力及团队协作精神,着重加强动手能力和创新思维能力的培养。

【实训器材】

1. 各类胸部外伤的 X 线片及 CT 片。

2. 观片灯、多媒体教学设备、教学课件及实训报告单等。

【实训步骤】

1. 利用教学片讲解各类胸部外伤的影像学表现和主要影像学特征。

2. 指导学生观察、认识、描述胸部外伤的 X 线和 CT 表现,并分组阅片、讨论。

3. 通过对胸部外伤 X 线表现影像的认识和 CT 图像的对比,理解不同检查方式形成不同图像的特点,加深对疾病的认识。

4. 按标准格式书写一份读片报告。

【结果与讨论】

1. 肋骨骨折

X 线、CT 表现:多发生在第 3～10 肋骨的腋后段。平片要从不同体位来确定肋骨骨折线和错位方向。CT 对肋骨骨折线和肋软骨骨折可以清晰显示,还能清楚显示肺、胸膜及软组织损伤。

2. 肺挫伤

X 线、CT 表现:显示局部肺纹理模糊,可见非段性分布的斑片状密度增高影,边缘不清。肺内病灶多于外伤后 4～6 h 出现,24～48 h 开始逐渐吸收,完全吸收需要 3～4 d。

CT可显示轻微的肺挫伤改变及胸壁损伤。

3. 外伤性膈疝

(1)X线表现:左侧膈面局限性模糊或消失。胸腔下部密度不均或见肠袢。胸部下方出现进行性增大的含气液平面。消化道钡餐造影可明确胃肠道是否进入胸腔或在膈平面有嵌顿。当心脏纵隔受压向健侧移位时,患侧肺因受压而出现膨胀不全。

(2)CT表现:膈肌连续性中断,胸腔内出现腹腔脏器。多方位重建可显示膈肌破裂位置和形态。

【报告范例】

胸部正侧位片、左前斜位(14×14×1,12×15×2)

右侧第2~5肋骨腋部多发折断,骨折外侧段向下稍移位,局部胸廓轻度塌陷;右侧肺野外带沿侧胸壁内缘见一窄带状异常透亮区,其内无肺纹理,内缘可见发线状肺组织压缩缘,右肺被压缩约20%;右下肺野见大片状致密影,上缘见液平面;右侧胸壁见皮下气肿;两侧肺门未见增大;右膈被遮盖,左膈面光整,肋膈角清晰锐利;心影大小、形态正常,主动脉未见异常;纵隔稍向左移位,无增大;其他:未见异常。

诊断意见:①第2~5肋骨多发骨折;②右侧液气胸;③右侧胸壁皮下气肿。

医师:_____

【思考与练习】

1. 外伤性膈疝的影像学表现。
2. 肺挫伤的X线表现特点是什么?

(蒋 蕾 李丽娜 李 杨)

项目二 循环系统影像诊断

任务一 循环系统正常影像学表现

【实训目标】

能够选择正确的影像检查方法对循环系统疾病进行检查;能够对循环系统各组织器官在 X 线平片及 CT 的正常表现准确认读。能够正确掌握阅读影像资料的方法及原则,正确完成影像报告书写。

【知识目标】

1. 掌握循环系统影像诊断的基本原则和步骤。
2. 掌握循环系统各组织器官在 X 线平片的正常表现。
3. 熟悉循环系统 CT、MRI 检查的基本要点及正常影像。

【能力目标】

通过对循环系统正常影像表现的实训内容练习,做到影像与临床结合,影像与病理结合,模拟训练与实际读片结合,为专业岗位的需求奠定基础。

【素质目标】

培养学生良好的团队协作精神。养成学生自主学习习惯,提高动手能力和创新思维能力。

【实训器材】

1. 心脏后前位、右前斜位、左前斜位、左侧位 X 线片、心脏 CT 教学片及 MRI 教学片。
2. 观片灯、多媒体教学设备、教学课件及实训报告单等。

【实训步骤】

1. 讲解演示心脏各位置平片的摆放和观察心脏各位置平片时的注意事项。提示学生注意各平片的投影技术条件是否符合诊断要求。
2. 指导学生观察、认识、描述心脏各种体位显示的各组织器官的影像。
3. 分组阅片,讨论,对学生提出的疑点、难点进行讲解。
4. 通过对正常 X 线表现影像的认识和 CT 图像,MRI 图像的对比,理解不同检查方式形成不同图像的特点。加深对 CT 及 MRI 图像的认识。

5. 按标准格式书写一份读片报告。

【结果与讨论】

1. 后前位 观察心脏大血管形态,心胸比率评估、肺血管、肺、胸膜等。

2. 右前斜位 观察肺动脉段、右心室漏斗部、左心房、右心室、食管三个生理压迹。

3. 左前斜位 观察整个主动脉弧度及左右心室。

4. 左侧位 观察左心房、左心室、注意心后食管前间隙的观察。

5. 心脏大小的评估 最常用的是心胸比率,即心脏最大横径与胸廓最大横径的比值。正常为≤0.5。

6. 心脏 CT、MRI 表现 横断面呈不典型"四腔心",可显示心脏结构,各房室间解剖关系及各房室大小。心包为厚 1～4 mm 的弧形软组织密度影,其内侧脂肪呈低密度影。短轴位主要观察左室壁心肌。长轴位主要用于观察瓣膜、左室流出道及心尖部。

【报告范例】

心脏远达片(14×14×1)

两侧胸廓对称,所见骨质未见异常;两侧肺野透过度正常,未见异常密度影;肺纹理清晰,未见明确增多、增粗,变形;两肺门未见增大、增浓;主动脉结不宽,肺动脉段平直;心影大小、形态正常,心胸比率约 0.5;纵隔居中,膈面光整,肋膈角清晰锐利;其他:未见异常。

诊断意见:心肺未见异常。

医师:＿＿＿＿＿＿＿＿＿

【思考与练习】

1. 试述心脏各体位的正常影像学表现。

2. 简述心胸比率如何测量,什么是心脏最大横径? 什么是胸廓最大横径?

任务二　循环系统基本病变影像学表现

【实训目标】

通过观察循环系统基本病变的影像学资料,能够正确识别病变类型,并初步分析造成异常改变的病理原因和临床表现特点。

【知识目标】

1. 掌握循环系统影像诊断基本原则和步骤。

2. 掌握循环系统基本病变在 X 线平片上的表现。

3.熟悉循环系统 CT 检查、MRI 检查的基本要点及基本病变的影像表现。

【能力目标】

通过对循环系统基本病变的影像学表现的实训内容练习,做到影像与临床结合,影像与病理结合,模拟训练与实际读片结合,为专业岗位的需求奠定基础。

【素质目标】

培养学生良好的团队协作精神。养成学生自主学习习惯,提高动手能力和创新思维能力。

【实训器材】

1.心脏后前位、左侧位、右前斜位、左前斜位 X 线片、心脏 CT 扫描影像片及 MRI 影像片。

2.观片灯、多媒体教学设备、教学课件及实训报告单等。

【实训步骤】

1.讲解演示心脏各位置平片的摆放和观察 X 线片时的注意事项。提示学生注意各片的投影条件是否符合诊断要求。

2.指导学生观察、认识心脏各种体位显示的各组织器官病变的影像表现。

3.分组阅片、讨论,对学生提出的疑点、难点进行讲解。

4.通过对循环系统基本病变 X 线表现影像的认识和 CT 影像,MRI 图像的对比,理解不同检查方式形成不同图像的特点。加深对 CT 及 MRI 图像的认识。

5.按标准格式书写一份读片报告。

【结果与讨论】

1.心脏各房室增大

(1)左心室增大　后前位片见心左缘下段向外隆起突出,心尖下移,反向搏动点上移。左前斜位心后缘向后下隆起延伸可与脊椎重叠,室间沟前移。左侧位心后食管前间隙消失。

(2)右心室增大　后前位见左心缘心腰部(即肺动脉段)膨隆,反向搏动点下移,心尖上翘。右前斜位心前缘下段膨隆,心前间隙狭窄。左前斜位心前缘膨隆室间沟向后移。

(3)左心房增大　后前位见右心缘双弧影,心底部有双心房影。左心缘出现病理性第三弓,即左心耳阴影。右前斜位心后缘下段向后隆起,吞钡见食管下段受压后移。左前斜位左主支气管抬高变窄。

(4)右心房增大　后前位右心缘下段膨隆且上界(与上腔静脉交汇点)上移。左前斜位心前缘上段(右心耳段)向前膨隆延长,即与右心室段成角,并占心前缘1/2以上。

2.心脏形态异常　心脏大血管疾病时,心脏可失去正常形态。

(1)二尖瓣型心脏　右和左心缘不同程度的膨出,心尖上翘,肺动脉段突出,主动脉球缩小。常见于二尖瓣狭窄、房间隔缺损、肺心病。

(2)主动脉型心脏　左心室段延长,心尖下移,肺动脉段内凹,升主动脉右突,主动脉球增大,常见于主动脉瓣病变和高血压心脏病。

（3）普大型心脏病　心影向两侧较对称地增大,肺动脉段平直,主动脉球正常,常见于全心的心肌损害、全心衰竭、风湿性心脏病多瓣膜损害、心包积液。

3.肺循环改变

（1）肺充血　系肺动脉血流量增多,常因先天性心脏病由左向右分流所致。例如:房、室间隔缺损,动脉导管未闭等。

X线、CT表现:两肺门血管增粗,右下肺动脉宽度在15 mm以上(成人),肺动脉段凸出且搏动增强,肺纹理增粗、增多,但肺透明度正常。肺门增大搏动增强,呈肺门舞蹈现象。

（2）肺瘀血　肺静脉血流回流障碍,使血流淤滞在肺内所致,常由二尖瓣狭窄或左心衰竭等引起。

X线、CT表现:肺纹理普通增多,模糊、肺门增大模糊,肺野透明度减低。

（3）肺缺血　为肺动脉血流减少,常由右心排血障碍的先天性心脏病,如肺动脉瓣狭窄、法洛四联症等引起。

X线、CT表现:肺纹理纤细稀少,肺门影缩小,肺野透明度增强等。

（4）肺水肿　肺毛细血管内血浆渗出到肺间质和肺泡者称肺水肿。间质性肺水肿常发生在前,多见于慢性左心衰竭。X线、CT表现为:肺门模糊增大,肺纹理模糊,中下肺网状影,肋膈角有克氏B线和少量胸水。肺泡性肺水肿多为急性左心衰竭指征,与间质水肿并存,主要表现是大片模糊阴影分布于肺门两侧呈蝴蝶状,而肺尖、肺底及肺外围均较清晰,经治疗可很快消散是其特征。

（5）肺动脉高压　由肺血流量增加(由左向右分流的先天性心脏病)和肺动脉阻力增加(如广泛的肺纤维化、肺气肿、慢性支气管炎等)所致。

X线、CT表现:肺动脉段明显突出,两侧肺门动脉扩张并有明显搏动,右下肺动脉宽度>15 mm。肺野中、外带动脉分支收缩,变细、稀疏,有截断表现。

【思考与练习】

1.试述各房室增大的主要X线表现,常见于哪些疾病?

2.简述心脏增大有几种形态,常见于哪些疾病?

3.简述肺循环异常的常见典型X线表现。

任务三　先天性心脏病影像学表现

【实训目标】

能够选择合理的影像检查方法对先天性心脏病进行检查。能够正确结合临床表现对先天性心脏病的影像资料进行病理及影像分析,并做出准确的影像诊断。能够正确掌握阅读影像资料的方法及原则,正确完成影像报告书写。

【知识目标】

1.掌握常见的先天性心脏病影像诊断基本原则和步骤。

2. 掌握先天性心脏病 X 线平片的影像表现。

3. 熟悉先天性心脏病 CT 检查、DSA 检查、MRI 检查的基本要点及正常影像。

【能力目标】

通过对先天性心脏病影像表现的实训内容练习,做到影像与临床相结合,影像与病理结合,模拟训练与实际读片结合,为专业岗位的需求奠定基础。

【素质目标】

培养学生良好的团队协作精神,养成学生自主学习习惯,提高动手能力和创新思维能力。

【实训器材】

1. 房间隔缺损、室间隔缺损、动脉导管未闭、肺动脉狭窄以及法洛四联症的 X 线片、CT 影像片、DSA 影像片及 MRI 影像片。

2. 观片灯、多媒体教学设备、教学课件及实训报告单等。

【实训步骤】

1. 讲解演示先天性心脏病观察片子时的注意事项,提示学生 MRI 通常采用横轴位和心室长轴位成像,辅以心脏短轴和冠状位切层;SE 序列可直接显示缺损的部位及左、右心腔扩大和心室壁增厚;MRI 电影可直接显示左向右分流的血流情况,表现为亮白血池中的低信号血流束。

2. 指导学生观察、认识和描述先天性心脏病各种体位显示的各组织器官的影像。

3. 分组阅片、讨论,对学生提出的疑点、难点进行讲解。

4. 通过对先天性心脏病 X 线表现的认识和 CT 图像、DSA 图像、MRI 图像的对比,理解不同检查方式不同图像的特点,加深对 CT 图像、DSA 图像、MRI 图像认识。

5. 按标准格式书写一份读片报告。

【结果与讨论】

1. 房间隔缺损

(1)X 线表现:心脏呈二尖瓣型,中度增大;右心房明显增大,右心室也增大;肺动脉段明显突出且搏动增强;肺动脉高压,肺门舞蹈。但如房间隔缺损较小分流甚轻者,诊断主要依靠其他方法,如心导管、超声心动图等确诊。

(2)CT 表现:房间隔中断或无房间隔显示,增强见房间有交通。可有右心房、右心室增大,肺动脉扩张。

(3)MRI 表现:垂直于室间隔的心脏长轴位能较好显示房间隔。诊断标准是两层以上均显示房间隔中断征象。

2. 室间隔缺损

(1)X 线表现:心脏中度以上增大呈"二尖瓣型";左、右心室增大为主(左室尤为显著);左心房也相应较大;肺动脉段多为中度以上增大,搏动增强;肺血增多,肺门大血管扩张,有的可见"肺门舞蹈"。较大的缺损引起大的分流量使肺动脉压力升高,当其接近或超过左心室压力时则可造成双向分流或右向左分流,即"艾森曼格综合征"。其 X 线表现主要是重度的肺动脉高压(如肺动脉段瘤样扩张,肺门血管呈残根状),左、右心室均明显扩大等。

(2)CT、MRI 表现:室间隔组织信号不连续、中断或缺失。MRI 电影在心室收缩期肺动脉内见异常高信号血流和右心室腔内源于左心室的无信号喷射样湍流影。

3.动脉导管未闭

(1)X 线表现:心影呈轻度到中度增大呈"二尖瓣型"或"二尖瓣-主动脉型";左心房及左心室,右心房及右心室均可增大,但以左心室增大最显著;心脏肺动脉段多呈轻度到中度凸出,主动脉球增宽,约 1/2 病例可见"漏斗征",心脏及大血管的搏动增强;肺血增多。

(2)CT、MRI 表现:主动脉降段内下壁与左肺动脉起始段上外壁之间异常通道,呈管状或漏斗状异常信号或密度影。

4.法洛四联症 是一组复合的先天性心血管畸形,包括肺动脉狭窄、高位室间隔缺损、主动脉骑跨和右心室肥厚。在以上四种畸形中,前二者起主导作用而后二者为继发改变。

(1)X 线表现:心脏呈"靴型",心腰凹陷,心尖上翘,右心室增大。心影轻度增大或正常;主动脉增宽,1/4 ~ 1/3 患者可见右位主动脉弓;肺血常明显减少,肺门影缩小,搏动弱;右心室及肺动脉造影表现具有确诊价值。

(2)CT、MRI 表现:横断面可清楚显示膜部室间隔缺损、主动脉和肺动脉的排列关系及管径大小;矢状面成像有利于显示右心室流出道狭窄及主动脉骑跨程度。

【报告范例】

心脏正侧位片(14×14×1,12×15×1)

心影呈"二尖瓣型"轻度增大;心尖部向左增大、上翘,右心缘向右肺野增大突出;肺动脉段隆突,主动脉结稍小,心胸比率约 0.55;两肺门影增粗、增大、增浓,边缘清晰;两肺纹理增多、增粗,边缘清晰;两肺野未见明确实变影;胸廓两侧对称,所见骨质未见异常;双膈面光整,肋膈角锐利;其他:未见异常。侧位:心脏与胸骨接触面增大,食道吞钡左房段未见明确受压移位,心后食管前间隙存在。

诊断意见:房间隔缺损。

医师:＿＿＿＿＿＿

【思考与练习】

1.简述法洛四联症包括哪些?

2.简述房间隔缺损、室间隔缺损与肺动脉导管未闭的鉴别诊断要点。

任务四　获得性心脏病影像学表现

【实训目标】

能够结合临床表现对获得性心脏病的影像资料进行影像征象分析,并做出准确的影像诊断。能够正确掌握获得性心脏病影像资料阅读的方法及诊断原则,正确完成影像报告书写。

【知识目标】

1. 掌握常见的获得性心脏病(冠状动脉粥样硬化性心脏病、肺源性心脏病、风湿性心脏病、高血压心脏病、心肌病)影像诊断基本原则和步骤。

2. 掌握常见的获得性心脏病在 X 线平片的影像表现。

3. 熟悉常见的获得性心脏病 CT 检查、CTA 检查、心血管造影检查、MRI 检查的基本要点及影像学表现。

【能力目标】

通过对获得性心脏病影像表现的实训内容练习,做到影像与临床相结合,影像与病理结合,模拟训练与实际读片结合,为专业岗位的需求奠定基础。

【素质目标】

培养学生良好的团队协作精神,养成学生自主学习习惯,提高动手能力和创新思维能力。

【实训器材】

1. 冠状动脉粥样硬化性心脏病、肺源性心脏病、风湿性心脏病、高血压心脏病、心肌病的平片、CT 扫描影像片、CTA 影像片、心血管造影片及 MRI 影像片。

2. 观片灯、多媒体教学设备、教学课件及实训报告单等。

【实训步骤】

1. 讲解演示获得性心脏病患者各种体位摄片的摆放和观察片子时的注意事项,提示学生注意该照片时的投照技术条件是否符合诊断要求。

2. 指导学生观察认识和描述几种获得性心脏病各种体位显示的各组织器官的影像。

3. 分组阅片、讨论,对学生提出的疑点、难点进行讲解。

4. 通过对获得性心脏病 X 线表现的认识和 CT 图像、CTA 图像、MRI 图像的对比,理解不同检查方式不同图像的特点,加深对 CT 图像、DSA 图像、MRI 图像认识。

5. 按标准格式书写一份读片报告。

【结果与讨论】

1. 二尖瓣狭窄

X 线表现:心脏呈梨形(又称二尖瓣型)即心腰部隆起,主动脉球较小,左心室萎缩,心尖上移;左房增大是诊断本病的重要征象。右室增大的程度常与二尖瓣狭窄的程度一致。二尖瓣瓣膜钙化是该病的直接征象;肺瘀血和间质性水肿,上肺静脉扩张,下肺静脉变细,有时可见含铁血黄素沉着症。

2.二尖瓣关闭不全

X线表现:回流较轻,心脏大小和形状无明显改变,仅见左心房和左心室轻度增大,回流中度以上左心房和左心室增大,透视下见左心室收缩时左心房亦有强烈的搏动。肺瘀血,右心室增大。主动脉球正常或略小。左心造影可见造影剂逆入左心房。

3.二尖瓣狭窄合并关闭不全

X线表现:左心房、右心室增大及肺瘀血等,还有左心室不同程度增大。主动脉球可较小。

4.主动脉瓣狭窄及关闭不全

X线表现:主动脉瓣狭窄时左心室圆隆肥厚,升主动脉狭窄后扩张;主动脉瓣关闭不全主要表现为左心室增大,主动脉弓升部增宽,透视下左心室搏动增强。

5.联合瓣膜病

X线表现:二尖瓣与主动脉瓣或二尖瓣与主动脉瓣、三尖瓣病变同时存在,具有各种受累瓣膜病变的特点,以病变较重的瓣膜病变改变较为明显。

6.高血压心脏病

X线表现:左心室增大及主动脉迂曲延长,形成典型的"主动脉"型心脏,即左心室圆隆、凸出。主动脉迂曲延长表现为升主动脉向右隆起,主动脉弓升高并突出,降主动脉向左弯等;晚期形成所谓"主动脉-普大型心脏";心脏搏动增强,但与主动脉瓣关闭不全相比,二者心影虽相似,但搏动则远不如后者强烈。

7.肺源性心脏病

X线表现:广泛性慢性肺部疾患,如慢性支气管炎、支气管扩张、肺气肿;广泛的肺结核、肺纤维化等;肺动脉高压。右下肺动脉增粗,横径>15 mm。肺门部肺血管增粗、扩张,而外围血管则突然变细稀少呈截断状,心左缘肺动脉段突出;右心室,右心房增大,心脏呈"二尖瓣型",但左心房不增大。

8.冠状动脉粥样硬化性心脏病 冠状动脉造影是诊断本病的主要检查方法,表现为冠状动脉及其分支局限性或多发性狭窄等。

(1)CT表现:显示冠状动脉内腔、粥样斑块的大小及性质,直接测量冠状动脉直径和狭窄程度。

(2)MRI表现:能显示心壁的形态、厚度及信号特征。急性缺血期,心肌局部T_2WI上信号强度增加,局部厚度由厚变薄;心肌梗死后可见心室腔扩大或室壁瘤的形成。MRI的优势在于有多种心脏功能分析软件,在心肌缺血性改变时,可根据心室壁的运动减弱,每搏心输出量、射血分数及心室壁压力的参数的测定做出诊断。

9.心肌病

(1)扩张型心肌病

CT、MRI表现:以心室扩大为主,心室横径增大较长径明显,但室间隔及心室游离壁不增厚甚至变薄。心室壁心肌的信号较正常无明显变化,室壁运动则普遍减弱。MRI电影可显示心室扩大显著、房室瓣环扩大;当出现瓣膜关闭不全时可显示房室间反流的部位和程度。

(2)肥厚型心肌病

CT、MRI表现:能充分显示心肌异常肥厚的部位、分布、范围和程度,SE序列心室壁在T_1WI上多呈均匀等信号,T_2WI上则于等信号内有点状高信号,增强扫描于肥厚室壁内见局灶性异常增强区;左心室舒张功能受限致心室腔缩小或变形,运动幅度则有增加;左心室流出道狭窄时MRI电影可见左心室流出道内收缩期有低信号的喷射血流。

(3)限制型心肌病

CT、MRI表现:为心室壁增厚,以心内膜增厚为主,右心室受累多见,SE序列右心房内大量缓慢血流而致中高信号,心内膜面凹凸不平并可见极低信号(钙化),右心室流出道缩短、变形。MRI电影示三尖瓣反流。

【报告范例】

心脏正侧位片(14×14×1,12×15×1)

心影呈"二尖瓣型"中度增大;左心缘见"四弧征",心尖部向左增大、上翘;心影右侧部见"双重影",右心缘向右肺野稍突出、增大;左支气管稍受压、上抬,肺动脉段稍隆突,主动脉结稍小,心胸比率约0.54;两肺门影增浓、增大,模糊;两肺纹理增多、增粗,模糊,上肺纹理比下肺增多、增粗;两肺野透光度减低,呈毛玻璃状,未见明确实变影;胸廓两侧对称,所见骨质未见异常;双膈面光整,肋膈角锐利;其他:未见异常。左侧位:食管吞钡左心房段中度受压后移,心后食管前间隙存在,心脏与胸骨接触面增大。

诊断意见:风湿性心脏病-二尖瓣狭窄。

医师:_____

【思考与练习】

简述风湿性心脏病与肺源性心脏病的鉴别诊断要点。

任务五　心包疾病影像学表现

【实训目标】

能够选择合理的影像检查方法对心包常见疾病进行检查。能够正确地结合临床表现对心包疾病的影像资料进行病理及影像分析,并能做出准确的影像诊断。能够正确掌握阅读影像资料的方法及原则,正确完成影像报告书写。

【知识目标】

1.掌握常见的心包疾病(心包积液、缩窄性心包炎)的影像诊断原则和步骤。

2.常见的心包疾病在X线平片的影像表现。

3. 常见的心包疾病 CT 检查、MRI 检查的基本要点及影像学表现。

【能力目标】

通过对常见的心包疾病影像表现的实训内容练习,做到影像与临床相结合,影像与病理结合,模拟训练与实际读片结合,为专业岗位的需求奠定基础。

【素质目标】

培养学生良好的团队协作精神,养成学生自主学习习惯,提高动手能力和创新思维能力。

【实训器材】

1. 心包积液、缩窄性心包炎 X 线平片、CT 扫描影像片及 MRI 影像片。

2. 观片灯、多媒体教学设备、教学课件及实训报告单等。

【实训步骤】

1. 讲解演示心包疾病患者须摄各种体位的摆放和观察片子时的注意事项,提示学生注意投照技术条件是否符合诊断要求。

2. 指导学生观察、认识和描述常见心包疾病体位显示的各组织器官的影像。

3. 分组阅片、讨论,对学生提出的疑点、难点进行讲解。

4. 通过对常见的心包疾病 X 线表现的认识和 CT 图像、MRI 图像的对比,理解不同检查方式不同图像的特点,加深对 CT 图像、MRI 图像认识。

5. 按标准格式书写一份读片报告。

【结果与讨论】

1. 心包积液

(1)X 线表现:心脏向两侧增大呈"普大"型或球形。心腰和心缘各弓的分界消失,心膈角变锐。侧位见心脏主要向前下增大。卧位则心底部明显增宽。短期复查心影大小有明显变化;心脏搏动明显减弱以至完全消失,但主动脉多为正常;部分病例上腔静脉扩张,但肺血多正常。

(2)CT 表现:心包腔增宽>4 mm,心包腔内液体呈水样密度,因液体性质不同,CT 值可介于 12 ~ 40 HU,血性及渗出液 CT 值较高,漏出液及乳糜性液体 CT 值较低。

(3)MRI 表现:SE 序列浆液性心包积液 T_1WI 上均匀低信号,炎性渗出则呈不均匀高信号,血性积液则呈高信号,肿瘤所致积液则呈不均匀的混杂信号其内可见等信号的结节影。

2. 缩窄性心包炎

(1)X 线、CT 表现:因心包的增厚粘连,形成一侧或两侧心缘僵直,各弧分界不清,心影呈近似三角形,心脏不增大或稍有增大,局部可有膨隆、成角及心包钙化等;心脏搏动微弱,甚至完全消失。上腔静脉或奇静脉扩张,肺瘀血及间质性肺水肿,左心房增大等。

(2)MRI 表现:心包不规则增厚,SE 序列 T_1WI 多呈中等信号,可见斑块状极低信号(心包钙化)。左右心室腔缩小,心室缘及室间隔僵直并有轻度变形。下腔静脉和肝静脉扩张。MRI 电影可见心室壁运动幅度降低,心舒张期可见变化幅度降低。

【思考与练习】

简述心包积液与心肌病鉴别诊断要点。

任务六　大血管疾病影像学表现

【实训目标】

能够结合临床表现对大血管疾病的影像资料进行影像征象分析,并做出准确的影像诊断。能够正确掌握大血管疾病影像资料阅读的方法及诊断原则,正确完成影像报告书写。

【知识目标】

1. 掌握常见的大血管疾病(主动脉瘤、主动脉夹层、肺栓塞与肺梗死)的影像诊断原则和步骤。

2. 熟悉常见的大血管疾病在 X 线平片的影像表现。

3. 熟悉常见的大血管疾病 CT 检查、增强扫描、三维重建技术、MRI 检查的基本要点及影像学表现。

【能力目标】

通过对常见的大血管疾病影像表现的实训内容练习,做到影像与临床相结合、影像与病理结合、模拟训练与实际读片结合,为专业岗位的需求奠定基础。

【素质目标】

培养学生良好的团队协作精神,养成学生自主学习习惯,提高动手能力和创新思维能力。

【实训器材】

1. 主动脉瘤、主动脉夹层、肺栓塞与肺梗死 X 线平片、CT 教学片、增强扫描片、三维重建及 MRI 教学片。

2. 观片灯、多媒体教学设备、教学课件及实训报告单等。

【实训步骤】

1. 讲解演示大血管疾病患者需摄各种体位的摆放和观察片子时的注意事项,提示学生注意各片的投照技术条件是否符合诊断要求。

2. 指导学生观察、认识和描述几种大血管疾病各种体位显示的各组织器官的影像。

3. 分组阅片、讨论,对学生提出的疑点、难点进行讲解。

4. 通过对常见的大血管疾病 X 线表现的认识和 CT 图像、增强扫描图像、MRI 图像加以对比,以理解不同检查方式的不同图像的特点,从而加深对 CT 图像、增强扫描图像、三维重建、MRI 图像认识。

5. 按标准格式书写一份读片报告。

【结果与讨论】

1. 胸主动脉瘤

（1）X 线表现：正位片见纵隔增宽或呈局限性肿块，并且与主动脉影密不可分。侧位或左前斜位片可区别其为升主动脉（前上）、弓部（上方）及降部（后方）；肿块膨出阴影有扩张性搏动；心脏大小、形态多为正常，但如并发主动脉关闭不全则有相应改变。

（2）CT 表现：可显示主动脉瘤的大小、形态、部位、瘤体与周围结构关系，瘤内血流与动脉腔内血流动力学关系，瘤壁有无钙化和附壁血栓形成。

2. 主动脉夹层

（1）X 线表现：急性主动脉夹层时，短期内可见纵隔或主动脉阴影明显增宽，搏动减弱或消失，边缘模糊，主动脉壁的钙化明显内移。破入心包或有主动脉瓣关闭不全时，心影明显扩大。破入胸腔时，可见胸腔积液征象。慢性主动脉夹层时，上纵隔阴影增宽，主动脉广泛或局部扩张，有时外缘呈波浪状。主动脉钙化明显内移，左心室可因主动脉瓣关闭不全而增大。

（2）CT、MRI 表现：平扫可见夹层处主动脉增粗或形态异常、心包积液和胸腔积液等表现。主动脉钙斑内移或在假腔内有较高密度的血栓可提示主动脉夹层的诊断。前者表现为钙斑与主动脉壁外缘间距离增大，后者表现为主动脉壁内梭形或半圆形高密度区，CT 值为 $60 \sim 80$ HU。增强扫描可显示双腔征象，中间隔一线状内膜片的负影。通常真腔较窄、充盈对比剂快；而假腔较大，充盈对比剂较慢。

3. 肺栓塞与肺梗死

（1）肺栓塞

X 线、CT 表现：局部肺纹理减少或普遍纹理减少，肺透亮度增高；一侧肺门区某一支肺动脉增粗，远端变细或缺如；肺叶体积变小，周围代偿性移位，心影增大、心功能不全。增强扫描可见肺动脉大分支内充盈缺损、管腔狭窄。

（2）肺梗死

X 线、CT 表现：肺内锥形或楔形密度增高影。病变位于肺野外围贴近胸膜，底部指向胸膜面。可见肺不张、胸腔积液，供血动脉内可见充盈缺损或血管闭塞。

【思考与练习】

简述肺梗死与肺栓塞鉴别诊断要点。

（白汉林　巩远方）

项目三 消化系统影像诊断

任务一 低张双对比胃肠道造影

【实训目标】

掌握低张双对比胃肠道造影的目的和工作流程;熟悉造影剂的配制过程和用途。通过图像观察掌握胃肠道造影的正常表现。

【知识目标】

1.掌握低张双对比胃肠道影像诊断的基本原则和步骤。

2.掌握低张双对比胃肠造影 X 线片的正常表现。

【能力目标】

通过对低张双对比胃肠道造影实训内容练习,做到影像与临床结合,影像与解剖结合,模拟操作与实际工作结合,为专业岗位的需求奠定基础。

【素质目标】

培养学生良好的团队协作精神。养成学生自主学习习惯,提高动手能力和创新思维能力。

【实训器材】

500 mA X线机 1 台,医用硫酸钡、一次性纸杯、山莨菪碱 0.5～1.0 mg、实训报告单等。

【实训步骤】

1.讲解钡餐造影剂的调制、患者的肠道准备、辅助药物的选择应用原则和注意事项等。

2.指导学生观察、认识低张双对比胃肠道造影的充盈像、加压像及黏膜像。

3.分组阅片、讨论,对学生提出的疑点、难点进行讲解。

4.通过对低张双对比胃肠造影影像的认识和 CT 图像,MRI 图像加以对比,理解不同检查方式形成不同图像的特点。加深对 CT 及 MRI 图像的认识。

5.按标准格式书写一份读片报告。

【结果与讨论】

1.消化道在低张双对比造影中的影像学表现。

2.消化道在低张双对比造影中黏膜像的特点。

3.胃小沟、胃小区等细微结构在低张双对比胃肠道造影中的显示。

4.操作过程中的三注重：

（1）透视检查与摄影相注重。

（2）形态与功能观察并重。除了注意胃肠的形态改变外，同时还要注意其功能状态，如分泌功能、蠕动、柔软度、移动度等。

（3）触诊及压迫像相注重。胃肠检查必须连续多次进行，以观察动态。

【思考与练习】

1.试述正常胃各部分钡餐透视时的X线表现如何？

2.患者进行钡餐造影检查前如何做好准备？

任务二　消化道正常影像学表现

【实训目标】

能够正确掌握阅读消化道影像资料的方法及原则，熟练掌握消化道的正常影像解剖以及如何应用于病变诊断。能够进行消化道正常表现的影像报告书写。

【知识目标】

1.掌握消化道影像诊断的基本原则和步骤。

2.掌握消化道各组织器官在X线造影片中的正常表现。

3.熟悉消化道CT检查的基本要点及正常影像。

【能力目标】

通过对消化道正常影像表现的实训内容练习，做到影像与临床结合，影像与病理结合，模拟训练与实际读片结合，为专业岗位的需求奠定基础。

【素质目标】

培养学生良好的团队协作精神，养成学生自主学习习惯，提高动手能力和创新思维能力。

【实训器材】

1.全消化道气钡双对比X线片、消化道CT教学片。

2.观片灯、多媒体教学设备、教学课件及实训报告单等。

【实训步骤】

1.讲解演示消化道各部位平片的摆放和观察平片时注意事项。提示学生注意各片的投照技术条件是否符合诊断要求。

2.指导学生观察、认识、描述消化道各组织器官的充盈像、加压像及黏膜像。

3.分组阅片、讨论,对学生提出的疑点、难点进行讲解。

4.按标准格式书写一份读片报告。

【结果与讨论】

1.食管

(1)造影表现:上起第 6 颈椎,下达第 11 ～ 12 胸椎,以主动脉弓和第 8 胸椎为界,共分 3 段;正常食管的宽度为 2 ～ 3 cm,有 2 ～ 4 条纵形黏膜皱襞等。

(2)CT 表现:充分扩张的食管壁厚度 <3 mm。颈段食管位于中线与气管后壁紧密相连;胸骨切迹水平,食管位于气管右后方,紧靠椎体右前缘;主动脉弓水平,食管紧靠气管左后方;气管隆嵴水平以下,食管紧靠左主支气管后壁;左主支气管水平以下,食管紧靠左心房后壁;左心房水平以下,食管位于降主动脉前方;穿膈后食管转向左侧连于胃贲门。食管胃连接部与扫描层面斜交,其层面显示的食管壁多表现为局限性增厚。

2.胃

(1)造影表现:胃分为胃底(贲门水平以上)、胃体(贲门至胃角)和胃窦(胃角至幽门)。贲门周围 2.5 cm 以内称贲门区,幽门前 4 ～ 5 cm 的范围称幽门前区。胃的内上缘称胃小弯,外下缘称胃大弯,其最低点称胃下极,立位在髂嵴连线上下 5 cm 范围内。胃的形态与体型、张力及神经状态有关,分为牛角型、鱼钩型、长型和瀑布型。胃的黏膜皱襞在小弯呈光滑的平行条纹,而大弯侧渐变为横行或斜行,胃底部呈网状。皱襞的宽度在胃窦部 2 ～ 4 mm,胃体部 5 mm。胃肉眼可见的微小黏膜单位是胃小区和胃小沟。胃的蠕动自胃体上方开始呈对称性收缩,正常胃在服钡后 2 ～ 4 h 排空。

(2)CT 表现:胃壁正常厚度为 2 ～ 5 mm。胃底左后方是脾,右前方是肝左叶。连续层面胃体自左向右与胃窦部相连,胰体位于其背侧,胃窦与十二指肠共同包绕胰头。

3.十二指肠

(1)造影表现:呈"C"形分球、降、横、升各部,其内侧为胰头。球部呈三角形或半球形,边缘整齐,降部和横、升部钡剂通过快,可见羽毛状的黏膜皱襞等。

(2)CT 表现:充盈良好的小肠壁厚约 3 mm。十二指肠上连胃窦,向下绕过胰头及钩突,水平段横过中线,走行于腹主动脉、下腔静脉与肠系膜上动脉、静脉之间。

4.空肠及回肠

(1)造影表现:空肠分布在左上腹、左下腹和中腹部。钡剂通过快,蠕动活跃,有羽毛状黏膜皱襞;回肠分布在右腹部及盆腔,钡剂通过较慢,蠕动不明显,黏膜皱襞细而少等。服钡后 2 ～ 6 h 钡剂前端可达盲肠,7 ～ 9 h 小肠排空。

(2)CT 表现:回肠末端肠壁厚度可达 5 mm。空肠位于左上腹,回肠位于右下腹。具体某一段肠袢 CT 断面多难以判断。

5.大肠

(1)造影表现:分为盲肠、升结肠、结肠肝曲、横结肠、结肠脾曲、降结肠、乙状结肠和直肠,围绕于腹腔四周,可见结肠袋、半月皱襞等。

(2)CT 表现:正常结肠壁厚度 3 ～ 5 mm。结肠肝曲和脾曲的位置较固定。横结肠多偏前靠近腹壁。直肠壶腹部位于盆腔出口正中水平,肠壁四周脂肪层厚,直肠脂肪层外是肛提肌和尾骨肌,盆腔两侧壁肌肉和筋膜较对称。

【报告范例】

全消化道造影

检查方法:常规钡透。

常规胸透:两肺野未见明确实变影,心膈未见异常。

食管吞钡:钡流通畅,未见明确狭窄、扩张现象,管壁光整、柔软、舒缩功能良好,黏膜皱襞排列规则,未见明确增粗、紊乱、中断现象,未见明确龛影及充盈缺损影。

胃:胃呈鱼钩形,无空腹潴留液,位置中等,胃角切迹位于两髂嵴连线以上约 5 cm 处,黏膜皱襞排列规则,未见明确增粗、紊乱、中断现象,胃小区及胃小沟未见异常,未见明确龛影及充盈缺损影,胃壁光整、张力中等、柔软度、移动度未见异常,蠕动、舒缩功能良好,排空功能未见异常,无压痛、激惹现象,幽门管居中,钡通过良好。

十二指肠:球部呈三角形,未见明确龛影及充盈缺损影,无压痛、激惹现象,降、升段未见异常。

小肠、结肠回盲部:肠管大小、形态未见异常,未见明确狭窄、扩张现象,黏膜皱襞排列规则,未见明确龛影及充盈缺损影,柔软度及移动度未见异常,无压痛及激惹现象,钡通过良好。

诊断意见:全消化道钡餐未见异常。

医师:＿＿＿＿＿＿＿＿

结肠钡灌肠造影

检查方法:气钡双重灌肠造影。

常规胸腹透视:未见异常。

插管顺利,无任何不适,钡剂依次充盈直肠至横结肠中段停止灌钡,再灌入适量气体;转动体位,使钡剂均匀涂布于各结肠段;各结肠段充盈良好,肠壁光整,结肠袋明显,未见明确狭窄、扩张现象,未见明确充盈缺损影;柔软度、移动度良好,舒缩功能未见异常;无压痛及激惹现象;排钡后黏膜相:黏膜皱襞排列规则,未见明确增粗、增多及紊乱现象,未见明确龛影。其他:未见异常。

诊断意见:结肠气钡双重造影未见异常。

医师:＿＿＿＿＿＿＿＿

【思考与练习】

1. 十二指肠、小肠、结肠正常造影时的 X 线表现如何?

2. 什么是胃小区、胃小沟及结肠无名沟?

3. 小肠如何分组?

任务三 消化道基本病变影像学表现

【实训目标】

通过观察消化道基本病变的影像学资料,能够正确识别病变类型,并初步分析造成异常改变的病理原因和临床表现特点。

【知识目标】

1. 掌握消化道基本病变 X 线表现。

2. 熟悉消化道基本病变 CT 检查的基本要点及影像。

【能力目标】

通过对消化道基本病变影像表现的实训内容练习,做到影像与临床结合、影像与病理结合、模拟训练与实际读片结合,为专业岗位的需求奠定基础。

【素质目标】

培养学生良好的团队协作精神,养成学生自主学习习惯,提高动手能力和创新思维能力。

【实训器材】

1. 消化道基本病变气钡双对比 X 线片、消化道 CT 扫描影像片。

2. 观片灯、多媒体教学设备、教学课件及实训报告单等。

【实训步骤】

1. 讲解演示消化道各部位平片的摆放和观察平片时的注意事项。提示学生注意各片的投照技术条件是否符合诊断要求。

2. 指导学生观察、认识和描述消化道基本病变的影像学表现。

3. 分组阅片、讨论,对学生提出的疑点、难点进行讲解。

4. 通过对消化道基本病变 X 线造影影像的认识和 CT 图像的对比,理解不同检查方式形成不同图像的特点。

5. 按标准格式书写一份读片报告。

【结果与讨论】

1. 轮廓的改变

(1) 龛影:胃肠道壁局部溃烂破坏达到一定深度形成的缺损区,由钡剂充盈后造成的局部凸出于胃、肠内壁轮廓之外的钡影,以切线位显示最清楚。

(2) 憩室:胃肠道壁局部薄弱而向外膨出形成的袋状空腔,钡剂充盈后呈袋状影,其轮廓光滑,其内有正常黏膜深入,且大小、形态可变。

(3) 充盈缺损:胃肠道占位性病变向腔内生长的肿块所占据的空间不能为钡剂所充盈的表现。其形态、大小、位置、数目、轮廓等均与病变一致。

2. 黏膜皱襞的改变

(1)黏膜破坏:表现为局部黏膜皱襞消失,多为癌肿所致,黏膜破坏与正常黏膜皱襞有明确的分界。

(2)黏膜皱襞平坦:由黏膜下炎症水肿或癌肿浸润所致。

(3)黏膜皱襞增宽和迂曲:由炎症浸润、肿胀或结缔组织增生所致。

(4)黏膜皱襞集中:皱襞向一点集中而呈车轮状或放射状,多为慢性溃疡引起。

3. 管腔大小的改变 表现为胃肠道局部收缩或扩张等。

4. 位置和移动度改变 病变的压迫和推移可改变胃肠道正常位置和压迹,移动度减弱、消失,并可触及相应肿物等。

5. 功能改变 可与器质性病变共存,也可单独存在。

(1)张力改变:由神经系统调节,张力增大表现为管腔缩窄变小;减小表现为扩张等。

(2)蠕动改变:蠕动波的多少、深浅、频率和方向等改变。

(3)运动力改变:是胃肠道运送食物的能力,具体表现在钡剂排空的时间。服钡后4 h 胃尚未排空,可认为胃运动力减弱或排空延迟。口服钡剂不到 2 h 到达回盲部,可认为小肠运动力增强或排空过快。超过 6 h 为通过缓慢,超过 9 h 小肠内钡剂尚未排空为排空延迟。

6. 触诊 透视下的触诊是胃肠检查的重要步骤之一。

【思考与练习】

1. 简述消化道轮廓改变的类型与临床意义。

2. 简述消化道黏膜皱襞改变的类型与临床意义。

任务四 食管、胃部常见疾病影像学表现

【实训目标】

能够选择合理的影像检查方法对食管、胃部常见疾病进行检查。能够正确地结合临床表现对食管、胃部常见疾病的影像资料进行病理及影像分析,并做出准确的影像学诊断。能够正确掌握阅读影像资料的方法及原则,正确完成影像报告书写。

【知识目标】

1. 掌握食管、胃部影像诊断的基本原则和步骤。

2. 掌握食管、胃部常见疾病的影像学表现。

3. 熟悉食管、胃部常见疾病的 CT 检查的基本要点及影像。

【能力目标】

通过对食管、胃部常见疾病影像表现的实训内容练习,做到影像与临床结合、影像与病理结合、模拟训练与实际读片结合,为专业岗位的需求奠定基础。

【素质目标】

培养学生良好的团队协作精神,养成学生自主学习习惯,提高动手能力和创新思维能力。

【实训器材】

1. 食管、胃部常见疾病的气钡双对比 X 线平片、CT 教学片。

2. 观片灯、多媒体教学设备、教学课件及实训报告单等。

【实训步骤】

1. 讲解演示食管、胃部各部位平片的摆放和观察平片时注意事项。提示学生注意各片的投照技术条件是否符合诊断要求。

2. 指导学生观察、认识和描述食管、胃部常见疾病的充盈像、黏膜像及加压像。

3. 分组阅片、讨论,对学生提出的疑点、难点进行讲解。

4. 通过对食管、胃部常见疾病 X 线表现影像的认识和 CT 图像,理解不同检查方式而形成不同图像的特点。

5. 按标准格式书写一份读片报告。

【结果与讨论】

1. 食管异物

X 线表现:金属异物,平片即可诊断;可透 X 线食管异物,须钡餐或钡棉絮造影显示。

2. 食管裂孔疝

X 线表现:较大疝囊在透视、平片即可见心影左后有含气囊腔,立位有液平;吞钡可证实为疝囊,即钡剂进入其中;较小的疝囊或滑动性疝 X 线则表现为膈上发现疝囊,其内有胃黏膜;膈上出现食管胃环等。

3. 食管静脉曲张

(1) X 线表现:黏膜皱襞增宽、迂曲,甚至呈蚯蚓状或串珠状,管壁轮廓不整如锯齿状,但管壁柔软、可变等。

(2) CT 表现:食管壁增厚并向腔内呈结节状、分叶状突出,管腔形态不规则变窄。增强扫描,食管壁强化程度与主动脉一致。

4. 食管平滑肌瘤

(1) X 线表现:为食管中下段壁偏侧性边界光滑的充盈缺损,周围黏膜皱襞和蠕动正常。

(2) CT 表现:食管壁偏侧性软组织肿块,边缘光滑清楚,密度均匀,可见钙化。

5. 食管癌

(1) X 线表现:

1) 早期癌肿,位于食管黏膜或黏膜下层。局部黏膜不整,高低不平或小息肉状充盈缺损等。

2) 中晚期食管癌侵及肌层,X 线表现分为:①溃疡型,在不规则肿瘤的表面,出现火山口状龛影,或多发小而浅的龛影;食管狭窄段僵硬,无蠕动,黏膜破坏等;②蕈伞型,圆形、椭圆形或不规则充盈缺损,局部食管狭窄,黏膜破坏,蠕动消失,病变以上食管扩张等;③缩窄型,食管呈局限性环状狭窄,轮廓可光滑或不规则,局部蠕动完全消失,黏膜破坏;狭窄段一般长 2~4 cm,狭窄上方食管扩张等;④髓质型,肿瘤同时向腔内、外发展,形成范围广的狭窄段,局部黏膜破坏,蠕动消失,可见腔外软组织肿块影等。

（2）CT 表现:管壁增厚,由偏侧性不对称增厚发展为全周性增厚;主动脉、心包受侵;气管、支气管侵犯;纵隔淋巴结肿大。

6. 贲门失弛缓症

X 线表现:食管呈一致性扩张增宽边缘光滑,扩张显著者可超过左侧纵隔阴影;食管的蠕动减弱或消失;食管内存滞有大量液体而有液平面,且钡剂呈瀑布状下沉。食管下端呈鼠尾状对称性狭窄,边缘光滑、整齐,黏膜存在;狭窄段可呈间歇性开放,而使钡剂进入胃中。并发炎症或溃疡可出现龛影。

7. 反流性食管炎

X 线表现:早期主要表现是局部食管失去扩张性,例如在立位吞咽大口钡剂时,无食管下段的扩张;炎症达到一定深度时,食管下段除狭窄变细外,还可出现第三收缩波以及黏膜肥厚变粗为颗粒状,有时可见多发小溃疡;慢性期黏膜皱襞消失,管腔狭窄更甚,狭窄以上扩张等。

8. 胃溃疡

（1）龛影　是溃疡本身的直接征象。多见于胃小弯,呈乳头状、锥状、半圆形等,龛影边界光滑、密度均匀;其口部因黏膜不同程度的水肿而显示黏膜线、项圈征、狭颈征、龛影周围黏膜纠集等。

（2）功能性改变　龛影对侧(大弯侧)常见痉挛性切迹,胃窦痉挛,幽门痉挛等;胃分泌物增多;胃蠕动增强或减弱等。

（3）恶性变表现　治疗过程中龛影增大;龛影周围出现充盈缺损如指压征;龛影变为不规则状或边缘出现尖角征;龛影周围黏膜破坏中断;蠕动消失;出现肿块等。

9. 胃的良性肿瘤

X 线表现:腺瘤和平滑肌瘤常见。大多发生于胃的体部或窦部呈圆形或椭圆形,边界光滑整齐,大多在 2 cm 以下;常为单发性,仅息肉为多发,周围黏膜正常;平滑肌瘤可有正常黏膜覆盖其表面,中心部可形成龛影;胃壁柔软,蠕动改变不明显。

10. 胃癌

（1）X 线表现:①肿块型,表现为形状不规则的充盈缺损,可有分叶,表面凹凸不平,附近黏膜皱襞中断、消失,胃壁僵硬,蠕动消失等。②溃疡型,表现为不规则半月状的巨大腔内龛影,边缘不整,形成尖角,龛影周围环绕宽窄不等的透明带称"环堤";龛影口部常有特征性指压迹和裂隙征;附近黏膜破坏、中断;胃壁僵硬,蠕动消失等。③浸润型,可发生于局部胃壁(局限型)或全胃(弥漫型),表现为胃壁僵硬,管腔狭窄,黏膜破坏,蠕动消失。如发生在胃窦形成"漏斗胃";发生于全胃则形成"皮革胃"。

（2）CT 表现:胃壁局部增厚,并向胃腔突出的结节状、分叶状软组织块影,或向腔外浸润邻近脏器,可见肝内转移灶或腹腔淋巴结肿大。

11. 胃窦炎

（1）X 线表现:胃窦痉挛性收缩;胃窦向心性狭窄,狭窄段黏膜尚可显示;黏膜增粗、紊乱等;合并胃黏膜脱垂。

(2)与胃窦癌鉴别,其鉴别点为:①炎症仍有黏膜皱襞存在;②肥大的皱襞呈息肉状改变,推压时形态可改变,蠕动存在;而肿瘤则不同;③狭窄段轮廓光滑整齐,有时可收缩至极细,但无包块存在等。

【思考与练习】

1.简述良、恶性胃溃疡的鉴别要点。

2.简述食管异物的影像学表现。

3.简述食管癌的分型及诊断要点。

任务五 肠道常见疾病影像学表现

【实训目标】

能够选择合理的影像检查方法对肠道常见疾病进行检查。能够正确地结合临床表现,对肠道常见疾病的影像资料进行病理及影像分析,并做出准确的影像诊断。能够正确掌握阅读影像资料的方法及原则,正确完成影像报告书写。

【知识目标】

1.掌握肠道影像诊断的基本原则和步骤。

2.掌握肠道常见疾病在气钡双对比造影X线片的影像学表现。

3.熟悉肠道常见疾病CT检查的基本要点及影像学表现。

【能力目标】

通过对肠道常见疾病影像表现的实训内容练习,做到影像与临床结合,影像与病理结合,模拟训练与实际读片结合,为专业岗位的需求奠定基础。

【素质目标】

培养学生良好的团队协作精神,养成学生自主学习习惯,提高动手能力和创新思维能力。

【实训器材】

1.肠道常见疾病气钡双对比X线片、消化道CT扫描影像片。

2.观片灯、多媒体教学设备、教学课件及实训报告单等。

【实训步骤】

1.讲解演示肠道常见疾病影像片的摆放和观察平片时的注意事项。提示学生注意各片的投照技术条件是否符合诊断要求。

2.指导学生观察、认识肠道常见疾病的影像学表现。

3.分组阅片,讨论,对学生提出的疑点、难点进行讲解。

4.通过对肠道常见疾病的气钡双对比造影影像的认识,和CT图像加以对比,理解不同检查方式形成不同图像的特点。

5. 按标准格式书写一份读片报告。

【结果与讨论】

1. 十二指肠溃疡 90% 发生在球部。

X 线表现:①龛影较小,多数直径在 3 mm 以下,边界光滑整齐,周围有透明带或放射状皱襞等。②球部变形是常见征象。表现为山字形、三叶形、葫芦形等。③功能改变,激惹征象;球部固定压痛等。

2. 肠结核

X 线表现:多发生于回盲部,侵犯末段回肠及盲肠,也可侵及升结肠和横结肠。分溃疡型和增殖型两种。①激惹,因肠管刺激性增高引起。表现为钡剂不在病变区停留而呈跳跃状,即病变近侧(回肠)和远侧(升结肠)均有钡剂充盈,而回盲部却无钡剂充盈。②黏膜改变,早期主要是粗大、紊乱,甚至消失;可形成多发表浅溃疡,慢性期则可形成多发小息肉样增生,黏膜面凹凸不平;肠管边缘不整,有时形成窦道。③肠管狭窄变形,因纤维组织增生而使肠壁增厚致肠腔狭窄甚至可如线状,结肠袋消失,也可显示指压状充盈缺损,肠管缩短、粘连、肠曲不能分开等。④倒伞征,回盲部肥厚增大在盲肠内侧出现凹陷,呈外侧宽大、内侧尖小的三角形影。⑤左半结肠受累,病变广泛者左侧结肠也可累及。⑥肠道动力改变,早期蠕动亢进,晚期因纤维组织增生、狭窄、粘连等则出现排空延迟等。

3. 克罗恩病

X 线表现为:①黏膜改变,早期因充血、水肿而使黏膜平坦、变形、增粗、紊乱等,黏膜表面多发溃疡表现为肠管边缘尖刺状,肠管因痉挛而狭窄等。②"鹅卵石"征,为大量肉芽组织增生和纵形、横行溃疡交错而造成的息肉状表现。③假憩室形成。④肠系膜缘可见纵形溃疡形成。⑤并发症,晚期主要表现为肠腔狭窄和梗阻,线样征是本病特征之一。瘘管形成,肠壁间距离增大,肠腔固定等。

4. 小肠腺癌

X 线表现:肠管局限性环形狭窄,黏膜破坏,不规则充盈缺损及龛影形成,狭窄段肠管僵硬,钡剂通过受阻,近端肠管有不同程度的扩张。

5. 结肠息肉

(1)X 线表现:为边缘光滑的圆形或椭圆形充盈缺损,一般在 5 mm 左右。肠腔不狭窄,黏膜、肠袋正常。

(2)CT 表现:肠腔内圆形或分叶状肿块,以细蒂或阔基底与肠壁相连。

6. 溃疡性结肠炎

X 线表现:①病变处呈强烈痉挛收缩,管腔呈线样改变,其内黏膜不清。②溃疡形成使结肠袋变浅,轮廓毛糙或锯齿状,黏膜紊乱,粗细不均等。③慢性期黏膜增生形成息肉状充盈缺损等。④晚期因广泛纤维组织增生使肠腔僵直、狭窄、缩短。管腔外形似铅管。

7. 结肠癌

(1)X 线表现:①早期多表现为椭圆形边缘光滑的充盈缺损等。②进展期表现为以下 3 种类型:息肉型,不规则充盈缺损致肠腔狭窄,局部肠壁僵硬等;溃疡型,不规则充盈缺损中可见星芒状长形龛影,附近肠袋及皱襞消失等;浸润型,肿瘤累及肠壁四周形成环形肠腔狭窄等。

（2）CT表现：病变区域肠壁增厚、肠腔狭窄、出现肿块;增强扫描局部肠壁强化显著。病变段肠管与周围组织间脂肪间隙消失,肠系膜淋巴结、肠旁淋巴结和大血管周围淋巴结肿大。

【思考与练习】

1. 注意肠道常见疾病影像学表现和病理的关系。

2. 简述结肠癌与回盲部增殖型肠结核的鉴别。

任务六　急腹症影像学表现

【实训目标】

能够选择合理的影像检查方法对急腹症进行检查。能够正确地结合临床表现,对急腹症的影像资料进行病理及影像分析,并做出准确的影像诊断。能够正确掌握阅读影像资料的方法及原则,正确完成影像报告书写。

【知识目标】

1. 掌握腹部影像诊断的基本原则和步骤。

2. 掌握腹部X线平片的正常表现及基本病变X线及CT的影像学表现。

3. 掌握常见急腹症的影像学表现及鉴别要点。

4. 熟悉急腹症的CT检查的基本要点及影像学表现。

【能力目标】

通过对急腹症影像表现的实训内容练习,做到影像与临床结合、影像与病理结合、模拟训练与实际读片结合,为专业岗位的需求奠定基础。

【素质目标】

培养学生良好的团队协作精神,养成学生自主学习习惯,提高动手能力和创新思维能力。

【实训器材】

1. 腹部正常及急腹症X线平片、急腹症CT教学片。

2. 观片灯、多媒体教学设备、教学课件及实训报告单等。

【实训步骤】

1. 讲解演示腹部平片的摆放和观察平片时注意事项。提示学生注意各片的投照技术条件是否符合诊断要求。

2. 指导学生观察、认识急腹症的影像学表现及鉴别要点。

3. 分组阅片、讨论,对学生提出的疑点、难点进行讲解。

4. 通过对急腹症X线表现影像的认识和CT图像加以对比,理解不同检查方式形成不同图像的特点。

5. 按标准格式书写一份读片报告。

【结果与讨论】

1. 急腹症基本 X 线征象

(1) 腹腔积气,游离性腹腔积气称气腹,X 线特征是气体随体位而变动。

(2) 腹腔积液,在积气的肠腔衬托下显示为充气的肠曲漂浮于液体之上,肠曲间隔增大等。

(3) 肠腔积气、积液,是肠道梗阻的主要表现,肠腔扩张可见液平面等。

(4) 腹壁脂肪层模糊不清,是急腹症的常见表现。

2. 胃肠道穿孔 膈下新月状游离气体是其典型 X 线表现。

3. 单纯性小肠机械性梗阻 ①梗阻以上肠曲有大量气体、液体表现为肠腔扩张,阶梯状液平面等。根据充气肠腔皱襞的多少、形状推测梗阻的部位。②梗阻以下肠腔闭合,气体排出或吸收而不显影等。

4. 绞窄性肠梗阻 ①假肿瘤征,因绞窄肠曲中充满大量液体所形成,表现为圆形或类圆形致密影等。②空回肠换位征,多为小肠扭转所致,表现为充气回肠位于上腹部,而空肠位于下腹部等。③小跨度蜷曲肠袢,充气肠曲如"花瓣""同心圆""8 字""香蕉"等形态。④绞窄肠袢大量充气而显著扩张,呈咖啡豆征。

5. 麻痹性肠梗阻 ①全部胃肠道均胀气;②胀气的肠曲分布杂乱无连续性,大小不一;③积液较积气轻,无明显液平面等。

6. 肠套叠 多见于婴幼儿。

(1) 造影表现:①钡灌肠时灌入的钡剂(气体)在套叠部突然受阻形成杯口状充盈缺损。②如套入不十分紧密,则钡剂可进入套入层之间形成弹簧状影,若空气灌肠则显示为软组织块影。③不断加压可逐渐使其复位。

(2) CT 表现:环状、弧状,低密度、等密度相间肿块,增强扫描等密度弧状影明显强化,低密度影不强化,称同心圆征。

【报告范例】

腹部立位平片(14×17×1)

双膈下见少量游离气体。小肠未见积气、气液平。脏器轮廓正常。双肾区、输尿管经路及膀胱区未见明显阳性结石影。腰椎及骨盆骨质未见异常。其他:未见异常。

诊断意见:气腹。

医师:_____

腹部平片(14×17×1)

膈下未见游离气体。左上腹部见数个气液平,肠腔扩张,并见密集肠黏膜皱襞。脏器轮廓正常。双肾区、输尿管经路及膀胱区未见明显阳性结石影。腰椎及骨盆骨质未见异常。其他:未见异常。

诊断意见:小肠梗阻。

医师:＿＿＿＿＿＿＿＿＿

【思考与练习】

1.简述消化道穿孔的诊断要点。

2.简述不同类型肠梗阻的影像学特点及鉴别要点。

任务七　肝胆胰脾正常影像学表现

【实训目标】

能够正确掌握阅读肝胆胰脾影像资料方法及原则,熟练掌握肝胆胰脾的正常影像解剖以及如何应用于病变诊断。能够进行肝胆胰脾正常表现的影像报告书写。

【知识目标】

1.掌握肝胆胰脾正常 CT、MRI 表现。

2.掌握肝脏、胆系正常 X 线表现。

3.熟悉肝胆胰脾影像学检查方法的临床应用。

【能力目标】

能够正确灵活运用实际工作所必需的基础理论、基本知识和基本技能,具备独立从事本专业工作的实际能力,为专业岗位的需求奠定扎实的实践基础。

【素质目标】

通过实训练习,使学生养成自主学习习惯。培养学生良好的团队协作精神。

【实训器材】

肝胆胰脾正常影像教学片、观片灯、多媒体教学设备、教学课件及实训报告单等。

【实训步骤】

1.教师示教肝脏、胆系正常 X 线片,肝胆胰脾正常 CT 平扫和增强图像,正常 MRI 平扫和增强图像,讲解读片的方法和内容。

2.指导学生观察、认识、描述肝胆胰脾正常 CT、MRI 表现。

3.分组阅片、讨论,对学生提出的疑点、难点进行讲解。

4.通过对肝脏、胆系正常 X 线片,肝胆胰脾正常 CT 图像和 MRI 图像的对比,理解不同影像检查方法的图像特点及在实质性脏器检查中的应用价值与限度。

5.按标准格式书写一份读片报告。

【结果与讨论】

1.肝脏

(1)X 线表现:平片显示肝脏的价值不高。肝动脉造影动脉期可见自肝门向外围延伸的由粗到细的树枝状血管影;毛细血管期肝实质的密度增高;静脉期门静脉显影,其走行与分布和肝动脉一致但较肝动脉粗。

(2)CT 表现:正常肝脏轮廓光滑整齐,CT 平扫肝实质呈均匀的软组织密度,CT 值为 40~70 HU,略高于脾、胰、肾。肝静脉、门静脉显示为低密度管状影或圆形影,越近肝门和下腔静脉处越粗。肝门和肝裂内含有较多脂肪呈不规则形或类似多角形低密度影。在 CT 图像上,可根据肝内血管分布特点把肝脏划分为若干肝段。通常以左、中、右肝静脉作为纵向划分标志,以门静脉左、右支主干作为横向划分标志。增强扫描,肝实质和肝内血管均有强化,但肝内胆管不强化。动态增强扫描动脉期,肝内动脉明显强化,肝实质强化不明显;门静脉期,门静脉和肝静脉强化明显,肝实质开始强化;门静脉晚期或肝实质期,门静脉内对比剂浓度迅速下降,肝实质则达到强化的峰值,此时静脉血管的密度与肝实质相当或低于后者。

(3)MRI 表现:平扫肝实质在 T_1WI 上呈均匀的等信号,稍高于脾,T_2WI 信号强度明显低于脾。肝门区及肝裂内因含有较多脂肪,在 T_1WI 和 T_2WI 上均呈高和稍高信号。肝内、外胆管因含胆汁,呈 T_1WI 低信号和 T_2WI 高信号。肝内血管在 T_1WI 和 T_2WI 均为黑色流空信号影。增强扫描,正常肝实质呈均匀强化,信号强度明显升高,肝内血管亦出现对比增强,而肝内胆管不强化。

2. 胆系

(1)X 线表现:常用的 X 线造影检查包括经皮经肝胆管造影(PTC)和经内镜逆行胆胰管造影(ERCP)。造影后正常胆囊显示为卵圆形或梨形,轮廓光滑,大小为长 7~10 cm、宽 3~5 cm。肝内胆管呈树枝状分布由细到粗分别汇合成左右肝管,再汇合成长 3~4 cm,内径 0.4~0.6 cm 的肝总管,与胆囊管汇合后向下延伸成为胆总管,长 4~8 cm,内径 0.6~0.8 cm,末端与胰管汇合后共同开口于十二指肠乳头部。

(2)CT 表现:肝内胆管与肝内门脉分支伴行,呈树枝状分布,在 CT 影像上一般不能显示,从肝周边向肝门处走行逐级汇合成左、右肝管,再汇合成肝总管。肝总管表现为肝门处环形低密度影,直径 0.4~0.6 cm。肝总管与胆囊管合并形成胆总管,其直径 6~8 mm,大于 10 mm 为异常。胆囊位于肝门下方,肝右叶前内侧,呈圆形或卵圆形均匀低密度影,CT 值 0~20 HU。胆囊直径为 3~5 cm,可因充盈程度而异。胆囊壁光滑锐利,厚度为 2~3 mm。增强扫描后腔内无强化,胆囊壁呈细线样环状强化。

(3)MRI 表现:SE 序列 T_1WI 上,肝管呈低信号,T_2WI 为高信号。胆囊一般为 T_1WI 低信号,T_2WI 高信号,但若含浓缩胆汁的胆囊,T_1WI 和 T_2WI 均显示为高信号。

3. 胰腺

(1)X 线表现:ERCP 可显示正常胰管,表现自胰头至胰尾逐渐变细的线状影,最大宽度不超过 5 mm,边缘光滑整齐。

(2)CT 表现:平扫为凸面向前的条带状结构。胰腺实质密度均匀,略低于肝脏,CT 值 40~50 HU,与脾的 CT 值相近,胰腺边缘呈锯齿状,在周围脂肪间隙的衬托下边缘清楚。增强后动脉期胰腺实质明显强化。胰头位置较低,位于十二指肠降部内侧、下腔静脉前方,胰头部向下内方的楔形突出是胰腺的钩突,前方可见肠系膜上动、静脉。胰尾位置较高,指向脾门。脾静脉沿胰体尾部后缘走行,是识别胰腺的重要标志。正常胰腺胰头部最大径为 3.0 cm,体部为 2.5 cm,尾部为 2.0 cm。胰管位于胰腺实质内,可不显示或表现为细线状低密度影。

(3)正常 MRI 表现:胰腺的信号强度与肝脏相似,在 T_1WI 和 T_2WI 上呈均匀的中低信号,其周围的脂肪显示为高信号。肠系膜上动脉和脾静脉表现为流空的无信号血管影。主胰管在 MRCP 上呈细条状高信号影,平均长约 15 cm,其直径胰头部为 4 mm,体部为 3 mm,尾部为 2 mm。

4.脾脏

(1)CT 表现:平扫近似于新月形或内缘凹陷的半圆形,外缘光滑,内侧面形态不规则,可呈波浪状或分叶状。密度均匀,略低于肝脏,高于胰腺。增强扫描动脉期呈不均匀强化,门静脉期和实质期密度逐渐变均匀。正常脾长度不超过 15 cm,脾下缘不低于肝右叶最下缘,脾前缘不超过腋中线。CT 横断面上脾的长度不超过 5 个肋单元,但诊断中还应结合脾的宽度和厚度综合分析。

(2)MRI 表现:脾形态、大小与 CT 显示的相似。正常脾脏的信号均匀,T_1WI 上脾的信号低于肝脏,T_2WI 上信号强度则高于肝脏。

【报告范例】

上腹部 CT 平扫

肝脏大小、形态正常,肝内密度均匀,未见局灶性密度异常,肝内外胆管无扩张,脾不大,胆囊不大,胰腺大小形态及密度正常,腹腔未见积液,腹膜后未见肿大淋巴结,增强扫描后未见异常强化。

诊断意见:上腹部 CT 平扫未见异常。

医师:＿＿＿＿＿＿＿＿

【思考与练习】

讨论肝胆胰脾正常 CT 与 MRI 表现。

任务八 肝胆胰脾基本病变影像学表现

【实训目标】

通过观察肝胆胰脾基本病变的影像学资料,能够正确识别病变类型,并初步分析造成异常改变的病理原因和临床表现特点。

【知识目标】

掌握肝胆胰脾基本病变的影像学表现。主要包括大小、形态的改变、钙化与结石、变性与坏死、囊变与肿瘤、腹水。

【能力目标】

通过对肝胆胰脾基本病变影像学表现的实训练习,做到影像与临床结合、影像与病理结合、模拟训练与实际读片结合,提高学生的临床诊断思维能力。

【素质目标】

通过实训练习,使学生养成自主学习习惯,培养学生良好的团队协作精神。

【实训器材】

肝胆胰脾常见病变的典型 X 线、CT 和 MRI 教学片。观片灯、多媒体教学设备、教学课件及实训报告单等。

【实训步骤】

1. 讲解肝胆胰脾基本病变影像学表现的主要内容,指导学生观察各种基本病变的典型影像学征象。

2. 分组阅片,观察病变的特点(大小、形态、密度、信号、数目等),讨论造成异常改变的病理基础。通过讲解及读片讨论,使学生掌握读片原则。

【结果与讨论】

1. 平扫

(1)密度、信号的改变 相对正常组织密度而言,病变可表现为低密度、等密度、高密度及混杂密度影。见于各种病因引起组织细胞发生钙化、变性、坏死、囊变等。

(2)形态、大小改变 CT 可发现直径 0.5 cm 以上的病灶。多表现在脏器外形、轮廓、大小、肝叶比例失常、肝裂增宽等方面。肝叶径线测量提示各肝叶大小比例失调。

(3)病灶数目 转移性肿瘤常为多发病灶。原发的良、恶性肿瘤及脓肿等既可单发也可多发。

2. 增强扫描 病灶可表现为不强化、环状强化及不同程度的病灶实质强化。囊性病变不强化。囊肿或缺乏血供的病变表现不强化,脓肿表现肿块边缘明显强化;海绵状血管瘤动脉期表现边缘明显强化。门脉期至平衡期及延迟期,强化逐渐向中心扩展最后变为等密度或高密度;肝癌大部分在动脉期表现明显或比较明显的强化,但门静脉期强化程度很快下降。

【思考与练习】

1. 肝胆胰脾基本病变包括哪些?

2. 讨论基本病变病理改变与影像学表现的联系。

任务九　肝脏常见疾病影像学表现

【实训目标】

能够选择合理的影像检查方法对肝脏常见疾病进行检查。能够正确结合临床表现对肝脏疾病的影像资料进行病理及影像分析,并做出准确的影像诊断。能够正确掌握阅读影像资料的方法及原则,正确完成影像报告书写。

【知识目标】

1. 掌握肝脏常见疾病的影像学表现(CT和MRI表现为主)。

2. 掌握肝脏常见疾病的鉴别诊断。

3. 熟悉肝脏疾病常用的影像学检查方法。

【能力目标】

通过对肝脏常见疾病影像学表现的实训练习,做到影像与临床结合、影像与病理结合、模拟训练与报告书写结合,为专业岗位的需求奠定基础。

【素质目标】

通过实训练习,使学生养成自主学习习惯,培养学生良好的团队协作精神。

【实训器材】

1. 肝硬化、肝脓肿、肝囊肿、肝海绵状血管瘤、肝细胞癌、肝转移瘤等的CT片及MRI片。

2. 观片灯、多媒体教学设备、教学课件、实训报告单等。

【实训步骤】

1. 讲解肝硬化、肝脓肿、肝囊肿、肝海绵状血管瘤、肝细胞癌、肝转移瘤的X线片、CT片及MRI片。

2. 指导学生观察、认识肝脏常见疾病的影像学表现及影像鉴别诊断要点。

3. 分组阅片、讨论,对学生提出的疑点、难点进行讲解。通过讲解及读片讨论,使学生掌握肝脏常见疾病的影像学表现,尤其是CT表现。

4. 通过CT图像和MRI图像的对比,以理解不同检查方法在肝脏疾病诊断中的临床应用。

5. 按标准格式书写一份读片报告。

【结果与讨论】

1. 肝硬化

(1)CT表现:肝密度普遍降低,CT值接近或低于脾。肝轮廓凹凸不平呈结节状。肝各叶大小比例失常。肝门和肝裂增宽。胆囊外移,脾增大,门静脉扩张,脾门脾周、胰周、贲门胃底、食管下段及腰旁静脉血管增粗扭曲。伴有腹水者表现为肝轮廓外的新月形水样低密度区。

(2)MRI表现:在显示肝脏大小、形态改变和脾大、门静脉高压等征象方面与CT相同。T_1WI上,硬化结节表现为等信号;T_2WI上,肝硬化变细的血管和炎性纤维组织表现为不规则网状高信号,硬化结节表现为均匀低信号,无包膜。

2. 脂肪肝

(1)CT表现:肝的密度降低,比脾的密度低。弥漫性脂肪浸润表现全肝密度降低,局灶性浸润则表现肝叶或肝段局部密度降低。由于肝的密度降低,衬托之下肝内血管密度相对高而清楚显示。肝与脾 CT 值之比小于 0.85,可诊断脂肪肝。增强:肝脏强化程度低于脾。

(2)MRI 检查:轻度脂肪肝可表现正常。明显的脂肪肝 T_1WI 和 T_2WI 可出现肝实质信号增高,脂肪抑制序列扫描可见肝信号降低。

3. 肝脓肿

(1)CT 表现:境界清楚的圆形或类圆形低密度区,形态不规则。脓肿壁密度高于脓腔而低于正常肝。脓肿周围出现不同密度的环形带,称靶征或单环、双环。增强扫描脓腔不强化,脓肿壁呈环形增强,轮廓光滑整齐,厚度均匀。若腔内有气体和(或)液面则可确诊。

(2)MRI 表现:T_1WI 上,脓腔为均匀或不均匀的低信号,脓肿壁的信号高于脓腔而低于肝实质;T_2WI 上,脓腔为高信号,脓肿壁表现为较低信号,外周的水肿带表现为明显高信号;Gd-DTPA 对比增强后,脓肿壁呈环形强化。

4. 肝囊肿

(1)CT 表现:囊肿呈圆形或椭圆形,边缘光滑,分界清楚,呈水样密度,大小不一,数目不等,囊壁薄。增强后囊肿无强化。多发性肝囊肿常于肾、胰、脾等其他器官的多囊性病变同时存在。

(2)MRI 表现:T_1WI 上,肝囊肿显示为边缘光滑锐利的圆形低信号,信号均匀;T_2WI 上为高信号。Gd-DTPA 增强扫描,囊肿无强化。

5. 肝海绵状血管瘤

(1)CT 表现:平扫显示肝内圆形或类圆形低密度肿块,密度均匀,边缘清楚,可见钙化灶。增强扫描肝动脉期肿瘤边缘不连续的斑片状、团节状强化,随后对比剂逐渐向肿瘤中心扩散,延迟扫描见整个肿瘤均匀性强化,整个对比剂增强过程表现为"早出晚归"的特征。

(2)MRI 表现:T_1WI 上,肿瘤表现为均匀的低信号,T_2WI 上,肿瘤呈均匀的高信号,并随回波时间延长信号强度增加,呈典型的"灯泡征"。Gd-DTPA 增强扫描后同 CT 表现。

6. 肝细胞癌

(1)CT 表现:以右叶最多见,病灶境界与肿瘤生长方式密切相关。病灶呈低密度,较大肿瘤因出血、坏死和囊变而致密度不均匀,中心部常出现更低密度区,其边缘部呈结节状。肿瘤边界多不清,少数边界清楚并有假性包膜。增强扫描肝癌区略有增强或不增强,动态扫描时,呈"快进快出"的特点。除了上述改变外,还可见癌瘤处体积增大,轮廓隆凸;肿瘤压迫肝门和(或)肝裂,使之变形和移位;门静脉内瘤栓,增强后可见腔内充盈缺损影或门静脉不增强;邻近器官如胃、胰、肾的受压移位;附近或远处淋巴结增大(转移),腹水或其他脏器转移。

(2)MRI 表现:T_1WI 肿瘤呈稍低或等信号,其中的坏死囊变区呈低信号,出血或脂肪变性表现为高信号;T_2WI 肿瘤呈稍高信号;Gd-DTPA 增强扫描,肿瘤呈均匀或不均匀强化。静脉内癌栓在 T_1WI 上呈较高信号,T_2WI 上信号较低,且血管内的流空效应消失。

7. 肝转移瘤

（1）CT表现：大小不等的低密度病灶，圆形，多发，病灶边缘部分模糊，部分清晰。可有坏死，出血或钙化较少见。增强扫描，病灶有不均匀强化，其典型表现是病灶中心为低密度灶，边缘呈环状强化，最外缘密度又低于正常肝，呈"牛眼征"。少数血供丰富的肿瘤在动脉期呈显著强化，密度高于正常肝，延时扫描为低密度灶。

（2）MRI表现：T_1WI上表现为肝内均匀的稍低信号，边缘清楚；肿瘤中心的坏死区表现为更低信号。T_2WI上多表现为稍高信号，肿瘤中央的坏死区信号强度更高，称为"靶征"或"牛眼征"；有时肿瘤周围出现高信号环，称为"晕征"。

【报告范例】

肝脏CT平扫+增强

肝脏体积较小，边缘呈波浪状不平，肝各叶比例失调，左叶明显增大，右叶缩小，肝内密度欠均匀，呈多发小结节状，但未见明显局灶性占位病变，增强扫描肝脏密度尚均匀，未见明显异常强化。脾大>6个肋单元，肝脏外缘可见弧形液性信号影。脾门及胃底、食管周围可见多个粗大迂曲血管影。

诊断意见：①肝硬化；②脾大；③腹水；④门脉高压。

医师：＿＿＿＿＿＿

【思考与练习】

1. 讨论肝硬化、肝脓肿、肝囊肿、肝海绵状血管瘤、肝细胞癌、肝转移瘤的病理改变与影像学表现的联系。

2. 试述肝海绵状血管瘤与肝细胞癌的鉴别诊断。

任务十 胆道常见疾病影像学表现

【实训目标】

能够选择合理的影像检查方法对胆道常见疾病进行检查。能够正确结合临床表现对胆道疾病的影像资料进行病理及影像分析，并做出准确的影像诊断。能够正确掌握阅读影像资料的方法及原则，正确完成影像报告书写。

【知识目标】

1. 掌握胆道常见疾病的影像学表现。
2. 掌握胆道常见疾病的鉴别诊断。
3. 熟悉胆道疾病常用的影像学检查方法。

【能力目标】

通过对胆管常见疾病影像学表现的实训练习，做到影像与临床结合、影像与病理结合、模拟训练与报告书写结合,为专业岗位的需求奠定基础,并具备独立从事本专业工作的实际能力。

【素质目标】

通过实训练习,使学生养成自主学习习惯,培养学生良好的团队协作精神。

【实训器材】

1.胆囊炎、胆结石、胆囊癌、胆管癌的 X 线、CT 及 MRI 教学片。

2.观片灯、多媒体教学设备、教学课件、实训报告单等。

【实训步骤】

1.讲解胆囊炎、胆结石、胆囊癌、胆管癌的 X 线片、CT 片及 MRI 片。

2.指导学生观察、认识胆道常见疾病的影像学表现要点及影像鉴别诊断。

3.分组阅片、讨论,对学生提出的疑点、难点进行讲解。

4.通过 X 线图像、CT 图像和 MRI 图像的对比,理解不同检查方法在胆道常见疾病诊断中的临床应用。

5.按标准格式书写一份读片报告。

【结果与讨论】

1.急性胆囊炎

(1)X 线表现:平片检查多无明显异常。有时可见胆囊内阳性结石或胆囊壁钙化。

(2)CT 表现:平扫胆囊增大,直径>5 cm;胆囊壁弥漫性增厚超过 3 mm,胆囊周围常有环形低密度水肿带或液体潴留,可伴有胆囊内高密度结石;增强扫描见胆囊内侧黏膜层由于炎症引起的充血产生增强效应,呈致密细线条状阴影,其浆膜层由于水肿而形成一低密度带环绕胆囊全壁。

(3)MRI 表现:平扫可见胆囊增大、胆囊壁弥漫性增厚,超过 3 mm 即有诊断意义,胆囊窝积液以及胆囊周围水肿带呈长 T_1 长 T_2 信号。

2.慢性胆囊炎

(1)X 线表现:主要作用在于发现是否同时存在阳性结石和胆囊壁钙化。

(2)CT 表现:平扫多见胆囊缩小。胆囊壁均匀或不均匀性增厚,可有钙化。增强扫描增厚的胆囊壁均匀性强化。

(3)MRI 表现:与 CT 相似,可显示胆囊增大,胆囊壁增厚。

3.胆系结石

(1)X 线表现:平片可发现胆囊内阳性结石,典型者呈边缘密度高,中央密度低的圆形、多边形高密度影;多发者呈石榴籽状,位置可以随体位改变。胆囊阴性结石平片上不能显示,PTC 或 ERCP 检查,可见胆囊或胆管内阴性结石所致的充盈缺损或胆道狭窄、梗阻。

(2)CT 表现:①胆囊内的高密度结石表现为单发或多发、圆形或多边形高密度影,常伴有慢性胆囊炎;等密度或低密度结石平扫不易分辨,可在胆囊造影 CT 上显示为低密度充盈缺损,其位置可随体位变化而改变。②肝内胆管结石表现为点状、结节状或不规则形高密度影,与肝管走行方向一致,常伴有周围胆管扩张。胆总管结石多表现为圆形高密度影,其周围或一侧可见扩张的胆总管,形成所谓的"环靶"征或"半月"征,结石上方的胆总管扩张。

（3）MRI 表现:胆囊结石在 T_1WI 多为低信号,少数可呈高信号,在 T_2WI 上,高信号的胆囊内可清楚显示低信号的结石。胆管结石,MRCP 既可观察低信号的结石及其部位、大小、形态、数目等,又能显示梗阻上方胆管的扩张程度。

4. 胆囊癌

（1）CT 表现:多为腺癌,可合并胆囊结石。胆囊增大或缩小,囊壁不规则增厚,腔内见不规则充盈缺损,有增强效应。可伴有肝总管远侧肝内、外胆管的扩张和钙化影像;可出现肝门部淋巴结增大、腹水、肝内转移病灶。

（2）MRI 表现:胆囊壁增厚,胆囊内见 T_1WI 低信号、T_2WI 稍高信号的肿块。还可显示淋巴结转移和胆管扩张。

5. 胆管癌

（1）X 线表现:PTC 和 ERCP 均可直接显示胆管癌的部位和范围。浸润型可见胆管突然性狭窄,境界清楚,边缘不规则;结节型和乳头型则显示胆管内不光整的充盈缺损。同时还显示胆管阻塞,上部胆管扩张,肝内胆管明显扩张,出现所谓"软藤征"。

（2）CT 表现:肝内外胆管不同程度扩张,一般扩张都比较明显。肿瘤发生于上段胆管,可见肝门部软组织肿块;中、下段胆管癌可见胆囊增大和二段胆总管扩张,扩张的胆管于肿瘤部位突然变小或中断,末端可见局部胆管壁增厚或形成软组织肿块,增强后病灶强化。可有肝门部等处淋巴结转移。

（3）MRI 表现:胆管扩张表现为 T_1WI 低信号,T_2WI 明显高信号。肿瘤表现为 T_1WI 低信号,T_2WI 不均匀高信号的软组织肿块。MRCP 在显示胆管扩张方面与 PTC 相同,同时显示胆管内不规则软组织肿块,胆管不规则狭窄或阻塞。

【报告范例】

胆囊 CT 平扫

平扫示胆囊不大(/略大),壁稍增厚,胆囊内可见点状(/圆形/团块状)高密度影,最大径为＿＿＿ cm,边缘光滑(/毛糙),肝脏大小形态正常,未见局灶性密度异常,胆管无扩张,脾不大,胰腺大小形态及密度正常,腹腔未见积液,腹膜后未见明显肿大淋巴结。

诊断意见:①胆结石;②慢性胆囊炎。

医师:＿＿＿＿＿＿＿＿＿

【思考与练习】

讨论胆囊炎、胆结石、胆囊癌、胆管癌的病理改变与影像学表现的联系。

任务十一 胰腺常见疾病影像学表现

【实训目标】

能够选择合理的影像检查方法对胰腺常见疾病进行检查。能够正确结合临床表现对胰腺疾病的影像资料进行病理及影像分析,并做出准确的影像诊断。能够正确掌握阅读影像资料方法及原则,正确完成影像报告书写。

【知识目标】

1. 掌握胰腺常见疾病的影像学表现。
2. 掌握胰腺常见疾病的鉴别诊断。
3. 熟悉胰腺疾病常用的影像学检查方法。

【能力目标】

通过对胰腺常见疾病影像学表现的实训练习,做到影像与临床结合、影像与病理结合、模拟训练与实际读片结合,为专业岗位的需求奠定基础,并具备独立从事本专业工作的实际能力。

【素质目标】

通过实训练习,使学生养成自主学习习惯,培养学生良好的团队协作精神。

【实训器材】

1. 胰腺炎、胰腺癌、胰腺囊肿的 CT 片及 MRI 片。
2. 观片灯、多媒体教学设备、教学课件、实训报告单等。

【实训步骤】

1. 讲解胰腺炎、胰腺癌、胰腺囊肿的 CT 片及 MRI 片。
2. 指导学生观察、认识胰常见疾病的影像学表现要点及影像鉴别诊断。
3. 分组阅片、讨论,对学生提出的疑点、难点进行讲解。
4. 通过 CT 图像和 MRI 图像的对比,理解不同检查方法在胰腺疾病诊断中的临床应用。
5. 按标准格式书写一份读片报告。

【结果与讨论】

1. 急性胰腺炎

(1)CT 表现:①急性胰腺炎的典型表现是胰腺增大,密度稍降低。②胰腺周围常有炎性渗出,导致胰腺轮廓不清,左肾筋膜增厚。③液体潴留被纤维囊包围即形成假囊肿。④水肿型胰腺炎病变程度较轻,胰腺的低密度较均匀,增强扫描时胰腺实质均匀增强。⑤出血坏死型胰腺炎病情较重,胰腺明显增大,胰腺密度不均,坏死呈低密度区而出血呈高密度影。增强扫描可见坏死区不增强,而一般水肿、炎变的胰实质有增强。⑥脓肿是胰腺炎的重要并发症,表现为局限性低密度灶,与坏死区相似,出现气体是脓肿的特征。

(2)MRI表现:胰腺体积增大,形状不规则,边缘模糊不清,T_1WI表现为低信号,T_2WI为高信号,Gd-DTPA增强后正常的胰腺组织出现强化,坏死组织区不强化。

2.慢性胰腺炎

(1)CT表现:胰腺局部增大,常合并有胰内或胰外假囊肿,表现为边界清楚的囊性低密度区,CT值接近水的密度。可见胰腺钙化,表现为斑点状致密影,沿胰管分布,是慢性胰腺炎的特征性表现。肾前筋膜常增厚。

(2)MRI表现:胰腺增大、缩小或正常,整个胰腺信号正常或为不均匀性低信号,主胰管可见不同程度扩张。假性囊肿表现为局限性圆形长T_1长T_2信号。Gd-DTPA增强后,囊肿边缘更为清楚,囊肿内不强化。对钙化的显示MRI不如CT敏感。

3.胰腺癌

(1)CT表现:胰腺局部增大,肿块密度为等密度或低密度,增强扫描肿瘤常不增强或略增强,为胰腺癌的直接征象。而胰腺周围血管或脏器受累、侵犯、胆管、胰管扩张及肝淋巴结转移等为其间接征象。胰头癌发生于钩突或累及钩突,钩突多变形。胰头癌常阻塞胰管近段而使胰管扩张,表现为胰体中部偏前的管状低密度带。

(2)MRI表现:胰腺肿块轮廓不规则,与正常胰腺分界不清。肿块在T_1WI上大多数为低信号,T_2WI上可表现为不均匀高信号。动态增强早期癌肿强化不明显。胰头癌可出现双管征(胆管和胰管扩张)。癌肿可侵犯周围血管以及淋巴结和肝脏转移等。

【报告范例】

胰腺CT平扫

胰腺体积明显普遍性增大,边缘模糊,密度均匀降低,胰周可见多处液性低密度渗出性改变,胰管未见扩张,肝脏大小形态正常,胆囊略大,壁稍厚。脾不大,腹膜后未见明显淋巴结肿大。

诊断意见:结合临床符合急性胰腺炎改变。

医师:＿＿＿＿＿＿

【思考与练习】

1.讨论胰腺炎、胰腺癌、胰腺囊肿的病理改变与影像学表现的联系。
2.试述慢性胰腺炎与胰腺癌的鉴别诊断。

任务十二 脾脏常见疾病影像学表现

【实训目标】

能够选择合理的影像检查方法对脾脏常见疾病进行检查。能够正确结合临床表现对脾脏疾病的影像资料进行病理及影像分析,并做出准确的影像诊断。能够正确掌握阅读影像资料的方法及原则,正确完成影像报告书写。

【知识目标】

1. 掌握脾脏常见疾病的影像学表现。

2. 熟悉脾脏疾病常用的影像学检查方法选择和临床应用。

【能力目标】

通过对脾脏常见疾病影像学表现的实训练习,做到影像与临床结合、影像与病理结合、模拟训练与实际读片结合,为专业岗位的需求奠定基础。具备独立从事本专业工作的实际能力。

【素质目标】

通过实训练习,使学生养成自主学习习惯。培养学生良好的团队协作精神。

【实训器材】

1. 脾创伤、脾梗死、脾囊肿的 CT 片及 MRI 片。

2. 观片灯、多媒体教学设备、教学课件、实训报告单等。

【实训步骤】

1. 讲解脾创伤、脾梗死、脾囊肿的 CT 片、MRI 片。

2. 指导学生观察、认识脾创伤、脾梗死、脾囊肿的影像学表现及影像鉴别诊断要点。

3. 分组阅片、讨论,对学生提出的疑点、难点进行讲解。

4. 按标准格式书写一份读片报告。

【结果与讨论】

1. 脾创伤

CT 表现:脾包膜下血肿平扫表现为脾外周新月形或双凸形高密度影,随时间推移,变为等密度或低密度影;脾撕裂显示为脾实质内线条状或不规则低密度裂隙,边缘模糊,可伴有脾实质内点状、片状高密度影;脾实质内血肿依创伤时间不同,平扫表现为圆形或不规则形略高密度、等密度或低密度影。增强扫描脾实质强化,血肿不强化。

2. 脾梗死

(1)CT 表现:平扫脾梗死早期表现为脾内三角形低密度影,基底位于脾外缘,尖端指向脾门,边缘可清晰或略模糊。病灶内伴有出血时可见不规则高密度影。陈旧性梗死灶因纤维收缩,脾脏可缩小,轮廓呈分叶状。增强扫描梗死灶无强化,轮廓较平扫更清楚。

(2)MRI 表现:MRI 对脾梗死的检出较敏感。T_1WI 脾梗死灶呈低信号,T_2WI 表现为高信号。

3. 脾囊肿

(1)CT 表现:脾内圆形低密度区,边缘光滑,密度均匀。增强后边界更清,但病灶无强化。脾囊肿多为单发,也可多发。外伤性囊肿内由于出血和机化,囊内可呈混合性密度。

(2)MRI 表现:脾囊肿 T_1WI 为低信号,T_2WI 为高信号,边缘光滑锐利。增强扫描囊内信号无变化。

【思考与练习】

讨论脾创伤、脾梗死、脾囊肿的病理改变与影像学表现的联系。

（刘敬荣　杜玲玲　巩远方　李　杨）

项目四　泌尿生殖系统影像诊断

任务一　泌尿生殖系统正常影像学表现

【实训目标】

能够选择正确的影像检查方法对泌尿生殖系统疾病进行检查;能够对泌尿生殖系统各组织器官在 X 线平片、造影及 CT 的正常表现准确认读。能够正确掌握阅读影像资料的方法及原则,正确完成影像报告书写。

【知识目标】

1. 掌握泌尿生殖系统各组织器官在 X 线平片、造影及 CT 的正常影像学表现。

2. 掌握乳腺钼靶片的正常影像学表现。

3. 掌握泌尿生殖系统与乳腺影像诊断的基本原则和步骤。

4. 了解泌尿生殖系统与乳腺 MRI 检查的基本要点及正常影像。

【能力目标】

通过对泌尿生殖系统与乳腺正常影像表现的实训项目练习,做到影像与临床结合、影像与解剖结合、模拟训练与实际读片结合,为后续课程的影像学表现打下基础,为专业岗位的需求奠定基础。

【素质目标】

提高学生学习兴趣和动手能力,增强学生实践能力和创新思维能力,培养学生团队协作精神。

【实训器材】

1. 泌尿系平片(KUB)、IVP 片、子宫输卵管造影片、泌尿生殖系统 CT 教学片及 MRI 教学片。

2. 观片灯、多媒体教学设备、教学课件及实训报告单等。

【实训步骤】

1. 指导学生观察、认识、描述泌尿生殖系统与乳腺各种体位显示的各组织器官的影像。

2.分组阅片、讨论,对学生提出的疑点、难点进行讲解。阅片时应注意按一定的顺序,全面而系统地进行观察图像。按要求书写实训报告。

3.对正常 X 线、CT、MRI 影像表现的认识,以理解不同检查方式而形成的不同图像的特点,掌握各种检查技术在泌尿生殖系统与乳腺疾病中的适应证。

4.按标准格式书写一份读片报告。

【结果与讨论】

1.腹部平片　肾影轮廓位于脊柱两侧呈软组织密度,其长轴自内上斜向外下。边缘光滑。

2.排泄性尿路造影又称静脉肾盂造影

(1)肾实质　注药后 1~2 min,肾实质显影,密度均匀。

(2)肾盏、肾盂　2~3 min 后,肾盏和肾盂开始显影;15~30 min 时,肾盏和肾盂显影最浓。正常肾盂形态亦有很大变化,常呈喇叭状,少数呈分支型或壶腹型。

(3)输尿管　正常输尿管在除去压迫带后显影,全长 25~30 cm,输尿管腔的宽度变化较大,边缘光滑,走行自然,可折曲。

(4)膀胱　膀胱腔大小、形态取决于充盈程度。充盈较满的膀胱呈椭圆形,横置在耻骨联合上方,边缘光滑、整齐,密度均一。膀胱顶部可略凹,为乙状结肠或子宫压迹。若膀胱未充满,其粗大的黏膜皱襞致边缘不整齐而呈锯齿状。

3.泌尿系统正常的 CT 表现。

(1)肾脏　肾脏平扫表现为圆形或椭圆形软组织密度影,边缘光整。除肾窦区脂肪呈低密度和肾盂为水样密度外,肾实质密度是均一的,不能分辨皮质、髓质。肾的中部层面可见肾门内凹,指向前内。肾动脉和静脉呈窄带状软组织密度影。肾脏的强化表现因扫描时间而异:皮质期,肾血管和肾皮质明显强化,而髓质仍维持较低密度;实质期,髓质强化程度类似或略高于皮质;排泄期,肾实质强化程度下降,而肾盏肾盂和输尿管内可见对比剂浓集。

(2)输尿管　呈点状软组织密度影。增强延迟扫描,输尿管腔内含对比剂呈点状致密影。

(3)膀胱　平扫呈圆形或椭圆形,充盈较满的膀胱可呈类方形。膀胱腔内尿液呈均匀水样低密度。膀胱壁表现为厚度均匀的软组织密度影。增强扫描显示膀胱壁强化;延迟扫描,膀胱腔内出现液-液平面。

4.前列腺

(1)CT 表现:在耻骨联合下缘以下的层面可见前列腺呈圆形或卵圆形密度较均匀的软组织影。其两侧可见肛提肌,后方以直肠膀胱筋膜与直肠相隔。

(2)MRI 表现:T_1WI 能够显示前列腺,但不能区分其带区。T_2WI 可分辨前列腺各带区。尿道周围的移形带呈低信号区,其周围的环状低信号带为前列腺中央带,与移行区信号相似,周围带呈较高信号,尿道前方的前纤维肌肉基质区信号很低,前列腺周边的细环状低信号影为其被膜。

5.子宫、输卵管造影　子宫腔呈倒置三角形,底边在上,为子宫底,下端与子宫颈管相连。宫腔上部两侧为子宫角,与输卵管相通。宫腔光滑整齐。子宫颈管呈长柱形,边缘呈羽毛状,两侧输卵管自子宫角向外并向下走行,呈迂曲柔软的线条状影,输卵管近子宫段细而直,为峡部;其远端较粗大,为壶腹部;壶腹部末端呈漏斗状扩大,为输卵管的伞端。

6. 子宫、卵巢

(1)CT 表现:观察子宫时,首先要注意子宫的形态、大小、宫腔的形态及内膜的厚度。年龄段不同,子宫颈、体的比例不同。子宫内膜的厚度也随着月经周期的变化而变化,最厚可达 10 mm。子宫体在 CT 上显示为横置的密度较高的椭圆或圆形软组织影,CT 值 40 ~ 70 HU。宫颈在宫体下方层面,呈梭形软组织影,长径一般不超过 3.0 cm。增强扫描子宫肌呈明显均一强化,中心低密度宫腔显示较清。卵巢位于子宫侧壁和髋臼内壁之间,表现为类圆形的较低不均匀软组织密度影,以排卵前期最为明显,增强扫描强化不明显。

(2)MRI 表现:T_2WI 宫体分为 3 层信号,中心高信号为子宫内膜和分泌物;中间薄的低信号带称为联合带,为子宫肌内层;子宫肌外层呈中等信号。宫颈自内向外有 4 层,宫颈管内黏液为高信号;宫颈黏膜皱襞为中等信号;宫颈纤维基质为低信号;宫颈肌层为中等信号。

7. 乳腺钼靶的正常表现

(1)乳头和乳晕 个体差异较大。乳头 X 线表现为突出于乳房中央的类圆形阴影,密度高于皮肤。乳晕在乳头周围呈盘状,近乳头部较周围稍厚,下部较上部皮肤厚。

(2)皮肤 呈光滑整齐、密度稍高的软组织线条状阴影,厚度为 0.5 ~ 3 mm。

(3)皮下脂肪层 为皮肤下方密度较低的透亮带,厚度 5 ~ 25 mm,光滑均称。

(4)悬韧带 包裹乳腺的浅筋膜伸向乳腺组织内形成小叶间隔,一端连于皮肤,另一端连于胸肌筋膜,这些纤维间隔称为 Cooper 韧带。X 线表现为在皮下脂肪内纤细的线状影,向前伸延至皮肤,向后与腺体相连。

(5)乳腺实质 呈密度高而均匀的致密影,随年龄变化,腺体可呈云絮状或棉花朵状。

(6)乳导管 在乳头后横行密度较低条状影,乳导管线样影与纤维组织构成的线样影统称为乳腺小梁。

(7)乳腺后脂肪 乳腺后的脂肪组织位于乳腺浅筋膜深层与胸大肌筋膜之间,与胸壁平行。表现为线状透亮影,宽 0.5 ~ 2 mm。

(8)血管及淋巴 乳腺血管在腺体少或脂肪多的乳腺中容易显示,老年人可见到血管壁钙化,呈双轨状。乳内淋巴一般不显影,腋窝内可见到卵圆形淋巴结,边缘光滑。

8. 乳腺 CT、MRI 表现

(1)脂肪组织呈低密度,CT 值在 -110 ~ -80 HU 之间。T_1WI 和 T_2WI 均呈高信号影。

(2)纤维腺体组织和乳导管,纤维腺体组织 CT 表现为片状致密影,其内可见或多或少的斑点或斑片状低密度脂肪岛。CT 值 10 ~ 30 HU 之间。大导管表现为乳头下扇形分布的致密影,分支导管多不能显示。纤维和腺体组织在 T_1WI 和 T_2WI 不能区分。

(3)乳腺实质类型不同 MRI 表现各异。致密型乳腺的纤维腺体组织在 T_1WI 低或等信号,T_2WI 为等信号,周围是较高信号的脂肪组织。脂肪型乳腺主要由高或较高信号的脂肪组织构成,残留的部分索条状乳腺小梁在 T_1WI 和 T_2WI 表现为低或等信号。中间混合型乳腺 MRI 信号特点介于致密型和脂肪型之间。

【报告范例】

静脉肾盂造影检查

KUB 示:双肾区、输尿管经路及膀胱区未见明显阳性结石影。肠管及脏器轮廓正常。

IVP 示:两侧肾盂、肾盏及输尿管显影良好,未见积水扩张、充盈缺损及龛影等异常征象。膀胱充盈良好,未见异常。腰椎及骨盆骨质未见异常。其他:未见异常。

诊断意见:静脉尿路造影未见异常。

医师:＿＿＿＿＿＿＿

肾脏 CT 平扫

双侧肾脏对称,位于脊柱两侧,大小正常,皮髓质分辨清楚,肾实质内未见明显局灶性密度异常,双侧肾盂、输尿管未见明显扩张,肾周脂肪囊清楚,肾旁结构未见明显异常。双侧输尿管未见扩张及异常密度影,膀胱充盈良好,壁无增厚,膀胱外脂肪间隙正常,盆腔内未见明显肿大淋巴结。

诊断意见:双侧肾脏及输尿管、膀胱未见明显异常。

医师:＿＿＿＿＿＿＿

盆腔 CT 平扫

盆腔内膀胱充盈良好,壁光滑无增厚,前列腺大小形态尚正常,未见异常密度,双侧精囊腺正常,盆腔内未见积液和肿大淋巴结。

诊断意见:盆腔 CT 平扫未见异常。

医师:＿＿＿＿＿＿＿

双乳轴位及侧位片

双乳乳内见片索样腺体组织密度影,以乳晕为中心呈放射状分布,间以少到中量透亮脂肪组织影,未见明确肿块及钙化影,双乳头、乳晕及皮肤未见异常,片内双腋下未见肿大淋巴结。

诊断意见:双乳索带导管型,未见明显异常。

医师:＿＿＿＿＿＿＿

【思考与练习】

1. 简述正常肾盂形态的常见类型(可画图完成)。

---

2. 简述子宫、前列腺正常 CT 表现及毗邻关系。

3. 泌尿系统 X 线检查方法有哪些,各有何应用目的?

4. 子宫输卵管造影的适应证有哪些,其正常 X 线表现有哪些?

任务二　泌尿生殖系统基本病变影像学表现

【实训目标】

能够正确结合临床表现对泌尿生殖系统疾病的影像资料进行病理及影像分析,并能够准确认读病变。

【知识目标】

1. 掌握泌尿系统基本病变的影像学表现。

2. 掌握生殖系统基本病变的影像学表现。

3. 掌握乳腺基本病变的影像学表现。

【能力目标】

通过对比泌尿生殖系统和乳腺正常影像学表现,并与临床及病理相结合,对泌尿生殖系统和乳腺基本病变做出正确识别;做到理论学习与实际读片相结合,加深对泌尿生殖系统和乳腺基本病变的认识。

【素质目标】

培养学生用实事求是的科学态度观察、分析和解决问题的能力;理论联系实践的学习方法,使学生在实践中逐步养成良好的协作精神。

【实训器材】

1. 排泄性尿路造影片、盆腔 CT 教学片、乳腺 X 线钼靶片及 MRI 教学片。

2. 观片灯、多媒体教学设备、教学课件及实训报告单等。

【实训步骤】

1. 指导学生观察、认识、描述盆腔 CT 影像片上显示的各组织器官的影像。

2. 指导学生观察、认识、描述尿路造影片上显示的各组织器官的影像。

3. 分组摄片、读片、病例讨论,对学生提出的问题进行答疑解惑。

4. 将正常 X 线图像、CT 图像、MRI 图像与泌尿生殖系统和乳腺基本病变图像做对比,观察不同病理类型显示图像的特点、差异及联系,加深对泌尿生殖系统和乳腺基本病变的认识。

5. 按标准格式书写一份读片报告。

【结果与讨论】

1. 肾脏造影的改变

(1)肾实质显影异常,可为不显影、显影浅淡和显影增浓。

(2)肾盏、肾盂受压、变形和移位。

(3)肾盏、肾盂破坏,肾盏、肾盂边缘不规则,正常结构消失。

(4)肾盏、肾盂、输尿管和膀胱内充盈缺损,表现为病变区无对比剂充填,提示腔内病变或突入腔内病变所致。

(5)肾盏、肾盂、输尿管和膀胱扩张、积水多为梗阻所致,病因包括肿瘤、结石、血块或炎性狭窄。非梗阻性扩张可为先天性巨肾盂、巨输尿管或巨膀胱及某些神经源性膀胱。

(6)膀胱输尿管反流,仅在逆行性膀胱造影检查时出现,表现为对比剂由膀胱反流至输尿管内,严重者造成输尿管和肾盂积水。

2. CT 表现

(1)肾脏外形的改变。

(2)肾脏密度改变 ①水样低密度囊性病变,无强化,见于各种类型肾囊肿;②低密度、等密度或混杂密度肿块,并有不同程度和形式强化,多为各种类型良、恶性肾肿瘤,也可为肾脓肿;③高密度肿块,常为外伤后血肿,偶尔见于肾囊肿出血或肾癌,后者发生强化。

(3)肾盏、肾盂大小和密度的改变 多为结石、梗阻及肿瘤所致。

(4)输尿管的改变 常见异常是输尿管扩张积水,表现为输尿管明显增粗,呈水样密度。见于结石或肿瘤,后者可为输尿管肿瘤或周围病变累及输尿管。

(5)膀胱的改变 主要异常表现是膀胱肿块和膀胱壁增厚。膀胱壁增厚可为弥漫性或局限性,前者多为各种炎症或慢性梗阻所致,后者主要见于膀胱肿瘤,也可为周围炎症或肿瘤累及膀胱。

3. 前列腺 观察前列腺病变时,除注意前列腺本身的形态、大小及边缘外,病灶的具体位置对前列腺良、恶性病变的鉴别有重要的意义,前列腺癌好发于边缘区,前列腺增生好发于中央区和移行区。观察前列腺恶性肿瘤时,应注意病灶有无突破前列腺包膜,以及局部浸润和远处转移情况。

4. 子宫、卵巢 主要观察它们的形态、大小、边界及毗邻关系外,还须格外注意观察病变是单囊或多囊、囊内有无分隔、囊壁的厚度以及囊壁上有无结节等。对于子宫、卵巢的恶性肿瘤,除观察病灶局部浸润外,还应注意远处器官和淋巴结转移情况。

5. 乳腺 基本病变一般包括乳腺内结节、放射状改变、钙化以及局部皮肤增厚等。

(1)结节 结节是乳腺肿瘤或肿瘤样病变的基本征象。

(2)放射状阴影改变 当病灶以不规则粗纤维条索状阴影为主时,可显示为放射状或星状改变。恶性病变时,其条索状阴影杂乱且粗细不等。良性病变条索状阴影细而长,分布规则。

(3)钙化:良性钙化多较粗大,形态可为颗粒状、蛋壳样、环形、爆米花样、圆形等。密度较高,分布分散。恶性钙化形态多细小呈碎屑样、线样、沙粒样等大小不一,浓淡不均,分布密集。注意分析钙化的形态、大小、数量、密度以及分布范围。

(4)皮肤改变:乳腺炎症和肿瘤均可引起皮肤增厚。一般炎症的皮肤增厚往往是弥漫性的,范围较广,皮下脂线清晰,且不伴有皮肤的变形皱缩。肿瘤浸润引起的皮肤增厚则多为局限性,并常伴有皮肤的变形皱缩。

【思考与练习】

1. 静脉尿路造影一侧不显影见于哪些疾病？
2. 尿路造影出现肾积水见于哪些疾病？
3. 乳腺内良、恶性钙化的特点各是什么？

任务三　泌尿系统常见疾病影像学表现

【实训目标】

能够结合临床表现对泌尿系统常见疾病的影像资料进行影像征象分析，并做出准确的影像诊断。能够正确掌握泌尿系影像资料阅读的方法及诊断原则，正确完成影像报告书写。

【知识目标】

1. 掌握泌尿系统结石的 X 线表现。
2. 掌握泌尿系统结核的排泄性尿路造影表现。
3. 掌握肾囊肿的 CT 表现。
4. 掌握肾细胞癌、肾盂癌、膀胱癌的 CT 表现。

【能力目标】

通过对比泌尿系统正常影像学表现，并与临床及病理相结合，对泌尿系统常见疾病做出正确诊断；做到理论学习与实际读片相结合，加深对泌尿系统常见疾病的认识。

【素质目标】

加强学生理论知识培养，合理运用到摄片、读片及诊断过程中。注重素质教育与能力拓展，提高学生综合素质。

【实训器材】

1. 腹部 X 线平片、排泄性尿路造影片、盆腔 CT 教学片及 MRI 教学片。
2. 观片灯、多媒体教学设备、教学课件及实训报告单等。

【实训步骤】

1. 讲解并演示腹部立、卧位平片的摆放和观察腹平片时的注意事项。提示学生注意各平片的投照技术条件是否符合诊断要求。
2. 指导学生观察、认识、描述泌尿系统常见疾病的 CT、MRI 表现。
3. 分组阅片、讨论，对学生提出的疑点、难点进行讲解。掌握泌尿系统常见疾病的 X 线、尿路造影、CT 表现，认识其 MRI 表现。
4. 通过对泌尿系统常见疾病 X 线表现影像的认识和 CT 图像，MRI 图像加以对比，以理解不同检查方式而形成的不同图像的特点，从而加深对 CT 及 MRI 图像的认识。
5. 按标准格式书写一份读片报告。

【结果与讨论】

1. 肾结石

X线、CT表现:单侧或双侧肾窦区的圆形、卵圆形、桑葚状或珊瑚状高密度钙化影,密度可均匀、浓淡不均或分层。侧位片上,肾结石与脊柱影重叠,可与胆囊结石、淋巴结钙化等鉴别。尿路造影能进一步确定结石位于肾盏肾盂内,并可发现阴性结石。

2. 输尿管结石

X线、CT表现:结石呈米粒大小的椭圆形致密影,边缘多毛糙,长轴与输尿管走行一致。

3. 膀胱结石

X线、CT表现:耻骨联合上方圆形或椭圆形致密影,大小自数毫米直至10 cm以上,边缘光滑或毛糙,密度均匀、不均或分层,可随体位改变位置。超声或膀胱造影能进一步发现阴性结石。

4. 肾结核

(1)造影表现:早期是肾小盏边缘不整如虫蚀状;当肾实质干酪性坏死灶与肾小盏相通时,可见其外侧有一团对比剂与之相连;病变进展而造成肾盏、肾盂广泛破坏或形成肾盂积脓时,排泄性造影常不显影,逆行性造影则显示肾盏和肾盂共同形成一大而不规则的囊腔。

(2)CT表现:肾实质内低密度灶,边缘不整;增强检查,可有对比剂进入,提示肾实质内结核性空洞形成。病变进展,表现部分肾盏乃至全部肾盏、肾盂扩张,呈多囊状低密度灶,密度高于尿液。肾结核灶钙化时,可见点状或不规则致密影,甚至全肾钙化。

(3)MRI表现:形态上表现类似CT检查所见,肾实质的干酪坏死灶、空洞和扩张的肾盏、肾盂依其内容而有不同信号强度。MRU也可清楚显示肾盏、肾盂和输尿管的异常改变。

5. 输尿管结核

尿路造影:病变早期,输尿管全程扩张和管壁轻微不整;病变进展,管壁蠕动消失,出现多发狭窄与扩张相间而呈串珠状,也可为扭曲状而形似软木塞钻状样,输尿管严重僵硬和短缩还可形如笔杆状。串珠状、软木塞钻状及笔杆状表现均为输尿管结核的特征。

6. 肾囊肿

(1)CT表现:肾实质内边缘锐利的圆形水样密度灶,壁薄而难以显示。增强检查,病变无强化。多囊肾CT表现为双肾布满多发大小不等类圆形或卵圆形水样密度灶,不发生强化。早期,肾形态尚正常;晚期,肾体积明显增大,边缘呈分叶状。常并有多囊肝表现。

(2)MRI表现:呈长T_1长T_2信号,增强后周围肾实质强化而囊肿无强化。

7. 肾癌

(1)CT表现:肾实质肿块,呈类圆形或分叶状,常明显突向肾外。肿瘤密度多不均,可有不规则钙化。增强扫描,早期肿瘤多为明显不均一强化,其后由于周围肾实质强化而呈相对低密度影;肿瘤向外侵犯使肾周脂肪密度增高、消失及肾筋膜增厚;肾静脉和下腔静脉有瘤栓时,管径增粗,且不再发生强化;当肾血管和腹主动脉周围,出现多个类圆形软组织密度结节提示淋巴结转移。

（2）MRI 表现：病变呈混杂信号，病灶周围低信号多为假性包膜。增强扫描肿瘤呈不均匀强化，MRI 可以确定肾静脉、腔静脉及右心房内有无血栓形成。

8. 肾盂癌

（1）CT 表现：肾窦区肿块，其密度低于肾实质高于尿液。肿块可侵入邻近肾实质内，肾盂肾盏梗阻时出现肾积水。增强扫描肿块有轻度强化，延迟扫描肿块可造成充盈缺损。

（2）MRI 表现：与 CT 相似，肿块较小时，周围有长 T_1 长 T_2 尿液信号包绕易于显示肿块轮廓。MRU 检查能够显示肿块导致的肾盂肾盏内的充盈缺损。

9. 膀胱癌

（1）CT 表现：可见由膀胱壁突向腔内的结节、分叶或菜花状软组织密度肿块，大小不等，表面可有点状钙化。增强检查，早期肿块有强化，延迟扫描呈腔内低密度充盈缺损。当膀胱癌发生壁外侵犯时，表现为病变处膀胱壁外缘不清，周围脂肪密度增高。肿瘤还可侵犯周围器官如精囊、前列腺、子宫或直肠，使之形态和密度发生改变，并可发生盆腔淋巴结转移。

（2）MRI 表现：能够准确显示肿瘤的范围和侵犯深度，肿瘤呈等 T_1 长 T_2 信号。

【思考与练习】

1. 胆囊结石与右肾结石的鉴别诊断。

2. 肾癌的影像学表现。

3. 肾结核的影像学表现。

任务四　生殖系统常见疾病影像学表现

【实训目标】

能够结合临床表现对生殖系统常见疾病的影像资料进行影像征象分析，并做出准确的影像诊断。能够正确掌握生殖系统影像资料的阅读方法及诊断原则，正确完成影像报告书写。

【知识目标】

1. 掌握生殖系统影像诊断基本原则和步骤。

2. 掌握良性前列腺增生及前列腺癌的影像表现。

3. 掌握子宫肌瘤及子宫颈癌的影像表现。

4. 掌握女性生殖系统炎症、卵巢囊肿及卵巢癌的影像学表现。

【能力目标】

通过对生殖系统常见疾病的影像表现的实训项目练习，做到影像与临床结合、影像与病理结合、模拟训练与实际读片结合，为专业岗位的需求奠定基础。

【素质目标】

培养学生良好的团队协作精神,养成学生自主学习习惯,提高动手能力和创新思维能力。

【实训器材】

生殖系统常见疾病 CT、MRI 教学片、观片灯、多媒体教学设备、教学课件及实训报告单等。

【实训步骤】

1. 讲解演示前列腺及子宫部各位置 CT 及 MRI 教学片观察时注意事项。提示学生注意各片的技术条件是否符合诊断要求。

2. 指导学生观察学习良性前列腺增生的 CT 影像学表现。观察前列腺癌的 CT 影像表现,并与 MRI 图像加以对比,以理解不同检查方式而形成的不同图像的特点。

3. 指导学生观察学习子宫平滑肌瘤的 CT 影像学表现,子宫颈癌的 CT 及 MRI 影像学表现。

4. 指导学生观察学习女性生殖系统炎症、卵巢囊肿及肿瘤的影像学表现。

5. 分组阅片、讨论,对学生提出的疑点、难点进行讲解。

6. 按标准格式书写一份读片报告。

【结果与讨论】

1. 前列腺增生

(1) CT 表现:正常前列腺上界不超过耻骨联合上缘 1.0 cm。只有在耻骨联合以上 2.0～3.0 cm 见到前列腺或(和)前列腺横径超过 5.0 cm 才能确诊增大。前列腺两侧对称,密度多均匀,边缘光滑。增强扫描呈均一强化。

(2) MRI 表现:增大前列腺在 T_1WI 呈均一低信号,T_2WI 可为等或高信号。MRS 检查,增生的移形带由于腺体增生 Cit 峰明显增高,Cho 峰和 Cre 峰变化不明显。

2. 前列腺癌

(1) CT 表现:前列腺明显增大,边缘不规则,密度不均匀,肿瘤最常侵及精囊腺,在仰卧位扫描,膀胱精囊角的消失是肿瘤侵及精囊的可靠征象。强化后不均一强化。

(2) MRI 表现:前列腺癌主要靠 T_2WI 序列。前列腺癌在 T_1WI 呈稍低信号,在 T_2WI 上癌结节信号增高,但低于边缘区信号。增强扫描时癌结节仅轻度强化,较周边区正常组织强化明显。精囊腺的受侵在 T_2WI 上最好观察,常表现为单侧或双侧精囊信号减低,并出现体积的增大。MRS 检查,前列腺病变区 Cit 峰明显下降和(或)Cho+Cre/Cit 的比值增高,均提示前列腺癌。

3. 子宫肌瘤

(1) CT 表现:子宫呈分叶状增大或局部见向外突起的实性肿块,质地较为均匀,边界清晰。其内可有坏死、钙化。增强扫描时肿瘤内可见不均匀强化。

(2) MRI 表现:MRI 是发现和诊断子宫肌瘤最敏感的方法,能检出小至 3 mm 的子宫肌瘤。T_1WI 肌瘤呈稍低或等信号,T_2WI 呈明显低信号,边界清楚。增强扫描见不同程度强化。

4. 子宫颈癌

（1）CT 表现：宫颈增大，并出现软组织肿块，呈中等密度。增强扫描肿块多呈不规则强化。盆腔内可出现淋巴结转移，血行转移少见。

（2）MRI 表现：宫颈增大，其正常解剖层次模糊、中断，常有信号异常。宫颈软组织肿块在 T_2WI 上多较正常宫颈信号高，但较宫内膜及宫内分泌液信号低。在 T_1WI 上肿块呈稍低或等信号，增强扫描时，肿瘤呈不规则或均匀强化。

5. 子宫内膜癌

（1）CT 表现：宫体不均匀增大，增强扫描肿块强化程度低于邻近正常子宫肌层，边界不清。

（2）MRI 表现：显示子宫内膜增厚，T_2WI 内膜信号不均，当宫内低信号联合带信号中断，为子宫内膜癌侵犯子宫肌层的重要征象。增强扫描内膜癌呈不同程度的强化。

当肿瘤侵犯宫旁组织和邻近器官时，CT 和 MRI 检查均可显示其密度和信号的改变。

6. 卵巢囊肿

（1）CT 表现：附件区或子宫直肠陷窝处囊性低密度区，CT 值为 0～15 HU，囊壁薄而光整，增强扫描囊壁无明显强化。

（2）MRI 表现：类圆形长 T_1 长 T_2 信号，囊壁薄而光整，囊内含蛋白物质较多时 T_1WI 和 T_2WI 均为高信号；此外，MRI 能准确判断巧克力囊肿内是新鲜或陈旧性积血。

7. 卵巢癌

（1）CT 表现：盆腔或下腹部肿块，多呈囊实性。边缘不规则，增强扫描实体部分有增强，囊腔不强化，囊壁厚且不规则。可见腹水，网膜、腹膜的种植结节和远处脏器及淋巴结的转移。

（2）MRI 表现：盆腔内囊实性混合肿块，囊液在 T_1WI 为低至高信号，T_2WI 为高信号。增强扫描实性部分强化明显。可显示腹水、转移及邻近结构的侵犯。

8. 输卵管炎 子宫输卵管造影是检查该病的主要方法，同时还有分离粘连的治疗作用。

（1）输卵管炎造影 输卵管粗细不均，较柔软，多见于双侧。当输卵管发生梗阻时，梗阻近端管腔扩大，复查片显示造影剂不能进入腹腔。当输卵管出现积水，表现为梗阻近侧端输卵管明显扩张，造影剂进入其内呈油滴状且不弥散，是非特异性炎症的重要表现。当宫腔受累则系统不规则，粘连处可见充盈缺损。

（2）子宫输卵管结核 造影检查显示宫腔边缘不规整，宫腔狭小、变形。双侧输卵管狭窄、变细、僵直、边缘不整，呈锈铁丝、根须样、串珠样、棍棒状改变。

【思考与练习】

1. 简述前列腺疾病的好发部位有哪些特点及其各自的影像学表现。

2. 简述子宫颈癌的影像学表现。

任务五　乳腺常见疾病影像学表现

【实训目标】

能够正确选择适当的影像设备对乳腺不同疾病进行检查。能够正确结合各种乳腺疾病的临床表现对影像资料进行病理及影像分析,并做出准确的影像诊断。能正确阅读乳腺疾病的各种影像资料,并能正确完成影像报告书写。

【知识目标】

1. 掌握乳腺常见疾病影像诊断的基本原则和步骤。
2. 掌握乳腺增生症的 X 线钼靶影像表现
3. 掌握乳腺纤维腺瘤的 X 线钼靶影像表现。
4. 掌握乳腺癌的 X 线钼靶影像表现。

【能力目标】

通过对乳腺常见疾病影像表现的实训项目练习,做到理论与实践相结合、影像与临床结合、影像与病理结合、模拟训练与实际读片结合,为专业岗位的需求奠定基础。

【素质目标】

培养学生良好的团队协作精神,养成学生自主学习习惯,提高动手能力和创新思维能力。

【实训器材】

乳腺常见疾病 X 线钼靶教学片、观片灯、多媒体教学设备、教学课件及实训报告单等。

【实训步骤】

1. 讲解演示乳腺各位置平片的摆放和观察乳腺钼靶片时注意事项。提示学生注意各片的投照技术条件是否符合诊断要求。
2. 明确钼靶摄影是乳腺重叠矢状位影像,其图像与 CT 及 MRI 有着不同的特点,在观察图像时,要针对不同特殊表现有一定的认识及区别。
3. 指导学生观察掌握乳腺纤维腺瘤及乳腺癌的钼靶影像表现。
4. 分组阅片、讨论,对学生提出的病变疑点、难点进行讲解。
5. 按标准格式书写一份读片报告。

【结果与讨论】

1. 乳腺增生症

(1)X 线、CT 表现:乳腺内部分或全部呈斑片状、棉絮状或大小不一的密度增高影,密度不均,边缘模糊,形态不规则;也可以是几个或多个毛玻璃样或肿块样密度增高影,边缘模糊;偶尔可见散在的粗颗粒钙化点。

(2)MRI 表现：病变呈等 T_1 长 T_2 信号。动态增强扫描表现为缓慢型渐进性强化，随强化时间的延长强化程度和范围逐渐增高和扩大。

2.乳腺纤维腺瘤

(1)X 线、CT 表现：乳腺内圆形或椭圆形中等密度影，密度均匀接近或稍高于正常腺体，边缘光整锐利，其周围可出现晕环。部分肿瘤内可见粗颗粒样钙化。

(2)MRI 表现：在 T_2WI 可见内部呈低或中等信号分隔的特征性表现；增强扫描呈缓慢渐进性均匀强化或由中心向周围扩散的离心样强化。

3.乳腺癌

(1)X 线、CT 表现：肿块的形态多不规则，边缘不光滑，多有分叶或毛刺，密度高，钙化常表现为细小沙粒样、线状或线状分支样，大小不一，浓淡不一，分布上成簇、线样或段样走行。

(2)MRI 表现：癌肿呈长 T_1 长 T_2 信号。增强扫描，病变呈速升速降的特点，强化方式多由边缘向中心渗透，呈向心样强化。DWI 上多数肿瘤的 ADC 值较低。

【报告范例】

双乳轴位及侧位片

双乳呈透亮脂肪型，乳内部分腺体组织退化不全，呈淡薄小片索样致密模糊影，间以大量透亮脂肪组织影，右乳下方见圆形肿块影，大小约 3 cm×4 cm，边缘光整，密度均匀，无明显钙化。双乳头、乳晕及皮肤未见异常，片内双腋下未见肿大淋巴结。

诊断意见：右乳下方肿块，考虑良性病变可能性大。

医师：＿＿＿＿＿＿＿

【思考与练习】

1.试述乳腺良性钙化和恶性钙化的 X 线鉴别要点。

2.乳腺癌和乳腺纤维腺瘤的影像学表现和鉴别要点是什么？

（刘宝治　巩远方　李　杨）

项目五 骨与关节影像诊断

任务一 骨与关节系统正常影像学表现

【实训目标】

能够熟练掌握骨与关节的正常影像解剖以及如何应用于病变诊断。能够正确书写骨与关节正常表现的影像报告,为后续学习骨与关节系统常见病的影像学表现奠定知识基础。

【知识目标】

1. 掌握骨与关节系统影像诊断的基本原则和步骤。

2. 掌握小儿、成人骨与关节系统在 X 线平片的正常表现。

3. 熟悉骨与关节系统 CT 检查,MRI 检查的基本要点及正常表现。

【能力目标】

能够观察和辨认骨与关节系统正常影像学特点,提高学生的自主学习、独立思考能力。锻炼学生的独立思考能力,培养学生的综合分析能力。

【素质目标】

重视知识的实用性与整体性,端正学生实事求是的科学态度,温故而知新。通过实训练习,培养学生在实践中具有良好的团队协作精神。

【实训器材】

1. 男、女人体骨骼标本各一套。

2. 小儿、成人骨与关节系统各部位的正常 X 线、CT 及 MRI 教学片。

3. 观片灯、多媒体教学设备、教学课件及实训报告单。

【实训步骤】

1. 对照人体骨骼标本,讲解、演示骨与关节系统各位置平片的摆放和观察时的注意事项。

2. 指导学生观察、认识、描述骨骼标本各部位在影像上的表现。

3. 选择任一大关节(如膝关节)的 X 线片、CT 片及 MRI 片,对比观察影像的特点。

4.分组阅片、讨论,对学生提出的疑点、难点加以引导,必要时进行讲解。

5.按标准格式书写一份读片报告。

【结果与讨论】

1.对比观察小儿、成人长骨的影像表现　分析骨的结构如骨皮质、骨松质、骨小梁、骨髓腔。识别各骨的形态,如胫骨、腓骨、尺骨、桡骨、股骨等。了解骨龄测量对骨骼疾病的诊断意义。

2.四肢关节基本结构　如骨端、关节面、关节软骨及关节囊等在 X 线片上的表现及其随年龄不同而发生的变化。

3.识别颈、胸、腰各椎体的形态特征　如椎体、椎弓、棘突、关节突以及椎间盘等的主要 X 线表现。

4.常见的发育变异　识别手及足部常见的子骨和副骨,并注意与外伤或骨病的鉴别要点。

5.四肢 CT 检查　须同时进行两侧肢体横断面扫描,以便对照观察,层厚用 5 mm 或 10 mm,以调节窗位及窗宽,来观察骨皮质、骨松质、骨髓腔、关节软骨及邻近的肌肉、脂肪和肌腱等。脊柱 CT 横断面像上有椎体、椎弓根和椎板构成椎管骨环,脊髓居椎管中央,呈低密度影、椎板和关节突的内侧为黄韧带,厚 2～4 mm。侧隐窝前后径大于 5 mm,椎间盘密度低于椎体,CT 值 50～110 HU,腰椎椎管前后径为 15～25 mm。

6.脊柱的 MRI 检查　脊椎各骨性结构的皮质、前、后纵韧带和黄韧带在 T_1WI 和 T_2WI 均为低信号;骨髓在 T_1WI 为高信号,T_2WI 为中等或略高信号;椎间盘在 T_2WI 纤维环为低信号,髓核为高信号;脊髓在 T_1WI 为等信号,T_2WI 为低于脑脊液信号。

【报告范例】

腰椎正侧位(12×15×1)

腰椎生理曲线存在,椎列连续;各椎体、附件形态及骨密度正常;骨质结构完整,无增生及破坏;各椎间隙未见异常;软组织正常;其他:未见异常。

诊断意见:腰椎骨质未见异常。

医师:＿＿＿＿＿＿

左膝关节正侧位(8×10×1)

构成左膝关节各骨未见明确骨折现象;未见明确脱位;软组织未见异常;其他:未见异常。

诊断意见:左膝关节骨质未见异常。

医师:＿＿＿＿＿＿

【思考与练习】

1.注意比较小儿、成人长骨影像表现的不同之处。

2. 骨与关节系统各部位影像检查方法应如何选择?

任务二 骨与关节系统基本病变的影像学表现

【实训目标】

通过观察骨与关节基本病变的影像学资料,能够正确识别病变类型,并初步分析造成异常改变的病理原因和临床表现特点。能用准确的语言描述骨与关节系统基本病变的影像表现。

【知识目标】

1. 掌握骨骼基本病变的 X 线表现,主要包括骨质疏松、骨质软化、骨质破坏、骨质增生硬化。

2. 掌握关节基本病变的 X 线表现,主要包括关节肿胀、关节破坏、关节退行性变、关节强直、关节脱位。

3. 熟悉骨与关节系统基本病变 CT 检查、MRI 检查的基本要点及影像表现。

【能力目标】

通过对骨与关节基本病变影像学表现的实训练习,做到影像与临床结合、影像与病理结合、模拟训练与实际读片结合,提高学生熟练运用语言的口头表达能力和运用文字的书面表达能力。

【素质目标】

培养学生良好的职业道德及高度的责任心,树立全心全意为患者服务的医德医风。

【实训器材】

骨骼基本病变教学片、关节基本病变教学片、观片灯、多媒体教学设备、教学课件及实训报告单。

【实训步骤】

1. 讲解、演示各类骨与关节系统基本病变平片的摆放和观察时的注意事项。

2. 指导学生观察、认识、描述各类骨与关节系统基本病变的影像学表现。

3. 学生分组阅片、讨论,对学生提出的疑点、难点加以引导,必要时进行讲解。

4. 学生以小组为单位,随机抽取胶片,找出病变部位,描述病变部位的影像表现,并指出是何种改变。

5. 按标准格式书写一份读片报告。

【结果与讨论】

1. 骨软化(如佝偻病)和骨质疏松(如坏血病)的对比观察,识别二者 X 线的主要特征和区别。

2. **骨质破坏** 如急性骨髓炎、良性肿瘤和恶性肿瘤等病所引起者进行对比观察,掌握骨质破坏的主要 X 线特征。

3. 骨质增生硬化　慢性骨髓炎常引起典型的骨质增生硬化,应从读片中掌握其主要 X 线特征,如骨密度增高、皮质增厚、髓腔狭窄、骨干增粗变形等。

4. 骨膜反应　骨膜反应有多种形态,在观察典型照片过程中,应当掌握其 X 线特征,了解其引起的病变。

5. 骨内及软骨内钙化　见于骨的软骨类肿瘤可出现肿瘤软骨内钙化,少数关节软骨或椎间盘关节软骨退行性变也可出现骨内钙化。

6. 骨质坏死　是骨组织局部代谢的停止,坏死的骨质称为死骨。常见于慢性化脓性骨髓炎,也见于骨缺血坏死。掌握死骨的 X 线特征。

7. 矿物质沉积　铅、磷、铋等进入人体内,大部分沉积于骨内,生长期主要沉积于干骺端,X 线表现为多条横行相互平行的致密带。同时观察氟骨症的 X 线表现。

8. 骨骼变形　多与骨骼大小改变并存,局部病变或全身性疾病均可引起。观察由骨肿瘤、发育畸形、骨软化症成骨不全所至的骨骼变形。

9. 周围软组织病变　外伤和感染引起的软组织肿胀或皮下积气,恶性骨肿瘤见软组织肿块,外伤后发生骨化肌炎等。

10. 急性关节炎所引起的关节肿胀(有充血水肿、积液、出血等)在 X 线片上的主要表现。

11. 关节破坏　常由关节结核、类风湿关节炎等病引起。能够识别它在 X 线片上的主要表现,即关节间隙狭窄(关节软骨等破坏)。应注意狭窄程度、范围、初发部位以及发展速度等,这些均和鉴别诊断密切相关。

12. 关节退行性变　系关节软骨变性退变所致,临床上较常见。它的主要 X 线表现是骨刺、关节狭窄和关节面不整等。

13. 关节强直　可分为骨性强直和纤维性强直,观察两种强直在 X 线表现上有何不同。

14. 关节脱位　是组成关节骨骼的脱离、错位。有完全性和不完全性,外伤性和病理性,也可有先天性或病理性。

【思考与练习】

1. 骨与关节系统基本病变的 X 线表现有哪些?

2. 试述骨质疏松与骨质软化的影像表现有何异同?

任务三　骨与关节创伤的影像学表现

【实训目标】

能够选择合理的影像检查方法对骨与关节创伤疾病进行影像检查。能够正确结合临床表现对骨与关节创伤疾病的影像资料进行病理及影像分析,并做出准确的影像诊断。能够正确掌握阅读影像资料的方法及原则,正确完成影像报告书写。

【知识目标】

1.掌握四肢骨骨折、脊柱骨折、大关节创伤的 X 线表现、CT 表现及 MRI 表现。

2.熟悉不同类型骨折的 X 线表现。

3.了解骨折愈合不同阶段的 X 线表现。

4.熟悉各种常见病的影像学诊断和鉴别诊断。

【能力目标】

通过骨与关节创伤影像表现的实训项目练习,能够结合临床病史和骨折愈合的 4 个阶段,做出正确诊断及鉴别诊断,为专业岗位的需求奠定基础。不断提高自己获取新知识的能力和可持续学习的能力。

【素质目标】

通过实训练习,使学生养成自主学习习惯。培养学生良好的团队协作精神。培养学生良好的职业道德,树立全心全意为患者服务的医德医风。

【实训器材】

骨与关节创伤教学片、观片灯、多媒体教学设备、教学课件及实训报告单。

【实训步骤】

1.讲解、演示各类骨与关节创伤平片的摆放和观察时的注意事项。

2.学生分组进行骨折线、骨折移位、骨折成角、骨折愈合不同时期影像资料的观察、讨论、总结,教师加以引导。

3.学生分组进行四肢、脊柱与关节创伤骨折影像资料的观察、讨论、总结,教师加以引导。

4.按标准格式书写一份读片报告。

【结果与讨论】

1.各种类型的四肢骨、脊椎骨折在 X 线上的特征性表现。

2.各种类型骨折所引起的各种移位,如横向移位(向内、外、前、后等)、纵向移位(骨折端分离或重叠)、成角移位(骨折断处形成向内外或前后方向的成角)和旋转移位(骨折远端沿纵轴旋转)等。

3.儿童骨折的特有表现为骨骺分离和青枝骨折。

4.对陈旧骨折的骨痂应能识别其早期骨痂和成熟骨痂的差别,判定部分连合和完全愈合等。

5.识别易误认为骨折的其他阴影,如营养血管沟、骨骺、子骨和副骨等。

6.骨折常见的并发症。

7.肱骨外科颈骨折的发生部位,创伤机制和主要类型。如内收或外展型,伸展型及屈曲型,它们在骨折后所发生的错位,各有其特征性表现,应当从照片上掌握其表现。

8.肱骨髁上骨折,多见于儿童。应从其不同的移位特征,诊断为何种类型。而对于一些没有移位的轻微骨折,应当从邻近骨皮质、软组织的走行、密度进行仔细分析。

9. 柯雷氏骨折指桡骨远端 2～3 cm 内的骨折,是最常见的骨折之一。它的程度和范围差别甚大。从轻微的皮质断裂,到合并严重错位以及尺桡关节脱位,尺骨下端骨折等改变。应注意与向掌侧移位的史密斯骨折相区别。

10. 孟氏骨折是指尺骨上段骨折合并近侧尺桡关节脱位,在诊断上须注意从尺骨的成角方向和桡骨小头移位方向来确定类型。

11. 股骨颈骨折是下肢很常见的骨折,它的程度、范围和部位有很大不同。如嵌入型(内收、外旋、前倾、后倾等)和移位型(有头下、颈中及基底型等)又合并各种不同程度的错位,都必须清楚认识和熟练掌握其测量方法和 X 线表现特征,还必须注意与粗隆间骨折相区别。

12. 骨盆环的骨折及脱臼,多由直接暴力引起,并且多为两处以上创伤。如两处骨折,一处骨折另一处为脱臼。也有的 X 线上虽仅见一处骨折,但另一处可能为韧带损伤,这是诊断上首先要注意的。骨折常发生在耻骨体及上、下支,坐骨体及上、下支,并发的脱臼可为骶髂关节或耻骨联合,形成骨盆环的畸形。

13. 椎体压缩骨折最重要的 X 线表现是椎体的压缩变形,其次是椎体前缘的皱褶、中断、隆起或骨折片在椎体内形成的横形致密线以及脊柱曲线异常等。严重者,常合并椎弓及骨突的骨折或脱位。

14. 寰椎、枢椎的骨折及脱位,寰椎的骨折多发生于前弓或后弓,故侧块向两侧分离。枢椎骨折多发生于齿状突。而脱位常发生于寰枢之间,表现为齿状突与寰椎的分离。

15. 肩关节脱位是全身各关节中发生最多者。它有几个类型,如半脱位、前脱位及后脱位等。

16. 肘关节脱位,临床也很常见,应当熟悉其后脱位的主要表现。而对于前脱位、侧脱位虽较少见,应知其一般表现。

17. 月骨脱位有单纯的头月关节脱位和月骨单独脱向掌侧,二者在 X 线片上有明显的不同。应当根据正、侧位照片上表现的特征进行区别。

18. 对髋关节脱位的几种类型,如前脱位、后脱位、中心脱位,都必须结合发生机制来理解其 X 线征象。

【报告范例】

腰椎正侧位

腰椎生理曲线以第 1 腰椎为中心向后突;第 1 腰椎椎体呈楔形被压缩约 1/3;椎体皮质断裂,以前侧上部明显,见稍分离骨碎片影;两侧腰大肌稍向外突,边缘欠清;余椎体、椎间隙、附件未见异常;其他:未见异常。

诊断意见:第 1 腰椎压缩骨折。

医师:＿＿＿＿＿＿＿

【思考与练习】

1. 骨折移位和成角有几种情况,试对照 X 线片举例说明。

2.试述骨折与正常解剖结构类似骨折征象的鉴别要点。

任务四 骨与关节炎症影像学表现

【实训目标】

能够选择合理的影像检查方法对骨与关节炎症疾病进行检查。能正确结合临床表现对骨与关节炎症的影像资料进行病理及影像分析,并做出准确的影像诊断。能够正确掌握阅读影像资料的方法及原则,正确完成影像报告书写。

【知识目标】

1.掌握急、慢性化脓性骨髓炎的典型影像学表现。

2.熟悉慢性骨脓肿、化脓性关节炎的 X 线表现。

3.熟悉各种常见病的影像学诊断和鉴别诊断。

【能力目标】

培养学生将影像表现与临床表现相结合的意识,为临床医疗服务。提高学生分析、比较、归纳总结的能力。

【素质目标】

通过实训练习,使学生养成自主学习习惯。培养学生良好的团队协作精神。

【实训器材】

1.不同时期骨与关节炎症的典型教学片,有完整的临床资料、病史、临床表现及实验室检查结果等资料。

2.观片灯、多媒体教学设备、教学课件及实训报告单。

【实训步骤】

1.讲解、演示各类骨与关节炎症平片的摆放和观察时的注意事项。

2.学生分组观察、讨论、总结骨与关节炎症性病变的影像学表现,教师加以引导。

3.按标准格式书写一份读片报告。

【结果与讨论】

1.急性化脓性骨髓炎

(1)X 线表现:在发病后 10~15 d 内出现软组织改变,如肌肉间隙模糊消失、皮下组织与肌肉间的分界模糊和皮下组织内(脂肪层)出现致密条状影。发病 15 d 后可出现骨质改变,其主要 X 线征象是骨质破坏,起初为局限性骨质疏松,继而发展成为广泛斑点状骨破坏。出现死骨和合并病理骨折。骨膜增厚,可呈平行层状,且与骨破坏范围一致,广泛者称包壳。

(2)CT 表现:病变早期显示骨髓内脓肿的部位和蔓延范围。骨髓充满脓液,密度较高。进展期同 X 线表现。

(3)MRI 表现:病变早期骨髓炎症区在 T_1WI 为低信号,T_2WI 呈不均匀高信号影。进展期骨皮质出现多发虫蚀样破坏,呈长 T_1 长 T_2 信号,骨膜反应在 T_1WI、T_2WI 均为连续环状稍高信号。

2.慢性化脓性骨髓炎 主要特征是明显的骨质增生修复表现。

(1)X 线、CT 表现:骨皮质增生,髓腔狭窄,骨膜增厚明显,多呈花边状。常有脓腔及死骨存在等改变。

(2)MRI 表现:炎性水肿、肉芽组织和脓液表现为长 T_1 长 T_2 信号,骨质硬化呈长 T_1 短 T_2 信号。

3.慢性骨脓肿

(1)X 线、CT 表现:长骨干骺端局限性骨破坏区,边界较整齐,有骨硬化圈环绕,多无骨膜增生。

(2)MRI 表现:病灶中心脓腔呈圆形长 T_1 长 T_2 信号,周围结构分为两层,内层为脓肿壁和新生新骨组织为短 T_1 长 T_2 信号,外层为骨质硬化呈长 T_1 短 T_2 信号。

4.化脓性关节炎

(1)X 线表现:关节囊肿胀和发展迅速的关节破坏,如间隙狭窄,关节面破坏等。愈合期骨增生硬化常致关节骨性强直。

(2)CT 表现:显示化脓性关节炎的关节肿胀、积液和关节骨端破坏。能够明确病变的范围。

(3)MRI 表现:显示化脓性关节炎的滑膜炎、关节渗出液、软骨破坏、肉芽组织及纤维瘢痕较好。能明确炎症侵犯的软组织范围及邻近关节囊、韧带和肌腱情况。

【思考与练习】

化脓性骨髓炎的播散途径与骨关节结核的播散途径有何不同?

任务五 骨与关节结核影像学表现

【实训目标】

能够选择合理的影像检查方法对骨与关节结核疾病进行检查。能正确结合临床表现对骨与关节结核疾病的影像资料进行病理及影像分析,并做出准确的影像诊断。能够正确掌握阅读影像资料的方法及原则,正确完成影像报告书写。

【知识目标】

1.掌握长骨骨骺与干骺端结核、关节结核、脊椎结核的影像学表现。

2.熟悉骨干结核的 X 线表现。

3.了解短骨结核的 X 线表现。

4.熟悉各种常见病的影像学诊断和鉴别诊断。

【能力目标】

通过实训练习,锻炼学生的独立思考能力,培养学生的综合分析能力,为专业岗位的需求奠定基础。

【素质目标】

在教学过程中针对医学影像技术专业自身特点,注重职业素质教育,培养学生良好的职业道德,培养学生良好的团队协作精神。

【实训器材】

1. 骨与关节的典型教学片,完整的临床资料、病史、临床表现及实验室检查结果等资料。

2. 观片灯、多媒体教学设备、教学课件及实训报告单。

【实训步骤】

1. 讲解、演示各类骨与关节结核平片的摆放和观察时的注意事项。

2. 学生分组进行骨与关节结核影像资料的观察、讨论、总结,教师加以引导。

3. 按标准格式书写一份读片报告。

【结果与讨论】

1. 长骨骨骺及干骺端结核

X 线、CT 表现:病灶多呈局部性骨破坏,边界较清楚,常呈圆形、椭圆或分叶状。其中可含细小死骨,附近无骨膜反应。病灶常破坏骨骺侵入关节,形成关节结核。

2. 关节结核

X 线、CT 表现:可分为骨型和滑膜型两种,前者由骨骺和干骺端结核发展而来;后者由滑膜直接感染而形成。主要表现是关节肿胀积液,广泛骨质疏松;关节的非承重面(边缘部分)骨破坏,关节间隙狭窄等。

3. 髋关节结核

X 线、CT 表现:多为骨型,病灶多从股骨头开始。股骨头及髋臼均可被破坏而发生病理性脱臼造成畸形,骨盆倾斜、患肢缩短。

4. 膝关节结核

X 线、CT 表现:多为滑膜型。关节肿胀积液常为其最常见的主要表现。病变发展缓慢,关节间隙狭窄。关节边缘骨端骨质破坏而轮廓不整、骨质疏松等。

5. 脊椎结核

X 线、CT 表现:以腰椎椎体发生最多见。主要的改变有:椎间隙狭窄、椎体骨破坏及椎体变形、脊椎生理曲线改变、椎旁脓肿。病灶有中央型、边缘型、前缘型 3 种类型。中央型主要表现是椎体中央骨质破坏;边缘型主要表现是椎体间隙狭窄;前缘型主要表现是椎体前缘骨破坏。病变发展较慢,但常引起畸形。

【思考与练习】

1. 化脓性关节炎与关节结核的鉴别诊断要点。

2. 脊椎结核的典型 X 线表现有哪些?

任务六　慢性骨关节病影像学表现

【实训目标】

能够选择合理的影像检查方法对慢性骨关节病进行检查。能正确结合临床表现对慢性骨关节病的影像资料进行病理及影像分析,并做出准确的影像诊断。能够正确掌握阅读影像资料的方法及原则,正确完成影像报告书写。

【知识目标】

1.掌握类风湿性关节炎、强直性脊柱炎、退行性骨关节病、椎间盘突出症的影像学表现。

2.熟悉椎管狭窄症、创伤性关节炎、神经性关节病、痛风的影像学表现。

3.了解滑膜骨软骨瘤病、色素沉着绒毛膜结节性滑膜炎的影像学表现。

4.熟悉各种常见病的影像学诊断和鉴别诊断。

【能力目标】

通过对各类慢性骨关节病的影像表现的实训项目练习,做到影像与临床结合、影像与病理结合、模拟训练与实际读片结合,为专业岗位的需求奠定基础。

【素质目标】

培养学生良好的团队协作精神。养成学生自主学习习惯,提高动手能力和创新思维能力。

【实训器材】

1.各类慢性骨关节病 X 线片、CT 片、MRI 片,有完整的临床资料、病史、临床表现及实验室检查结果等资料。

2.观片灯、多媒体教学设备、教学课件及实训报告单。

【实训步骤】

1.讲解、演示各类慢性骨关节病平片的摆放和观察时的注意事项。

2.学生分组进行各类慢性骨关节病影像资料的观察、讨论、总结,教师加以引导。

3.按标准格式书写一份读片报告。

【结果与讨论】

1.退行性关节病　以髋关节及膝关节的退行性关节病照片为例,其主要 X 线表现是边缘性骨刺,关节间隙狭窄,关节面不规则及其下方假囊变,骨端变形等。

2.脊椎骨关节病　颈椎退行性改变,其主要 X 线表现是椎体边缘性骨刺,椎间隙狭窄,椎体边缘硬化和曲线异常,钩椎关节和后关节的病变等。

3.类风湿性关节炎　主要以腕关节,掌指关节和指间关节受累多见。早期的关节肿胀,关节间隙狭窄(须注意狭窄的程度和范围),骨质破坏(自边缘部分开始,以及一些特征性骨破坏,如掌骨头的桡掌侧等),关节面中断模糊,骨质疏松,关节脱位畸形等。

4.强直性脊椎炎

(1)X 线表现:病变常自骶髂关节下 2/3 部开始,渐渐向上发展以间隙模糊开始,继而出现关节面不整,晚期则关节强直。脊椎改变主要是脊椎的韧带钙化,前纵韧带钙化使脊椎呈"竹节状"。棘上和棘间韧带钙化使各棘突相互连接。骨突关节间隙亦可模糊狭窄和强直。

(2)CT 表现:对病变早期骨质改变,骶髂关节的病变最敏感及准确。显示骶髂关节面侵蚀、破坏、关节软骨下骨硬化,关节间隙狭窄和强直。

(3)MRI 表现:能清楚显示关节滑膜增厚和积液。病变早期关节软骨下水肿,呈长 T_1 长 T_2 信号,滑膜增厚和炎性血管翳增生导致关节软骨破坏,呈长 T_1 长 T_2 信号;进展期,病灶范围增大,累及骶髂关节面软骨,呈短 T_1 长 T_2 信号;病变后期,出现骨性强直,关节间隙狭窄、消失,增生的骨小梁在 T_2WI 上呈低信号。

5.痛风

(1)X 线、CT 表现:早期关节软组织肿胀,多见于第一跖趾关节;中晚期骨关节边缘穿凿样破坏,关节周围软组织内可见痛风结节,多个破坏区融合呈蜂窝样,关节间隙不变窄为其特征,仅晚期严重时才变窄。

(2)MRI 表现:痛风结节信号多样化,与成分有关。多呈长 T_1 长 T_2 信号。增强均匀强化。

6.椎管狭窄　根据狭窄部位分 3 种:中心型狭窄、侧隐窝狭窄和神经孔狭窄。

(1)X 线、CT 表现:椎体边缘增生、硬化。椎体失稳,后纵韧带、黄韧带钙化及骨化。侧位测量椎管矢状径,颈椎管 10 ~ 13 mm 为相对狭窄,<10 mm 为狭窄;腰椎管 15 ~ 18 mm 为相对狭窄,<15 mm 为狭窄。CT 管径测量较为准确,椎弓根<20 mm 为狭窄,侧隐窝矢状径<2 mm 为狭窄,椎间孔宽度<2 mm 为狭窄。

(2)MRI 表现:相关指标同 X 线与 CT。硬膜外脂肪和硬膜囊受压、变形或消失。脊髓受压移位,出现缺血、坏死、囊变呈长 T_1 长 T_2 信号。椎管内占位性病变。

7.椎间盘脱出　病变改变为髓核变性、脱水。分为后正中型、后外侧型、外侧型。

(1)X 线表现:椎间隙变窄或前窄后宽;椎体骨质唇样增生,骨桥形成;脊柱生理曲度异常或侧弯。

(2)CT 表现:椎间盘后缘向椎管内突出,突出椎间盘可有形态、大小不一的钙化灶;髓核游离碎片位于硬膜外;硬膜外脂肪间隙及硬膜囊受压、移位或消失,神经根受压移位。出现 schmorl 结节。

(3)MRI 表现:髓核突出于纤维环之外,呈等 T_1 中长 T_2 信号;髓核游离于纤维环之外,突出部分与髓核无联系;schmorl 结节形成;硬膜囊、脊髓、神经根受压;受压脊髓节段呈长 T_1 长 T_2 信号;静脉丛受压迂曲;相邻骨结构与骨髓改变。

【报告范例】

双膝关节正侧位(8×10×2)

构成双膝关节各骨关节缘见唇状骨质增生影;关节面光整,未见明确骨质增生硬化现象;关节间隙未见明确狭窄,未见明确游离体;周围软组织未见明确钙化影;其他:未见异常。

诊断意见:双膝关节退行性改变。

医师:_____

腰椎正侧位(12×15×1)

腰椎生理曲度变直;椎列连续;骨质疏松;各椎椎体缘见不同程度唇、刺状骨质增生影;第4/5腰椎椎间隙变窄;相应椎体终板骨质增生、硬化;第4/第5腰椎、第5腰椎/第1骶椎间小关节骨质增生、增白,关节间隙变窄;前纵韧带见斑片状、短小条状密度增高钙化影;其他:未见异常。

诊断意见:腰椎退行性变。

医师:_____

【思考与练习】

1.简述类风湿性关节炎与强直性脊柱炎的鉴别诊断要点。

2.椎间盘突出症的 CT 表现有哪些?

任务七 骨肿瘤及肿瘤样变影像学表现

【实训目标】

能够选择合理的影像检查方法对骨肿瘤及肿瘤样变进行检查。能正确结合临床表现对骨肿瘤及肿瘤样变的影像资料进行病理及影像分析,并做出准确的影像诊断。能够正确掌握阅读影像资料的方法及原则,正确完成影像报告书写。

【知识目标】

1.掌握良、恶性骨肿瘤的鉴别要点。

2.掌握骨巨细胞瘤、骨软骨瘤、软骨瘤、骨肉瘤、软骨肉瘤、转移性骨肿瘤的影像学表现。

3.熟悉骨瘤、骨样骨瘤、骨囊肿的影像学表现。

4.了解骨血管瘤、动脉瘤样骨囊肿、骨纤维异常增殖症的影像学表现。

5.熟悉各种常见病的影像学诊断和鉴别诊断。

【能力目标】

通过对骨肿瘤及肿瘤样变影像学表现的实训练习,做到影像与临床结合、影像与病理结合、模拟训练与实际读片结合,为专业岗位的需求奠定基础,并具备独立从事本专业工作的实际能力。

【素质目标】

通过实训练习,使学生养成自主学习习惯。培养学生良好的团队协作精神。

【实训器材】

1. 各类骨肿瘤及肿瘤样变的 X 线片、CT 片、MRI 片,有完整的临床资料、病史、临床表现及实验室检查结果等资料。

2. 观片灯、多媒体教学设备、教学课件及实训报告单。

【实训步骤】

1. 讲解、演示各类骨肿瘤及肿瘤样变平片的摆放和观察时的注意事项。

2. 学生分组进行各类骨肿瘤及肿瘤样变影像资料的观察、讨论、总结,教师加以引导。

3. 按标准格式书写一份读片报告。

【结果与讨论】

1. 成骨性肿瘤

(1)骨瘤

X 线表现:颅面骨及鼻窦内球形或半球形致密骨质阴影,边界清楚,无骨膜反应及软组织肿块。

(2)骨样骨瘤

X 线、CT 表现:四肢管状骨骨皮质增厚,瘤巢所在部位骨破坏区及周围不同程度的反应性骨硬化,破坏区直径一般小于 1.5 cm,瘤巢内可见钙化或骨化。

(3)骨肉瘤

X 线、CT 表现:①肿瘤骨,按密度的形态又有致密瘤骨、絮状瘤骨、毛玻璃状瘤骨和针状瘤骨,是确诊的可靠根据;②骨破坏,按其形态及范围可分为不规则的斑片状及虫蚀状或大片状,骨皮质可呈筛孔状或条状;③骨膜反应,有单层平行、多层的葱皮状、骨膜三角及针状;④软组织包块,可呈球状,其中可有瘤骨。

2. 成软骨性肿瘤

(1)软骨肉瘤

X 线、CT 表现:多位于骨端,出现骨质破坏,肿瘤内可见点状、环形弧状或羊毛状钙化,边缘不清晰,周围可见软组织肿块及骨膜反应等。增强扫描肿瘤不均匀强化。

(2)骨软骨瘤

X 线、CT 表现:多发生于长骨两端。背向关节生长,肿瘤多有蒂状或广基骨块,边界清楚。顶部可有软骨帽,且可钙化呈致密斑块。

(3)软骨瘤

X 线、CT 表现:多发生于四肢短骨内(如指、趾等),可单发或多发,呈圆形、椭圆或分叶状中心性透明区,边界清楚,骨骼膨胀,皮质变薄,软骨钙化者可呈环状、点状致密影。

3. 骨髓源性肿瘤

(1)尤文瘤

X 线、CT 表现:长骨骨干出现广泛斑点状骨破坏,髓腔扩大,骨膜增厚可为葱皮状、花边状。对放射治疗敏感。

（2）骨髓瘤

X线、CT表现：主要表现是大小不等的骨破坏，1~5 cm大小，边缘清楚如钻孔。脊椎常引起病理骨折。少有骨膜反应有软组织肿块。

4.骨巨细胞瘤

X线、CT表现：骨端局限性骨破坏，多为偏侧性，瘤体多呈膨胀性球状，边界清楚皮质变薄但无骨膜反应。瘤体中可出现皂泡状骨嵴。骨皮质如穿破或出现软组织肿块者，则为生长活跃或已恶性变。

5.瘤样病变

（1）单纯性骨囊肿

X线、CT表现：圆形或椭圆形透光区，出现于长骨干骺端中心，边界清楚。骨干呈均匀性膨胀，骨皮质变薄，无骨膜反应。囊肿亦可表现为多房性。合并病理性骨折可见骨片陷落征。

（2）动脉瘤样骨囊肿

X线、CT表现：好发于长骨干骺端，呈膨胀的囊状透亮区，外侧为骨膜形成的薄骨壳，囊内有粗细不一的骨性分隔，病灶可横向发展或沿骨长轴生长。CT扫描显示其内有液-液平面有确诊价值。

（3）骨纤维异常增殖症

X线、CT表现：单骨型病灶好发于四肢，多骨型病灶四肢及躯干骨均可发生。颅面骨病灶以面骨多见，四肢以干骺端和近侧骨干多见。病灶位于髓腔向骨外突出。四肢骨多为囊状膨胀、磨玻璃样、丝瓜瓤样、虫蚀状破坏等改变。颅面骨病变结构多呈囊状膨胀、磨玻璃样和硬化性改变。

6.转移性骨肿瘤

X线、CT表现：溶骨型，以骨破坏为主；成骨型，以骨密度增高为主；混合型，以上两种病灶均有。而以溶骨型最常见，例如肺癌、食道癌、胃癌等的转移。而前列腺癌、膀胱癌等多为成骨型转移。

【思考与练习】

1.简述良性骨肿瘤与恶性骨肿瘤的鉴别诊断要点。

2.骨肉瘤的基本X线表现有哪些？

3.骨软骨瘤的典型X线表现有哪些？

（张玲玲　邢国胜　李　杨）

项目六　中枢神经系统影像诊断学

任务一　中枢神经系统正常影像学表现

【实训目标】

能够在头颅正侧片上识别骨质结构和颅板压迹；在 CT、MRI 图像上正确识别颅骨、脑皮质、脑髓质、部分神经核团(尾状核、豆状核)、脑室系统、脑池等解剖结构。

【知识目标】

1. 掌握中枢系统阅读图像的基本原则和步骤。

2. 熟悉中枢神经系统的正常影像表现。

3. 了解中枢神经系统的常见先天变异影像。

【能力目标】

通过对中枢神经系统正常影像的实训项目练习，做到 X 线影像与系统解剖相结合、断层解剖与影像解剖相结合，加深学生对中枢神经系统组织结构的认识，为专业岗位的需要奠定基础。

【素质目标】

在实训过程中注重学生团结协作能力的培养，养成自主学习的习惯，在实训过程中逐步提高自身思维能力及敏锐的观察和细致的分析能力。

【实训器材】

1. 中枢神经系统正常 X 线教学片、CT 教学片、MRI 教学片，幻灯片；标本、模型。

2. 多媒体、观片灯、教学课件及实训报告单等。

【实训步骤】

1. 讲解演示颅脑各种图像的摆放和观察步骤及注意事项。

2. 指导学生观察、认识颅脑在各种影像检查图像上的表现。

3. 分组进行阅片、分析、讨论，最后集中对学生提出疑问、难点进行讲解。

4. 通过对正常的 X 线片、CT 图像、MRI 图像的认识对比，以进一步理解不同检查方法所形成图像特点。

5. 按标准格式书写一份读片报告。

【结果与讨论】

1. 头颅外形、颅壁、颅缝、血管压迹、脑回压迹、蝶鞍、颅底各孔、颅内生理性钙化斑在不同成像技术中的表现。

2. 颈内动脉诸段，大脑前动脉、大脑中动脉、椎-基底动脉系统，脑血管造影的正常表现。

3. 脑皮质、脑髓质和部分神经核团(如尾状核和豆状核)在 CT 图像和 MRI 图像的正常表现，并正确划分各脑叶。

4. 脑池、脑室在 CT、MRI 图像上的正常表现。

5. 硬脑膜、软脑膜及蛛网膜在 CT、MRI 图像上的正常表现。

【报告范例】

头颅 CT 平扫

颅脑各组成骨骨质结构未见异常；脑实质内未见异常密度及占位现象，各脑室、脑池、脑沟大小形态未见异常，中线结构居中，幕下小脑、脑干未见异常。

诊断意见：头颅 CT 平扫未见异常。

医师：＿＿＿＿＿＿＿

【思考和练习】

1. 描述颅脑 CT 横断面各层面正常解剖结构。

2. 大脑各叶的划分及血供特点(进行手工绘图练习)。

3. 简述颅骨、硬脑膜、软脑膜、蛛网膜之间的关系(进行画图完成)。

任务二　中枢神经系统基本病变影像学表现

【实训目标】

能够认识中枢神经系统基本病变的影像表现，并能够分析造成上述改变的病理基础和临床特点。

【知识目标】

1. 掌握中枢神经系统基本病变的 X 线平片表现。

2. 掌握中枢神经系统基本病变的 CT 表现。

3. 熟悉中枢神经系统基本病变的 MRI 表现。

【能力目标】

通过对中枢神经系统基本病变的影像学表现的识别和练习，做到基本病变与临床病例相结合,影像与病理、生理相结合,观察影像与分析影像相结合,为临床工作奠定扎实的实践基础。

【素质目标】

培养学生在实践中的团队协作精神,做到独立思考与集体讨论相结合,并积极培养学生逻辑思维能力与发散思维能力。

【实训器材】

1. 中枢神经系统 X 线、CT、MRI 影像相关教学片。

2. 观片灯、多媒体、教学课件、实训报告单等。

【实训步骤】

1. 讲解相关概念,如 CT 影像的高密度、等密度、低密度、混杂密度;MRI 影像的高信号、等信号、低信号、混杂信号。解释密度和信号及强化中的明显强化、中度强化、轻度强化和不强化的含义及异同点。

2. 指导学生观察、认识、描述中枢神经系统基本病变的各种影像学表现。

3. 分组阅片、讨论,并对学生提出的问题进行启发式引导和指导性阅读相关知识点。

4. 通过对中枢神经系统基本病变的 X 线、CT 影像的认识,并与 MRI 图像加以对比,进一步理解各种检查的异同性和特点,从而加深对各种检查图像内容的认识。

5. 按标准格式书写一份读片报告。

【结果与讨论】

1. X 线表现

(1)头颅大小异常:增大常见于婴儿脑积水、畸形性骨炎、肢端肥大症等;变小常见于脑小畸形、狭颅症等。

(2)颅骨骨质异常:常见于增生、破坏、骨折、颅缝分离等。

(3)颅压增高:表现为颅缝增宽、脑回压迹增多和蝶鞍改变。

(4)蝶鞍的改变:常见于增大、破坏、密度改变。

(5)病理性钙化:常见于肿瘤性钙化、炎性钙化、寄生虫钙化、脑血管疾病钙化等。

2. CT 表现

(1)低密度病变:常见于脑积水、脑梗死、脑软化、脑肿瘤、炎症、慢性水肿、囊肿。

(2)等密度病变:常见于脑肿瘤、脑梗死等密度期、颅内出血等密度期。

(3)高密度病变:常见于颅内血肿、钙化、肿瘤、肉芽肿。

(4)混杂密度病变:常见于脑肿瘤、出血性脑梗死、炎症。

3. MRI 表现

(1)T_1WI 低信号、T_2WI 高信号:常见于脑肿瘤、脱髓鞘、脑梗死。

(2)T_1WI 低信号、T_2WI 低信号:常见于血管畸形、钙化、骨化、动脉瘤。

(3)T_1WI 高信号、T_2WI 低信号:常见于亚急性早期出血、黑色素瘤。

(4)T_1WI 高信号、T_2WI 高信号:常见于亚急性晚期、脂肪变性、脂肪瘤。

4. 脑室系统变化

(1)占位效应　局部脑室受压变窄或闭塞,中线结构向对侧移位。

（2）脑萎缩　脑皮质萎缩显示脑沟和脑裂增宽,脑髓质萎缩显示脑室扩大,范围为局限或弥漫性。

（3）脑积水　交通性脑积水脑室系统普遍扩大,脑池增宽;梗阻性脑积水梗阻近侧脑室扩大,脑池无增宽。

5.颅骨骨质改变

（1）颅骨病变　常见于骨折、炎症和肿瘤等。

（2）颅内病变　常见于蝶鞍、内耳道和颈静脉孔扩大,协助颅内病变的定位和定性诊断。

【思考与练习】

1.中枢神经系统基本病变包括哪些?

2.CT平扫脑组织异常密度改变有哪些,各见于什么疾病?

3.MRI异常脑组织信号都有哪些,多见于什么疾病?

任务三　中枢神经系统颅脑外伤影像学表现

【实训目标】

能够选择合理的影像检查方法对颅脑外伤疾病进行检查。能够正确结合临床表现对颅脑外伤疾病的影像资料进行病理及影像分析,并做出准确的影像诊断。能够正确掌握阅读影像资料的方法及原则,正确完成影像报告书写。

【知识目标】

1.掌握颅底骨折的CT表现。

2.掌握硬脑膜下血肿、硬脑膜外血肿的影像学表现。

3.熟悉颅盖骨折及脑挫裂伤的CT、MRI影像学表现,熟悉颅缝分离的概念。

【能力目标】

通过对颅底骨折、脑挫伤、硬膜外血肿、硬膜下血肿的实训,使学生做到对影像诊断与急诊临床,影像诊断与外伤形式相结合,模拟训练与实际读片、书写急诊报告相结合,为专业岗位的需求打下良好基础。

【素质目标】

培养学生在实训中的观察、分析、综合鉴别的能力,并使学生有书写急诊外伤报告的能力,表达能力和创新意识,并养成团队协作精神。

【实训器材】

1.颅底骨折、脑挫裂伤、硬膜下血肿、硬膜外血肿CT、MRI教学片。

2.观灯片、多媒体教学设备、教学课件及实训报告单。

【实训步骤】

1. 讲解演示颅底骨折、脑挫裂伤、硬膜外血肿、硬膜下血肿的典型影像学表现,提示学生在相关影像表现中的重点、记忆点及鉴别要点。

2. 指导学生观察血肿在不同时期的 CT、MRI 表现,使学生对血肿的病理演变过程与影像的不同表现有进一步认识。

3. 组织学生分组独立阅片、讨论,大胆发言、辩论,其后对学生提出的疑点、难点进行讲解分析。

4. 通过实训练习,强调在实际工作中一个颅脑损伤的患者,可能有多种损伤并存的情况存在。在观察影像资料时要全面逐层,颅骨、脑膜和脑实质都不能遗漏。

5. 按标准格式书写一份读片报告。

【结果与讨论】

1. 颅骨骨折　颅骨骨折分线状骨折、粉碎骨折和凹陷骨折 3 种,以顶骨、额骨为多见。凹陷骨折多需切线位才可诊断,表现为骨折片向颅内移位。颅底部骨折平片较难诊断。线样骨折在平片表现为边缘清晰的线条性密度减低影。颅缝分离表现为人字缝、矢状缝或冠状缝明显增宽,超过 1.5 mm 或两侧宽度相差大于 1.0 mm 以上。

2. 硬膜外血肿　多由脑膜血管损伤所致,以脑膜中动脉损伤常见。血液聚集在硬膜外间隙。

(1) CT 表现:颅骨内板下梭形均匀密度增高影,边缘锐利,与脑表面接触缘清楚,常有轻微占位表现。多位于骨折附近。

(2) MRI 表现:MRI 不是急性颅脑损伤的首选检查方法。MRI 表现与血肿的病理时期相关。急性期在 MRI 上 T_1WI 呈等信号或混杂信号,T_2WI 呈低信号。亚急性期 MRI 表现为 T_1WI、T_2WI 均为高信号。慢性期血肿呈长 T_1 长 T_2 信号,周围可见低信号环。

3. 硬膜下血肿　多由桥静脉或静脉窦损伤出血所致,血液聚集在硬膜下间隙,沿脑表面广泛分布。

CT 表现:颅骨内板下方新月形高密度影,常伴有脑挫裂伤或脑内血肿。亚急性期形状不变,但多为高或混杂或等密度,慢性期血肿呈梭形,为高、混杂等或低密度。MRI 表现与血肿的病理时期相关。各期信号变化同硬膜外血肿。两者的区别点在于硬膜外血肿呈梭形,而硬膜下血肿呈新月形;再者硬膜外血肿不超越颅缝,而硬膜下血肿一般跨越颅缝。

4. 蛛网膜下隙出血

CT 表现:脑沟、脑池及脑裂内密度增高影,出血量大呈铸型。出血多位于大脑纵裂池和脑底池,还多见于外侧裂、鞍上池、环池、小脑上池或脑室内。可伴有脑积水、脑水肿等改变。

5. 脑挫裂伤　病理上脑内散在出血灶,静脉瘀血、脑水肿和脑肿胀;如伴有脑膜、脑或血管撕裂,则为脑挫裂伤。好发于额叶底部和颞极。

(1) CT 表现:低密度的脑水肿区中混杂有多发散在的斑点状高密度出血灶。

(2) MRI 表现:脑组织水肿在 T_1WI 呈不规则的低信号,T_2WI 高信号。亚急性期后出

血在 T_1WI 和 T_2WI 呈高信号,尤其在 T_2WI 容易观察,表现为低信号病灶内散在点状高信号影。

【思考与练习】

1. 颅底骨折在 X 线平片、CT 片中的表现的优势与局限性。

2. 区别硬脑膜下血肿与硬脑膜外血肿的异同点。

3. 试述颅内血肿不同时期的 CT、MRI 表现及机理。

任务四　脑血管疾病影像学表现

【实训目标】

能够选择合理的影像检查方法对脑血管疾病进行检查。能够正确结合临床表现对脑血管疾病的影像资料进行病理及影像分析,并做出准确的影像诊断。能够正确掌握阅读影像资料的方法及原则,正确完成影像报告书写。

【知识目标】

1. 掌握脑梗死各期的 CT 及 MRI 表现。

2. 掌握脑出血各期的 CT 及 MRI 表现。

3. 熟悉脑血管畸形的影像学表现。

4. 了解颅内动脉瘤的好发部位,了解各种影像学方法对不同脑血管疾病诊断的价值和限度。

【能力目标】

通过对各种脑血管疾病的影像学表现的读片练习,使学生做到影像学表现和病理相结合,影像学表现与临床表现相结合。引导学生对相关解剖、病理到临床表现及影像学表现之间关系问题进行互动,使同学们在提问题的过程中养成发现和分析问题的能力,为进入专业岗位奠定基础。

【素质目标】

通过实训练习,使学生养成自主学习习惯。培养学生良好的团队协作精神。

【实训器材】

1. 脑血管病畸形、脑梗死、脑出血的 CT、MRI 教学片。

2. 观片灯、多媒体、教学课件,实训报告单,脑血管模型。

【实训步骤】

1. 讲解演示脑出血、脑梗死各期的 CT 及 MRI 表现,并提示各期的 CT 值变化及 MRI 扫描序列和诊断的关系。

2. 通过对脑梗死、脑出血影像资料的观察,讲解各期相关的病理演变与影像表现的关系,引导学生通过病例分析征象,通过观察图像加深对疾病的认知。

3.指导学生观察血管畸形及动脉瘤的 CT 和 MRI 不同表现,并了解各种检查手段的优缺点。

4.分组进行实训读片、讨论,对学生提出的问题进行同学之间互动,并对难点进行讲解。

5.通过对脑梗死、脑出血各期的 CT 图像、MRI 图像加以对比,进一步理解不同检查方法所形成的不同图像特点,从而加深对各种成像手段的认识。

6.按标准格式书写一份读片报告。

【结果与讨论】

1.脑出血

(1)CT 表现:基底节区边缘清楚、密度均匀的高密度区,周围水肿带宽窄不一,局部脑室受压移位。血肿可破入脑室见脑室内积血。

(2)MRI 表现:根据脑出血的不同时期,其信号有不同的改变。急性期(3 d 内)为 T_1WI 等信号,T_2WI 稍低信号,亚急性期(3 d ~4 周)为短 T_1 长 T_2 信号,周边强于中心,慢性期(4 周以后)为 T_1WI 高信号,T_2WI 高信号,血肿周围包绕一低信号含铁血色素环;当软化灶形成后多呈长 T_1、长 T_2 信号,周围为低信号环环绕。

2.脑梗死 CT 表现与梗死类型及病期有关。

(1)缺血性脑梗死 24 h 内可无 CT 表现,以后平扫出现低密度或混杂密度区,累及髓质和皮质区,呈边缘不清的楔形,其部位和范围与闭塞血管供血区一致。典型 MRI 表现为三角形或楔形的 T_1WI 低信号、T_2WI 高信号。

(2)出血性脑梗死,梗死区内出现不规则的高密度影,占位表现明显,增强时低密度区中可显示脑回状强化。

(3)腔隙性脑梗死

1)CT 表现:基底节、丘脑和半卵圆中心区的圆形或卵圆形病灶,直径为 5 ~ 15 mm 低密度区,占位表现轻。

2)MRI 表现:病灶显示优于 CT,T_1WI 低信号、T_2WI 高信号,边缘清楚。

3.动脉瘤 好发于脑底动脉环及附近分支,是蛛网膜下隙出血的常见原因。多呈囊状,大小不一。

(1)CT 表现:分为 3 型。Ⅰ型为无血栓性动脉瘤,平扫呈圆形高密度区,均一性强化;Ⅱ型为部分血栓性动脉瘤,平扫中心或偏心高密度区。中心和瘤壁强化,期间血栓无强化,呈"靶征";Ⅲ型为完全血栓性动脉瘤,平扫呈等密度区,可有弧形或斑点状钙化,瘤壁环形强化。

(2)MRI 表现:动脉瘤在 T_1WI 和 T_2W1 上为圆形、卵圆形无信号或低信号影。

4.血管畸形 以动-静脉畸形(AVM)最常见,好发于大脑前、中动脉供血区。由供血动脉、畸形血管团和引流静脉构成。

(1)CT 表现:不规则混杂密度灶,可有钙化,呈斑点或弧线形强化,水肿和占位效应缺乏。可合并脑血肿、蛛网膜下隙出血、脑萎缩等改变。

(2)MRI 表现:动静脉畸形的血管因流空效应在 T_1WI 和 T_2WI 上均表现为毛线团状或蜂房状的无信号或低信号区。MRA 可清晰显示供血,引流及异常血管。

【思考和练习】

1. 脑梗死、脑出血好发部位及解剖特点。

2. 脑血管畸形的各种检查方法的优缺点。

3. 脑梗死、脑出血各期的病理改变与影像表现的关系。

任务五　中枢神经系统颅内肿瘤影像学表现

【实训目标】

能够选择合理的影像检查方法对颅内肿瘤进行检查。能够正确结合临床表现对颅内肿瘤的影像资料进行病理及影像分析，并做出准确的影像诊断。能够正确掌握阅读影像资料的方法及原则，正确完成影像报告书写。

【知识目标】

1. 掌握颅内肿瘤的影像学表现。

2. 掌握颅内肿瘤的定位诊断。

3. 熟悉颅内肿瘤的鉴别诊断。

【能力目标】

通过对中枢神经系统常见肿瘤影像学表现的实训项目练习，做到影像表现与临床相结合、影像学表现与病理改变相结合、模拟训练与实际读片相结合，为进入专业岗位奠定基础。

【素质目标】

通过实训使学生的理论知识得以巩固，提升学生在读片过程中思维方式和能力的培养；通过独立阅片及互相讨论，进一步锻炼学生的综合分析能力和团队协作精神。

【实训器材】

1. 神经上皮肿瘤、脑膜瘤、垂体腺瘤、颅咽管瘤、听神经瘤、脑转移瘤的 CT、MRI 教学片。

2. 观片灯、多媒体教学设备、教学课件及实训报告单。

【实训步骤】

1. 讲解演示颅内肿瘤的影像学表现，提示各种肿瘤的诊断要点及鉴别要点，并提出各种肿瘤最适宜的检查手段及方法。

2. 指导学生观察、认识各常见肿瘤的 CT、MRI 影像学表现，指导学生辨认不同肿瘤的影像学要点和读片中的相关注意点，并指出在同一区域所发生的不同肿瘤的特点。

3. 组织学生分组独立阅片，随后进行相互讨论，使学生在读片的过程中由浅入深、由单一到综合、由简单观察到综合分析诊断。

4. 通过对各种常见肿瘤的影像学表现的细节观察，使学生进一步认识其病变解剖特点、病理特点、成像特点与影像表现的复杂的关系,提升学生逻辑思维能力水平。

5.按标准格式书写一份读片报告。

【结果与讨论】

1.星形细胞瘤 属最常见脑内肿瘤。

(1)CT表现:Ⅰ级星形细胞瘤,呈低密度,与脑质分界清楚,形态规则的肿块,周围无/或轻度水肿,增强时无/或轻度强化。Ⅱ~Ⅳ级星形细胞瘤呈高密度、混杂密度病灶或囊性肿块,境界不清楚,形态不规则,周围水肿明显,有占位表现,病灶内可有点状钙化或出血。增强时有明显强化,且在不规则环壁上出现肿瘤结节为其特征。

(2)MRI表现:Ⅰ级星形细胞瘤瘤体多呈长 T_1 长 T_2 信号,边界清楚;Ⅱ~Ⅳ级星形细胞瘤瘤体信号多不均匀。

2.少突胶质细胞瘤 多位于额叶、顶叶、颞叶,以额叶多见。

(1)CT表现:低密度或等密度病灶,特征性改变是瘤体内出现弯曲的条带状钙化。瘤周无水肿或轻微水肿。

(2)MRI表现:长 T_1 长 T_2 信号,钙化灶为低信号。增强扫描多轻度强化。

3.室管膜瘤 多见于儿童和青少年。病灶多位于第四脑室、侧脑室三角区和第三脑室。

(1)CT表现:脑室内或跨越脑室和脑实质的不规则软组织肿块,瘤体内可有囊变或钙化,伴有室管膜转移者,可见室管膜局部增厚,常伴梗阻性脑积水。

(2)MRI表现:等 T_1 长 T_2 信号。增强扫描呈均匀或不均匀强化。

4.髓母细胞瘤 多见于儿童。病灶位于小脑蚓部,易突入第四脑室。

(1)CT表现:肿瘤呈高密度。瘤体阻塞第四脑室时,可见第三脑室及侧脑室扩大。

(2)MRI表现:肿瘤呈长 T_1 长 T_2 信号。增强扫描多显著强化。

5.脑膜瘤 最常见的颅内肿瘤。

(1)CT表现:为略高或等密度肿块,边界清楚光滑,广基与颅板相连或与硬膜相连,瘤内有点状或不规则钙化,有明显占位表现,增强时呈明显均一强化,边界更为清楚、锐利。颅板被侵犯可引起骨质增生或破坏。

(2)MRI表现:T_1WI 多表现为等信号,少数为低信号;T_2WI 肿瘤表现为高信号、等信号或低信号。增强扫描时呈均一强化,可签名簿脑膜尾征。

6.垂体瘤

(1)CT表现:鞍内肿块突入鞍上池使其变形或闭塞,可侵犯一侧或两侧海绵窦。池内可见等或略高密度肿块,肿块中心可坏死或囊性变,肿块边界清楚、光滑,增强时肿瘤呈均一或周边强化。

(2)MRI表现:垂体微腺瘤一般用冠状位和矢状位薄层检查,T_1WI 微腺瘤呈低信号,多位于一侧,伴出血为高信号,可见垂体高度增加,上缘饱满,信号不均,可有垂体柄和垂体后叶的移位。垂体腺大瘤 T_1WI 和 T_2WI 显示鞍内肿瘤向鞍上生长,信号强度与脑灰质相似或略低。

7.颅咽鼓管瘤 多见于儿童或青少年。肿瘤位于鞍上,好发于鞍上视交叉、垂体柄或灰结节附近。

（1）CT 表现:肿瘤多为囊性、实性或囊实性,有包膜。瘤体过大时,可引起侧脑室梗阻性脑积水。囊壁钙化多为弧形或蛋壳样。囊腔 CT 值为负值。

（2）MRI 表现:因囊内内容物不同而信号各异。增强扫描囊壁及实性部分有强化。

8. 听神经瘤　是成人常见的后颅窝肿瘤,听神经瘤多起源于听神经的前庭部分的神经鞘(施万细胞),绝大多数为神经鞘瘤。为良性脑外肿瘤。可与神经纤维瘤或脑膜瘤并发。

（1）CT 表现:为内听道扩大,呈圆形或分叶状低密度灶,边界清晰,第四脑室受压变形,移位或完全闭塞,梗阻上方脑室扩大。

（2）MRI 表现:呈不均匀长 T_1 长 T_2 信号,多有囊变。增强扫描强化明显。

9. 脑转移瘤　多发于中老年人,顶叶常见,也见于小脑和脑干。好发在皮髓质交界区。原发灶多来自肺癌、乳癌、前列腺癌、肾癌和绒癌等,经血行转移而来。

（1）CT 表现:脑内多发或单发结节,呈等或低密度灶,瘤周水肿明显。

（2）MRI 表现:为长 T_1 长 T_2 信号,占位效应明显。增强后呈结节状或环状强化。

【思考与练习】

1. 颅脑肿瘤(胶质瘤、脑膜瘤、听神经瘤、垂体瘤、脑转移瘤)的 CT 表现。
2. 颅内肿瘤的定位及定性依据有哪些?
3. 脑内肿瘤与脑外肿瘤的鉴别。

任务六　颅内感染疾病影像学表现

【实训目标】

能够选择合理的影像检查方法对颅内感染疾病进行检查。能够正确结合临床表现对颅内感染疾病的影像资料进行病理及影像分析,并做出准确的影像诊断。能够正确掌握阅读影像资料的方法及原则,正确完成影像报告书写。

【知识目标】

1. 掌握脑脓肿的 CT、MRI 诊断与鉴别诊断。
2. 熟悉脑寄生虫病的影像学表现及鉴别诊断。

【能力目标】

通过对颅内感染疾病影像学表现的实训,做到影像与临床、影像与病理相结合,模拟读片与书写报告相结合,为专业岗位的需求奠定基础。

【素质目标】

在实践中要注重学生表达能力、创新意识及实践动手能力的培养,在实训过程中养成团队协作的良好习惯。

【实训器材】

1. 脑脓肿、脑囊虫病的 CT、MRI 教学片。

2.观片灯、多媒体教学设备、教学课件及实训报告单等。

【实训步骤】

1.讲解演示脑脓肿、脑囊虫病的典型病例 CT、MRI 表现,提示病变的影像学表现特点。

2.指导学生观察认识脑脓肿病理演变过程中的不同 CT、MRI 表现,指导学生观察脑囊虫病各型的不同 CT、MRI 的影像学表现特点,使学生了解病变的普遍性与特殊性。

3.组织学生分组独立阅片,并进行互相讨论、交流,对学生提出的问题、难点进行讲解。

4.通过对脑脓肿、脑囊虫病 CT、MRI 影像学表现的认识对比,理解不同检查方式而形成的不同图像的特点,并认识同一疾病中在不同演变时期及分型中的不同影像学表现,从而加深对 CT、MRI 图像的认识。

5.按标准格式书写一份读片报告。

【结果与讨论】

1.脑脓肿　以耳源性常见多发生于颞叶和小脑;血源性多发生于额、顶叶;其次为鼻源性、外伤性和隐源性。病理上分为急性炎症期、化脓坏死期和脓肿形成期。

(1)CT 表现:皮髓质交界区边缘模糊的低密度灶,伴有占位效应,当脓肿形成时,在大片低密度区内可见等密度环。壁薄和均匀性环形强化。脓腔内可出现气泡或液面。

(2)MRI 表现:T_1WI 上,脓腔为圆形或类圆形低信号区,脓肿壁为环状等信号,周围水肿为低信号。T_2WI 脓腔为圆形或类圆形高信号区,脓肿壁为环状低信号,周围水肿为高信号。增强扫描脓肿壁强化,脓腔不强化。

2.脑囊虫病　系猪绦虫囊尾蚴的脑内异位寄生。多发生于脑实质内,也可累积脑室或脑膜。脑内囊虫的数目不一,呈圆形,直径 4～5 mm。囊虫死亡后退变为小圆形钙化点。脑室囊虫病多见于第四脑室;当脑囊虫病散步于蛛网膜下隙时,易阻塞脑脊液循环,产生脑积水。

(1)CT 表现:可见脑实质性脑内散布多发性小囊,囊内可见致密小点代表囊虫头节;囊壁和头节有轻度强化。囊虫死亡后呈点状钙化。

(2)MRI 表现:囊腔在 T_1WI 上呈低信号,其内有偏心的小点状等信号,为头节;T_2WI 上呈高信号。结节钙化期病灶变小,呈直径 2～5 mm 钙化灶,周围无水肿。

【思考与练习】

1.脑脓肿、脑囊虫病的 CT 表现。

2.颅内感染性疾病影像学检查的目的是什么?

任务七　椎管内肿瘤影像学表现

【实训目标】

能够选择合理的影像检查方法对椎管内肿瘤进行检查。能够正确结合临床表现对椎管内肿瘤的影像资料进行病理及影像分析,并做出准确的影像诊断。能够正确掌握阅读影像资料的方法及原则,正确完成影像报告书写。

【知识目标】

1.掌握椎管内肿瘤的 CT、MRI 的影像学表现。

2.熟悉椎管内肿瘤的好发年龄段与发病部位的关系。

3.了解椎管内常见肿瘤的鉴别诊断。

【能力目标】

通过阅片使学生能对椎管内肿瘤定位有客观的认识,培养学生观察能力及空间思维能力,为进入专业岗位奠定基础。

【素质目标】

在实训练习中培养学生独立思考与集体讨论相结合的习惯,养成对征象能细致观察并综合分析的习惯,提升创新性思维能力。

【实训器材】

1.常见椎管内肿瘤的 CT、MRI 教学片及幻灯片。

2.观片灯、多媒体教学设备、教学课件及实训报告单等。

【实训步骤】

1.讲解演示椎管的解剖关系,并通过 CT、MRI 图像进行观察分析。

2.讲解椎管内肿瘤 CT、MRI 片的步骤及注意事项。

3.分组阅片、讨论,对学生提出的问题、难点进一步统一讲解。

4.通过分组阅片、讨论,分析 CT、MRI 对椎管内肿瘤显示的优缺点,从而加深对二者图像本质的认识。

5.按标准格式书写一份读片报告。

【结果与讨论】

1.椎管内肿瘤　椎管内肿瘤包括发生于椎管内各种组织的原发性和继发性肿瘤。根据肿瘤发生部位,可将其分为髓内、髓外硬膜内、硬膜外肿瘤。X 线检查和 CT 检查对椎管内肿瘤的显示有限,诊断价值不高。

(1)髓内肿瘤　占椎管内肿瘤的15%,绝大多数为胶质瘤,以室管膜瘤和星形细胞瘤最为多见。室管膜瘤多见于成人,以腰骶段、脊髓圆锥和终丝多见。

1)CT 表现:脊髓密度不均匀,呈不规则形膨大,边缘模糊,肿瘤与正常脊髓分界不清,增强肿瘤呈轻度强化或不强化。

2)MRI 表现:T_1WI 上脊髓增粗、信号降低,囊变时信号更低,T_2WI 上信号增高,囊腔的信号更高。星形细胞瘤多见于儿童,病变范围较广,常累及颈胸段,囊变出现率高。

(2)髓外硬膜内肿瘤　占椎管内肿瘤的60%,绝大多数为良性肿瘤,以神经鞘瘤、神经纤维瘤和脊膜瘤多见。

1)CT 表现:肿瘤呈圆形或椭圆形实性肿块,密度略高,推挤脊髓移位。增强扫描呈均匀强化,骨窗可见椎弓根破坏,肿块的部分向椎管外生长而呈哑铃状。

2）MRI 表现：神经鞘瘤 T_1WI 上略高于或等于脊髓信号，边缘光滑，常较局限，脊髓受压移位，肿瘤同侧蛛网膜下隙扩大；T_2WI 上肿瘤信号有增高，横断面或冠状面图像能清楚观察到肿瘤穿出神经孔的方向和哑铃状肿瘤的全貌。脊膜瘤 T_1WI 高于或等于脊髓信号；T_2WI 肿瘤信号略有增高。呈圆形或卵圆形，肿瘤明显均匀强化，可见脊膜尾征。

（3）髓外硬膜外肿瘤　占椎管内肿瘤的 25%，绝大多数为恶性肿瘤。主要是转移瘤，也可是淋巴瘤、骨髓瘤或肉瘤等原发肿瘤。

1）CT 表现：显示椎体、椎弓根有不同程度的破坏。多为溶骨性破坏，其 CT 值低于或等于邻近骨质结构。肿瘤边缘不规则，向椎旁浸润性生长，压迫硬膜囊，使蛛网膜下隙变窄、阻塞，脊髓受压移向对侧。

2）MRI 表现：为 T_1WI 肿瘤呈等或低信号，T_2WI 上高信号，可累及邻近椎体、附件、椎旁组织。

2.脊髓外伤　根据损伤程度分为脊髓震荡、脊髓挫裂、脊髓横断。

1）CT 表现：可清晰显示椎体、附件骨折以及椎管内骨碎片，对椎管内高密度血肿显示尚可，对脊髓损伤的显示不如 MRI。

2）MRI 表现：脊髓挫裂伤后 MRI 表现为脊髓外形膨大，T_1WI 等或稍低信号，T_2WI 不均匀高信号。脊髓横断伤 MRI 表现为脊髓连续性中断。MRI 可清晰观察到脊髓横断的部位、形态以及脊柱的损伤改变。

【思考与练习】

1.椎管内常见肿瘤的分类。

2.椎管内常见肿瘤的 MRI 表现。

（蒋　蕾　贺太平　巩远方）

项目七 五官系统影像诊断

任务一 五官系统正常影像学表现

【实训目标】

通过实训练习,使学生了解影像检查技术在五官疾病中的适应证和诊断价值,熟练认知五官系统各组织器官在不同影像技术检查中的正常表现。

【知识目标】

1. 掌握眼、耳、鼻、咽喉及口腔颌面部正常 CT 表现。

2. 熟悉眼、耳、鼻、咽喉及口腔颌面部正常 MRI 表现。

3. 了解眼、耳、鼻、咽喉及口腔颌面部正常 X 线表现。

【能力目标】

通过实训练习,做到影像与临床结合、影像与病理结合、模拟训练与实际读片结合,为专业岗位的工作需求奠定扎实的基础。

【素质目标】

培养学生良好团队协作精神。在实训练习中养成自主学习的习惯,注重学生动手能力和创新思维能力的培养。

【实训器材】

1. 五官系统正常 X 线教学片、CT 教学片、MRI 教学片,幻灯片;解剖标本及模型。

2. 多媒体、观片灯、教学课件及实训报告单等。

【实训步骤】

1. 讲解演示五官系统各种影像资料的摆放和观察步骤及注意事项。

2. 指导学生观察认识五官系统在各种影像检查图像上的表现。

3. 分组进行阅片、互相分析、讨论,最后集中对学生提出疑问、难点进行讲解。

4. 通过对正常的 X 线片、CT 图像、MRI 图像的认识对比,进一步理解不同检查方法所形成图像特点。

5. 按标准格式书写一份读片报告。

【结果与讨论】

1. 眼和眼眶大小、形态、密度、眶壁、视神经孔的正常 X 线、CT、MRI 表现。

2. 鼻和鼻窦的正常 X 线、CT、MRI 表现。

3. 乳突气房、乳突窦、乳突窦入口正常 X 线表现和 CT 表现;乳突气房的分型、中耳鼓室、听小骨及鼓膜的正常影像表现。

4. 鼻咽侧位正常 X 线表现和咽部正常的 CT、MRI 表现。

5. 颞颌关节的正常 X 线表现和腮腺、颌下腺、颞颌关节、牙与颌骨的正常 CT、MRI 表现。

【思考与练习】

1. 在颞骨横断面 CT 的上鼓室层面可见到哪些主要结构及毗邻关系。

2. 试述翼腭窝 CT 解剖特点及临床意义。

2. 试述眼眶的 CT 解剖特点。

4. 颞颌关节 X 线解剖及其关节盘 MRI 信号特点是什么?

任务二 五官系统基本病变影像学表现

【实训目标】

能够正确认识五官系统基本病变的影像表现,并能够分析造成上述改变的病理基础和临床特点。

【知识目标】

1. 掌握五官系统基本病变的 X 线平片及 CT 的表现。

2. 熟悉五官系统基本病变 MRI 的表现。

【能力目标】

通过对五官系统基本病变影像表现的实训内容的练习,做到影像与临床结合、基本病变与病理结合、模拟训练与实际读片结合,为专业岗位的需求奠定扎实基础。

【素质目标】

培养学生良好团队协作精神。养成学生自主学习习惯,提高动手能力和创新思维能力。

【实训器材】

1. 五官系统 X 线教学片、CT 教学片、MRI 教学片,幻灯片;解剖标本及模型。

2. 多媒体、观片灯、教学课件及实训报告单等。

【实训步骤】

1. 讲解五官系统基本病变影像学表现的主要内容,指导学生观察各种基本病变的典型影像学征象。

2.分组阅片,观察病变的特点(大小、形态、密度、信号、数目等),讨论造成异常改变的原因。

【结果与讨论】

1.眼及眼球异常影像学表现:大小与形态异常;密度(信号)异常;位置异常;眶壁骨质异常;眼眶通道异常;肿块;邻近解剖结构的改变。

2.耳部异常影像学表现:颞骨骨质异常;鼓室、乳突窦与乳突气房异常;骨质连续性异常。

3.鼻和鼻窦异常影像表现:黏膜增厚;窦腔积液;肿块;窦腔形态、大小异常;骨质异常;邻近解剖结构改变。

4.咽喉异常影像学表现:咽腔狭窄与闭塞;咽壁增厚或不对称;邻近骨质改变;喉软骨的破坏;咽旁间隙受累;喉部周围脂肪间隙的改变。

5.腮腺、下颌腺的形态、大小和密度的异常改变及颞颌关节异常的 X 线表现和 CT 表现。

【思考与练习】

1.常见五官系统的基本病变有哪些?

2.五官系统哪些部位的病变会导致骨质上的改变及改变后的影像学表现?

任务三　五官系统常见疾病影像学表现

【实训目标】

能够选择合理的影像检查方法对五官系统常见疾病进行检查。能够正确结合临床表现对五官系统常见疾病的影像资料进行病理及影像分析,并做出准确的影像诊断。能够正确掌握阅读影像资料的方法及原则,正确完成影像报告书写。

【知识目标】

1.掌握五官系统常见疾病影像的分析和诊断方法。

2.掌握五官系统常见疾病的影像学表现。

3.熟悉五官系统常见疾病的鉴别诊断。

【能力目标】

通过对五官系统常见疾病的实训内容的练习,做到影像与临床结合、影像与病理结合、模拟训练与报告书写相结合,为专业岗位的需求奠定基础,并具备独立从事本专业工作的实际能力。

【素质目标】

培养学生良好的团队协作精神。养成学生自主学习习惯,提高动手能力和创新思维能力。

【实训器材】

1.五官系统常见疾病 X 线教学片、CT 教学片、MRI 教学片,幻灯片;解剖标本及模型。

2.多媒体、观片灯、教学课件及实训报告单等。

【实训步骤】

1.讲解眼部异物及外伤、视网膜母细胞瘤、中耳炎、胆脂瘤、鼻窦炎、鼻窦肿瘤及肿瘤样变、鼻咽纤维血管瘤、鼻咽癌、成釉细胞瘤、颞颌关节紊乱综合征、腮腺混合瘤的 X 线片、CT 片及 MRI 片。

2.指导学生观察、认识五官常见疾病的影像学表现要点及影像鉴别诊断。

3.分组阅片、讨论,对学生提出的疑点、难点进行讲解。

4.通过 X 线图像、CT 图像和 MRI 图像的对比,理解不同检查方法在五官系统常见疾病诊断中的临床应用。

5.按标准格式书写一份读片报告。

【结果与讨论】

1.眼和眼球疾病

(1)眼部异物及外伤

1)眶内损伤和异物

X 线、CT 表现:用以确定异物是否存在于眼球之中。眼球异物定位最简单的方法是采用眼眶正位和侧位投照。CT 易在冠状面上观察眶壁骨折及骨折片移位,确定异物有无及其在眼球内、外位置。

2)视神经管骨折

CT 表现:视神经管骨质断裂,视神经管变形。

(2)视网膜母细胞瘤

1)CT 表现:眼球内肿块,瘤体内多有钙化。

2)MRI 表现:肿瘤可向前突入玻璃体,或在视网膜下生长,也可呈弥漫性生长。肿块在 T_1WI 信号强度等于或高于玻璃体,T_2WI 呈等信号。钙化量较大时均为低信号;增强扫描肿瘤瘤体明显强化。

2.耳部疾病

(1)急性乳突炎

X 线、CT 表现:乳突气房结构模糊不清,密度增高。中耳、乳突腔气房积液。

(2)慢性乳突炎

X 线、CT 表现:单纯型,为骨密度增高,气房消失呈硬化性表现。肉芽型或骨疡型,乳突骨质增生,密度高,同时在鼓窦区有明显骨破坏,边缘不清。增强明显强化。

(3)胆脂瘤

X 线、CT 表现:慢性化脓性中耳炎常见的并发症。常在上鼓室、鼓窦或乳突中出现边界清楚、光滑的圆形腔洞,大小不一,周围有硬化边。CT 上可见骨性空腔及软组织肿块,边缘清楚或模糊,在高分辨力 CT 上可清楚显示听小骨和半规管有无骨破坏。

3. 鼻和鼻窦疾病

(1)慢性鼻窦炎

X 线、CT 表现:窦腔混浊,窦内充满分泌物所致。黏膜增厚,表现为沿窦壁有一层带状阴影,密度略低于骨质,但增厚严重者可充塞全窦腔。窦壁骨质炎症反应多见于额窦,表现为骨壁增密增厚。

(2)鼻窦肿瘤及肿瘤样变

1)良性病变常见黏液囊肿和息肉,肿块小者呈窦腔内密度均匀结节影,边缘光滑锐利,骨壁无破坏,较大肿块可占据整个窦腔,并压迫窦壁使之膨隆扩大。

2)囊肿 CT 值较低。息肉为实性肿块,密度较高。

3)恶性肿瘤以鼻窦癌和转移癌为主,其肿块轮廓不规则,常伴窦壁骨破坏,并伸向鼻咽、鼻腔和眼眶,出现软组织肿块,周围脂肪层消失。

4)MRI 对鉴别鼻窦炎性、囊性或实质性病变很有帮助。肿瘤多为长 T_1 长 T_2 异常信号或混杂信号,肿块可见明显强化。

4. 咽喉疾病

(1)咽部脓肿

CT 表现:咽后壁软组织增厚及隆起,周围脂肪间隙消失。增强扫描壁强化,腔内不强化。

(2)鼻咽部纤维血管瘤

1)CT 表现:鼻咽侧后壁增厚或有软组织块影突入鼻咽腔,引起咽腔变窄变形,咽鼓管开口和侧隐窝闭塞。咽旁脂肪间隙消失,翼腭窝和颞下窝内见软组织肿块,可有骨破坏。

2)MRI 表现:肿瘤在 T_1WI 呈均匀的等信号或稍高信号,T_2WI 呈稍高信号或略低信号,增强有明显强化。

(3)鼻咽癌 是鼻咽部黏膜上皮发生的癌肿,鼻咽癌的发展可分为上行性(向上侵及颅底骨质及脑神经)、下行性(有淋巴结转移)和上下行性(兼有颅底、脑神经侵犯和颈部淋巴结转移)。必须注意观察咽腔形态改变、咽周软组织和间隙改变、骨骼改变,肿瘤治疗后有无复发。

1)CT 表现:鼻咽腔变形,不对称,咽旁间隙外移。MRI 在肿瘤定性、定位及鉴别诊断方面优于 CT。

2)MRI 表现:肿块在 T_1WI 上为等信号或略低信号,T_2WI 为中等较高信号增强扫描后肿瘤呈轻度到中度强化。

5. 口腔颌面部疾病

(1)造釉细胞瘤 是牙源性上皮性肿瘤,可为实质性或囊性。

1)X 线表现:下颌角或升支有巨大膨胀性囊性低密度区(单囊或多囊),边界多呈分叶状。周围无骨质硬化,可有散在钙化斑或分隔。附近牙根受压而呈截断状或受压移位甚至脱落。

2)CT 表现:囊内液体呈低密度,周围囊壁境界清晰,呈锐利高密度囊壁。

3) MRI 表现:T_1WI 囊内液体及硬化囊壁均呈低信号,T_2WI 囊内液体信号增高,囊壁仍呈低信号。

（2）牙源性囊肿

CT、MRI 表现:①根尖周囊肿,多发生在上颌切牙、尖牙和前磨牙牙根唇面。在病源牙根尖周围圆形囊状密度减低区,包绕根尖,边界清。增强扫描囊腔不强化,囊壁轻微强化。囊肿内容物呈长 T_1 长 T_2 信号。②含牙囊肿:多见于下颌第三磨牙和上颌尖牙区,圆形、类圆形密度减低区,境界清,囊壁连于牙冠、牙根交界处。囊内含形态完整或不完整的牙齿,牙冠多朝向囊腔,囊肿可压迫邻近结构。内含牙齿在 MRI 呈长 T_1 短 T_2 信号。

（3）颞颌关节紊乱综合征

CT、MRI 表现:CT 软组织窗可观察关节盘移位情况。功能紊乱期只有髁状突运动的变化,前移、后移或轻微上下移位;结构紊乱期关节间隙变窄或增宽;器质性改变期骨质改变,主要表现为髁状突硬化。MRI 横断面有助于观察关节盘向内或向外移位;冠状面可见关节盘侧移或旋转移位;矢状面则有利于显示关节盘前移。

（4）腮腺混合瘤

CT、MRI 表现:可呈圆形、类圆形或分叶形,边缘光滑多为等密度,与正常低密度腺体分界清楚。瘤体内纤维间隔和条索为特征性表现。增强扫描呈均匀或环状强化。T_1WI 为等信号,T_2WI 为等或略高信号,周边常可见低信号的包膜影像。当肿瘤位于腮腺深叶时可向咽旁间隙突入,造成咽旁脂肪间隙向内侧移位。

【思考与练习】

1.简述鼻窦炎症、上颌窦癌的影像表现。

2.鼻咽癌、鼻咽部纤维血管瘤的病理及影像学表现有哪些?

（巩远方　唐宁宇）

项目八　超声基础

任务一　超声诊断仪的使用及维护

【实训目标】

通过见习超声诊断仪及超声诊断仪的操作演示,学会使用超声诊断仪,并掌握超声诊断仪的操作规程及维护,遵守超声诊断室工作规范。

【知识目标】

1. 掌握超声诊断仪的常规操作规程。

2. 掌握仪器操作面板主要键钮的使用及功能。

3. 熟悉超声诊断仪的基本构成和仪器调节。

【能力目标】

能够严格遵守超声诊断室工作规范并基本能够独立操作超声诊断仪,具备独立从事本专业工作的实际能力。

【素质目标】

通过实训练习,提高学生的学习兴趣,养成自主学习习惯,建立良好的团队协作精神和爱护仪器设备的职业素质,培养辩证思维能力,养成科学严谨的工作态度。

【实训器材】

1. 多种型号超声诊断仪、各种类型探头,检查床,耦合剂等。

2. 超声诊断仪仪器构造及使用说明书、幻灯片、录像带等。

【实训步骤】

1. 讲解超声诊断室的操作与使用,重点是探头的使用与保养、操作面板的使用、超声诊断室工作规范,学生参观超声诊断室。

2. 介绍超声诊断仪主要构成及作用。

3. 观察演示超声诊断仪开机、关机、图像显示等仪器操作使用过程。

4. 边讲解边操作腹部超声探测操作程序,重点是探测方法和操作技巧、常用切面与图像方位、声像图观察和分析的内容等。

5.学生分小组上机操作实践。感受室温、湿度、防尘、光线、电磁信号干扰等工作环境对超声诊断仪的影响;使用机器开关机程序;体会优质耦合剂;思考超声探头选择和保养的原则;感受仪器的功能使用感觉。

6.阅读、分析多种超声诊断仪的构造及使用说明书或产品介绍书。

7.强调超声诊断室工作规范及超声诊断仪操作规程的注意事项。

8.分组实践操作讨论,对学生提出的疑点、难点进行讲解。

【结果与讨论】

1.进入超声诊断室,必须遵守室内规范。非专业人员不得单独开、关机和操作仪器。

2.装置启动时,首先开启稳压器,稳压后启动主机开关。

3.关机时先关闭主机,再关闭稳压器;如关机后需重新开机,间隔时间不得少于6 s,若发现机器异常转动或异常声音,应立即关机切断电源。

4.演示过程中严禁探头受其他物件撞击和跌落,不得过度扭曲和牵拉电缆线,更换探头、仪器调试、按压主机面板等操作动作应轻柔。

5.每次用毕必须将探头用柔软纸张擦净,减少声束折射。

6.仪器对比度调节、测量与计算的功能使用。

7.超声诊断仪为精密贵重仪器,必须高度重视,妥善保护,切勿损坏。

【思考与练习】

1.试述超声探头的选择与使用维护。

2.为获得良好的图像质量,怎样对仪器进行调节?

任务二　超声成像技术及伪像

【实训目标】

通过实训练习,学会识别常见超声伪差的声像图表现,熟悉脉冲多普勒、彩色多普勒技术使用要求,了解超声成像技术的工作原理。

【知识目标】

掌握常见超声伪差的声像图的各种表现形式,熟悉脉冲多普勒、彩色多普勒技术使用要求,了解超声成像技术的工作原理。

【能力目标】

能够识别常见图形伪差声像图表现,基本正确使用脉冲多普勒、彩色多普勒技术,独立操作超声诊断仪。

【素质目标】

通过实训练习,提高学生的学习兴趣,养成自主学习习惯,建立良好的团队协作精神和爱护仪器设备的职业素质,培养辩证思维能力,养成科学严谨的工作态度。

【实训器材】

1. 多种型号超声诊断仪、各种类型探头,检查床,耦合剂等。
2. 超声诊断仪仪器构造及使用说明书、幻灯片、录像带等。

【实训步骤】

1. 演示讲解　超声成像技术方法,利用声像图图片及资料示教主要图形伪差的声像图表现。通过实践操作,结合超声诊断仪的使用,讲解超声的成像方法,注意超声诊断仪的功能使用及操作规程。

2. 学生分小组上机操作实践

(1)体会操作过程中探头使用的感觉、注意事项、观察不同探头空间分辨力和对比度分辨力的差异及 B 型、D 型和 M 型不同超声显示方式的表现。

(2)观察反射、折射、散射、绕射、衰减等传播特性声像图表现。

(3)感受声束聚焦、放大器动态范围调整、时间增益补偿、图像后处理和灰阶处理等技术调整对图像的影响。

(4)体会降低发射频率、减小取样深度、增大超声入射角等措施对脉冲多普勒检查中目标流速测量范围的影响,注意彩色图标、发射超声频率、滤波器调节、速度标尺、增益调节、取样框调节、零位基线移动、余晖调节、消除彩色信号闪烁等调节方式对彩色多普勒显示的影响。

(5)识别混响效应、振铃效应、镜像效应、侧壁失落效应、后壁增强效应、声影、旁瓣效应、部分容积效应和衰减等图形伪差表现。

(6)思考超声诊断的安全性及注意事项。

3. 教师巡回辅导　纠正错误、答疑。

【结果与讨论】

1. 彩色多普勒显示方式　红色为朝向探头血流;蓝色为背离探头血流。

2. 彩色多普勒技术使用要点　①选择适当的探头;②选择适当的频率;③增益不要过亮或过暗,以看清为标准;④首先使用较大彩色增益观察血流显示,然后调整速度标尺及彩色增益,使血流显示清晰;⑤高速血流选用高通滤波,低速血流使用低通滤波;⑥为消除血流显示中闪烁伪影,要求患者屏气。

3. 超声伪像形成的原因　①仪器的因素;②超声波在人体传播过程中受物理特性影响;③患者病理、生理变化;④操作人员的技术。

4. 常见伪像

(1)混响伪像产生的条件:超声垂直照射到平整的界面如胸壁、腹壁上,超声波在探头和界面之间来回反射,引起多次反射。混响的形态呈等距离多条回声,回声强度依深度递减。较弱的混响,可使胆囊、膀胱、肝、肾等器官的表浅部位出现假回声;强烈的混响多见于含气的肺和肠腔表面,产生强烈的多次反射伴有后方声影,俗称"气体反射"。

识别混响伪像的方法是:①适当侧动探头,使声束勿垂直于胸壁或腹壁,可减少这种伪像;②加压探测,可见多次反射的间距缩小,减压探测又可见间距加大。总之,将探头适当侧动,并适当加压,可观察到反射的变化,从而识别混响伪像。

（2）振铃效应：多次内部混响即超声束在器官组织的异物内（亦称"靶"内，如节育器、胆固醇结晶内）来回反射，产生特征性的彗星尾征。此现象称内部混响。

（3）侧壁失落效应：当超声波照射到物体侧壁时，由于入射角较大，回声转向他侧而不回复探头，则侧壁的后方会产生回声失落现象。常见于囊肿等外周包裹有光滑的纤维膜的圆形结构。

（4）后壁回声增强：在超声扫描成像中，当声速通过声衰减小的器官或病变（如胆囊、膀胱、囊肿）时其后方回声增强。利用后方回声增强，通常可以鉴别液性与实性病变。

（5）声影：在超声扫描成像中，当声束遇到强反射（如含气肺）或声衰减程度很高的物质（如瘢痕、结石、钙化）时，在其后方出现条带状无回声区即声影。边界清晰的声影对识别瘢痕、结石、钙化灶和骨骼时很有帮助；边缘模糊的声影常是气体反射或彗星尾征的伴随现象。

（6）旁瓣伪像：由主声束以外的旁瓣反射造成。如胆囊、膀胱两侧常出现薄纱状回声，在结石、肠气等强回声两侧出现"披纱征"或"狗耳样"图形，即属旁瓣伪像。旁瓣现象在有些低档的超声仪器和探头比较严重，使图像的清晰度较差。

（7）切片（断层）厚度伪像：亦称部分容积效应伪像，产生的原因是超声束较宽，即超声断层扫描时断层较厚而引起。如肝的小囊肿内可能出现一些点状回声（来自小囊肿旁的部分肝实质）。

（8）超声伪像的辨认和消除：①观察图像有无重复性；②适当调节仪器上的灵敏度；③观察结构上的改变；④结合每个患者的生理、病理等特点，做好各种检查前的准备；⑤熟悉仪器特点，不断提高扫查技术，即可消除某些因扫查手法不佳，声束角度不当导致的伪差；⑥综合超声图像的特征，密切结合临床资料，做出正确诊断。

【思考与练习】

1. 如何正确使用彩色多普勒？
2. 常见图形伪差的声像图表现？

任务三　腹部超声探测方法

【实训目标】

通过实训使同学们学会超声图像的观察与分析方法，掌握超声探测方法、常用切面与图像方位的识别。

【知识目标】

1. 掌握超声探测方法、常用切面与图像方位。
2. 熟悉腹部超声探测的操作程序与声像图分析。
3. 了解腹部超声探测前的准备。

【能力目标】

基本能够正确使用探头并做出标准切面,手法使用灵活;能够对正常声像图进行有目的的分析和观察。

【素质目标】

通过实训练习,使学生养成自主学习习惯。培养学生在实践中具有良好的团队协作精神。并能够正确灵活运用实际工作所必需的基础理论、基本知识和基本技能,具备独立从事本专业工作的实际能力。

【实训器材】

B型超声诊断仪、彩色多普勒超声诊断仪,检查床,耦合剂、卫生纸等。

【实训步骤】

1. 演示超声探测操作的基本手法;讲解超声图像方位识别;超声回声强度描述与命名;总结超声声像图观察的基本内容(二维及多普勒声像图)。

2. 实践操作讨论,对学生提出的疑点、难点进行讲解。

【结果与讨论】

1. 检查前准备

(1)仪器的准备　选择合适的探头及频率。

(2)患者的准备　检查肝、胆、胰腺前,空腹 8 ~ 12 h;妇科、膀胱、前列腺检查前须充盈膀胱。

(3)医生的准备　详细询问病史、临床表现和以往检查及结果;某些检查给予必要解释,获取患者配合;做好消毒、隔离无菌操作。

2. 检查常用体位　①仰卧位;②左侧卧位;③右侧卧位;④俯卧位;⑤半卧位;⑥坐位或立位。

3. 超声回声的命名

(1)强回声　反射较强,回声明亮,亦可伴有声影或二次多次重复反射者。如结石、骨骼、气体等。

(2)高回声　灰度较亮白,后方一般无声影,如结缔组织。

(3)等回声　指反射点状回声强度等于正常组织回声,不增强也不降低者。如肝、脾实质。

(4)低回声　较肝、脾回声稍灰暗的回声。如肾皮质的回声。

(5)弱回声　介于低回声与无回声之间的回声,较低回声灰暗。如肾髓质。

(6)无回声　不含有声阻抗差异的界面部分呈无回声。如多数澄清液体回声。

4. 常用切面

(1)纵切面(矢状切面)　即扫查面与脏器的长轴平行。

(2)横切面(水平切面)　即扫查面与脏器的长轴相垂直。

(3)斜切面　即扫查面与脏器的长轴成一定角度。

(4)冠状切面(额状切面)　即扫查面与脏器的额状面平行。

5.超声图像方位识别标准

(1)腹面横切面图　图左为人体的右侧,图右为人体的左侧,图上为腹,图下为背。

(2)腹面纵切面图　图左为头端,图右为足端,图上为腹,图下为背。

(3)背面横切面图　图左为人体左侧,图右为人体右侧,图上为背,图下为腹。

(4)背面纵面图　图左为头端,图右为足端,图上为背,图下为腹。

(5)腹面斜切成图　图左为人体的右侧,图右为人体的左侧,图上为腹,图下为背。

(6)冠状断面　左、右侧冠状断面图像左侧均示被检查者头测,图像右侧示被检查者足侧。

6.图像观察与分析

(1)二维声像图观察的基本内容　①位置、形态、大小;②边界(边缘回声);③内部回声;④后方回声;⑤周围改变;⑥功能改变。

(2)多普勒声像图观察的基本内容　①彩色多普勒:血流方向、速度、性质;②频谱多普勒:收缩期峰值流速(PSV)、舒张末期流速(EDV)、平均血流速度(Mv)、加速度(Av)、阻力指数(RI)、搏动指数(PI)。

【思考与练习】

1.超声探测操作的基本手法有哪些?

2.超声回声强度描述与命名的要点是什么?

(李　拓　李　夏　李丽娜)

项目九 消化系统超声检查

任务一 正常肝脏超声探测技术

【实训目标】

通过实训学会肝脏的常规超声检查方法,掌握正常肝的声像图表现和标准五叶八段的分叶分段法,能够独立进行肝脏的切面检查。

【知识目标】

1. 掌握超声检查肝脏的探测前准备、探测体位、探测途径及探测方法。

2. 掌握正常肝脏的超声检查方法和五叶八段的分叶分段法。

3. 掌握标准切面获得方法和声像图表现。

【能力目标】

能够独立进行肝脏常规标准切面的扫查,并对其声像图进行正确观察与分析。

【素质目标】

通过实训练习,使学生养成自主学习习惯。培养学生良好的团队协作精神。并能够正确灵活运用实际工作所必需的基础理论、基本知识和基本技能,具备独立从事本专业工作的实际能力。

【实训器材】

多种型号超声诊断仪(B型,彩色多普勒)、各种类型探头,检查床,耦合剂等。

【实训步骤】

1. 演示讲解正常肝脏的探测方法、肝及肝内外管道系统的超声测量注意事项。

2. 结合超声诊断仪的使用,讲解从不同途径探测各标准切面声像图的步骤及方法,让学生对各标准切面声像图的表现及特点有一真实感受,理解肝脏超声诊断探测注意事项及操作规程。

3. 学生分组上机操作实践。

(1)重复老师示教的内容。

(2)观察是否能达到仪器调节的最佳标准要求。

（3）感受不同探测体位与途径对超声探测标准切面的影响,认识肝静脉对肝分叶分段的重要性。

（4）特别注意肝脏超声探测"盲区"的观察。

（5）认识正常肝脏声像图表现、尝试正常肝脏超声测值实践测量。

4.教师巡回辅导纠错,对学生提出的疑点、难点进行讲解。

【结果与讨论】

1.探测体位

（1）平卧位　常规扫查体位,患者两手上举使肋间隙展开,充分暴露乳头至脐之间的胸部和上腹部,平静呼吸。

（2）侧卧位　常采取左侧卧位,根据需要向左侧45°~90°卧位,患者右手上举置于头部,可增大右侧肋间隙,利于扫查。

（3）半坐位或立位

2.扫查方法和标准切面

（1）左肝纵向扫查　探头置于剑突下,进行一系列左肝矢状切面扫查。如正中线通过腹主动脉矢状切面图、正中线偏右通过下腔静脉矢状切面图。

（2）左肝横向扫查　探头置于剑突下,进行一系列左肝横断面扫查。如剑突下左肝横断面扫查显示左肝门静脉"工"字形结构及其分支。

（3）肝脏右肋间扫查　患者仰卧位或右前斜位,探头放置在右侧不同肋间上,作一系列右肝斜切面检查。

（4）肝脏右肋缘下斜向扫查　患者仰卧位或右前斜位,探头置于肋缘下,声束指向头侧,可清楚显示较大视野的肝脏图像、第二肝门图像及彩色多普勒血流图像。

（5）肝脏右侧冠状扫查　主要显示肝脏右前叶和右后叶的冠状切面。

3.正常肝脏声像图常用标准切面

（1）肝脏基本矢状切面　①肝-腹主动脉矢状切面;②肝-下腔静脉矢状切面;③肝胆矢状切面;④肝肾矢状切面。

（3）肝脏基本横断面和斜断面　①肝左叶斜断面;②经第一肝门横切面;③经第二肝门斜切面。

4.肝脏的分叶分段　五叶八段:1 段——肝尾叶;2 段——左外叶上段;3 段——左外叶下段;4 段——左内叶;5 段——右前叶下段;6 段——右后叶下段;7 段——右后叶上段;8 段——右前叶上段

5.正常肝脏超声表现

（1）肝脏的大小和形态　肝脏左叶的长度正常范围在 4~7 cm,厚度正常范围 4~8 cm;右叶厚度多与胸廓前后径有关,为 8~10 cm,右叶的长度为 12~14 cm;肝右肋下斜径,通常在 12~14 cm。

（2）肝脏包膜及边角回声　前包膜呈均匀光滑的细线状回声,膈面回声呈弧形中等强回声,左肝边缘的角度为小于45°的锐角,右叶的下缘角度较钝,小于75°。

（3）肝脏内部回声　正常肝脏内部回声由细小、弥漫性点状回声组成。点状回声分布均匀,辉度强弱接近,肥胖者因脂肪的衰减较大,肝区深部的回声异常稀少。

（4）肝内的血管网络结构　清楚显示正常肝内具有门静脉、肝静脉及其分支结构,肝内胆管沿门静脉呈细小管状分布。肝门处可显示胆总管、肝动脉、门静脉各结构,正常肝内胆管因管径细小不易显示,当胆内胆管扩张时,可显示其管道结构。

6.正常肝脏的超声测量

（1）肝右叶最大斜径　以肝右静脉注入下腔静脉的肋下肝缘斜切面声像图为标准,测量得到肝脏的上缘与膈肌的最大垂直距离,即为肝右肋下斜径,正常为 12~14 cm。

（2）左半肝厚度和长度　以通过腹主动脉的矢状纵切声像图作为测量左半肝厚度和长度的标准切面,尽可能显示膈肌,正常测值为左半肝厚度（包括尾状叶）前后径为 4~8 cm,长度上下径为 4~7 cm。

（3）肝右叶长度和厚度　探头放置在右锁骨中线取肝肾切面,患者吸气末屏气,完整的显示肝右叶纵断面和肝右静脉,测量肝脏的上下缘间距为右叶的长度,12~14 cm,肝脏的前后缘间距为右叶的厚度 8~10 cm。

【思考与练习】

1.正常肝脏的超声检查方法和通用的五叶八段的分叶分段法。

2.标准切面获得方法和声像图表现。

任务二　肝脏疾病超声诊断

【实训目标】

通过实训读图或见习,学会肝脏常见疾病,如肝囊肿、脂肪肝、肝硬化、肝癌的超声诊断与鉴别。

【知识目标】

1.掌握脂肪肝、肝硬化、肝囊肿的超声表现与鉴别诊断。

2.熟悉原发性肝癌和肝血管瘤的超声表现与鉴别诊断要点。

3.了解多囊肝、肝囊肿的超声表现与鉴别诊断。

【能力目标】

能够熟练掌握脂肪肝、肝囊肿的超声诊断,基本认识肝硬化、肝癌的诊断与鉴别诊断。

【素质目标】

通过实训练习,提高学生的学习兴趣,养成自主学习习惯,建立良好的团队协作精神,具备独立诊断肝脏常见疾病的诊断能力。

【实训器材】

1.多种型号超声诊断仪（B 型,彩色多普勒）、各种类型探头,检查床,耦合剂等。

2.肝脏常见疾病的病例幻灯片、录像带等。

【实训步骤】

1. 通过肝脏常见典型病变的超声图片讲解或到医院见习示教,讲述其声像图特点,诊断方法、步骤以及鉴别诊断要点;让学生对不同疾病声像图的表现及特点有一真实感受,注意对患者的尊重和保护,融关爱患者的理念于教学实践中。

2. 病例讨论,通过典型病例的读图分析,讨论肝脏疾病的超声诊断特点。

3. 指出和纠正学生在描述讨论过程中可能出现的问题和错误,重申探测注意事项和分析疾病的方法和步骤,以提高学生操作能力和分析、诊断疾病的水平。

【结果与讨论】

1. 脂肪肝 ①肝脏体积增大,形态饱满,肝包膜光滑,边缘处圆钝。②肝内实质回声增多增强,前半部分(近场)回声呈弥漫性密集的细小光点,回声增强称为"明亮肝";后部(远场)回声衰减,整个肝区内透声较差,呈云雾状改变。肝脏后方轮廓回声亦显著减弱,甚至极难观察到。③肝内血管变细,管腔消失导致肝内管道回声明显减少。

2. 肝硬化 ①肝脏体积缩小,形态失常,包膜增厚,表面凹凸不平,呈锯齿状或波浪状,肝角变钝不光滑。②肝实质回声弥漫性增强,光点增粗,呈短线样,分布不均匀,呈"网格状"。其间类似小结节样低回声。③肝静脉受挤压内径变细或粗细不匀、走向僵直、行径迂曲,甚至因闭塞而消失。门静脉主干增宽,内径>13 mm,分支减少、扭曲呈"残根"样。④门静脉高压后,胆囊静脉回流受阻,胆囊壁水肿增厚,呈"双边征"。⑤脾脏肿大,实质回声增强,脾静脉迂曲、扩张,脾门区内径大于 7 mm。⑥门脉高压及侧支循环建立:脐旁静脉重新开放、胃左静脉扩张、迂曲。⑦腹水:少量时仅在肝脏周围、肝肾隐窝、膀胱直肠凹陷或子宫直肠窝内见少量无回声暗区;大量腹水时,腹腔内见大量无回声,可见肠管漂浮于液性暗区内。⑧彩色多普勒血流显像:肝静脉主干血流增宽,流速减慢,色彩变慢。

3. 肝囊肿 典型的肝囊肿表现为肝内出现圆形或椭圆形无回声区,囊壁薄而均匀、光滑,与周围肝境界清楚,囊肿后壁及后方回声增强,两侧常伴有内收的边界声影或两侧壁失落征象。囊肿可单个或多个散在分布,形态可有不规则。较大的囊肿可有分隔或呈多房现象。

4. 多囊肝 典型的多囊肝表现为肝脏不均匀性增大,形态失常,肝表面包膜回声凹凸不平不光滑。肝脏内部可见多个大小不一的圆形、类圆形或形态不规则的液性暗区,直径在数毫米至数厘米不等。肝实质回声增粗、增强,有较多"小等号"样回声,严重者囊肿之间无正常肝实质回声。轻型的多囊肝肝脏轻至中度肿大,形态可大致正常,肝内可见数目较多的囊肿回声,但肝内管道结构尚能辨认。多囊肝常合并肾、脾、胰的多囊性改变。

5. 肝癌 ①巨块型:可为单独的巨块,或由许多密集结节融合而成,肿块常呈圆形,直径一般在 10 cm 以上,中心强回声,发生在右叶者为多,有时在其邻近有小的散在卫星结节。巨块癌易发生坏死、液化、破裂、出血。②结节型:可为单个或多个结节,边界清晰,周围多见低回声晕圈。癌结节与周围肝组织的分界不如巨块型明显,大多伴有严重肝硬化。③弥漫型:肝脏增大,形态失常,表面不规则,并可见高低不平整现象。肝实质回声强弱不一,分布不均匀,或呈不规则斑块状分布。肝内血管减少、杂乱。④小肝癌:肿块小于 30 mm,内部回声较弱,边界清晰,周边有低回声声晕。

【思考与练习】

1. 脂肪肝、肝硬化、肝囊肿的超声表现与鉴别诊断。

2. 原发性肝癌和肝血管瘤的超声表现与鉴别诊断要点。

3. 多囊肝、肝囊肿的超声表现与鉴别诊断。

任务三　胆囊和胆管超声探测技术

【实训目标】

通过实训学会胆囊及胆管的探测前准备、探测体位、探测途径及探测方法;掌握胆囊和胆管标准切面的声像图表现。

【知识目标】

1. 掌握胆囊及胆管的探测前准备、探测体位、探测途径及探测方法。

2. 掌握各探测途径中标准切面的声像图表现。

3. 了解探测时超声诊断仪的调节。

【能力目标】

能够严格遵守超声诊断室工作规范并基本能够独立操作诊断仪,可以完成胆囊和胆管的各探测途径中标准切面的声像图。

【素质目标】

通过实训练习,使学生养成自主学习习惯。培养学生良好的团队协作精神。并能够正确灵活运用实际工作所必需的基础理论、基本知识和基本技能,具备独立从事本专业工作的实际能力。

【实训器材】

多种型号超声诊断仪、各种类型探头,检查床,耦合剂等。

【实训步骤】

1. 演示讲解正常胆囊及胆管的探测方法、胆道系统的超声测量注意事项。

2. 结合超声诊断仪的使用,讲解从不同途径探测各标准切面声像图的步骤及方法,让学生对各标准切面声像图的表现及特点有一真实感受,理解胆囊和胆管超声诊断探测注意事项及操作规程。

3. 学生分组上机操作实训。

(1)认识肝内胆管在 Clisson 系统中的关系。

(2)体会胃肠气体干扰对肝外胆管下段超声探测的影响。

(3)感受不同探测体位及途径对胆囊及胆管超声探测标准切面的影响。

（4）分析空腹状态对胆囊及胆管超声探测的意义。

（5）理解超声诊断仪的调节在胆囊及胆管超声探测中的价值。

4.教师巡回辅导纠错、答疑。

【结果与讨论】

1.胆囊与胆管的探测方法和途径

（1）检查前准备　①检查前,患者须禁食 8 h 以上。②检查前 3 d 停服利胆药,不吃或少吃易产气食物,24 h 内严禁高脂餐。③应先安排超声检查,或在 X 线胃肠造影 3 d 后,胆系造影 2 d 后再做超声检查。④横结肠内容物和气体较多而干扰胆囊、胆管的成像和观察时,可灌肠排便后检查;肠道胀气严重者可于检查前 1 d 服用消胀片或缓泻剂。⑤急诊患者不受以上条件的限制,可在密切观察下及时进行检查。

（2）仪器选择　单纯二维超声及多功能超声诊断仪,凸阵探头,探头频率一般成人 3.0 ～ 3.5 MHz,儿童及消瘦患者宜用 5.0 MHz 凸阵探头。根据病变部位的深浅,选用远、中、近不同深度的聚焦条件。

（3）检查体位　①一般采用仰卧位,患者平卧,腹部放松,充分暴露上腹。将右上肢上抬,手放在头下,使肋间隙增宽便于检查。②左侧卧位,使肝脏、胆囊向左移动,有助于胆道的显示。③半卧位是当胆道积气时采用的体位,嘱患者饮水 500 ～ 1 000 mL,观察胆道内气体声像图的变化,有利于胆道内瘘的诊断。④边检查边侧动体位,一般先采用平卧位检查,然后向左侧移动,有利于观察胆囊结石向重力方向移动的情况。

（4）检查方法

1）胆囊　首先患者取 45°右前斜位,嘱其深吸气后屏气,于肋缘下进行纵切及横切扫查,纵切时可显示胆囊长轴切面,测量长径和前后径,横切时显示胆囊横切面,测量胆囊横径;然后嘱患者呼气后屏气,沿肋间斜切,此时可清晰显示胆囊颈部等结构。

2）肝内外胆管　①肋缘下显示胆囊长轴切面后将探头稍向左上方逆时针转动即可清晰显示胆总管长轴切面,通常位于门静脉前方,二者之间还可见小圆形的肝动脉横断面,加彩超显示后可明确鉴别无血流信号的胆总管和彩色血流充盈的动、静脉。②观察左肝内胆管时,于深吸气后在剑突下横切,探头指向患者头侧,可显示左肝内"工"字形的门静脉矢状部及其分支,左肝管若扩张可见垂直跨过矢状部的管状无回声结构;观察右肝管时,于呼气后沿右肋间隙斜切可于门静脉右支旁显示伴行的右肝内胆管。必要时可加用彩超区分肝内门脉、代偿性增粗的肝动脉及扩张的左、右肝管等,以免混淆。

（5）正常声像图

1）胆囊纵切面呈梨形,但个体差异大,横切面呈圆形或椭圆形。

2）胆囊轮廓清晰,囊壁呈亮线状,厚薄一致,光滑、整齐。

3）胆囊腔内为无回声暗区,后壁及胆囊后方回声增强。

4）正常胆囊长径一般不超过 9 cm,前后径多数不超过 4 cm,胆囊壁厚度不超过 3 mm。

5）肝内胆管:左、右肝管分别走行于肝门静脉左、右支前方,呈细管状无回声,正常肝内胆管内径小于 2 mm。

6）肝外胆管:①肝总管,直径约 0.4 ～ 0.6 cm。②胆囊管,直径 0.2 ～ 0.3 cm。③胆总

管,长 4 ~ 8 cm,直径 0.6 ~ 0.8 cm,管壁厚 2 ~ 3 mm;胆总管依行程可分为四段:十二指肠上段、十二指肠后段、胰腺段、十二指肠壁内段。

【思考与练习】

1. 胆囊及胆管的探测前准备、探测体位、探测途径。

2. 胆囊及胆管的探测方法。

3. 正常胆囊与胆管超声表现。

任务四　胆囊及胆管疾病超声诊断

【实训目标】

通过实训读图或见习,掌握胆囊炎、胆囊结石、胆囊息肉的超声诊断。

【知识目标】

1. 掌握胆囊炎、胆囊结石及胆囊息肉的声像图表现。

2. 熟悉胆囊癌、阻塞性黄疸、胆管癌及胆道蛔虫病的声像图表现。

3. 了解先天性胆总管囊状扩张的声像图表现。

【能力目标】

能够熟练进行胆囊炎、胆囊结石、胆囊息肉的超声诊断分析与鉴别。

【素质目标】

通过实训练习,提高学生的学习兴趣,养成自主学习习惯,建立良好的团队协作精神和爱护仪器设备的职业素质,具备独立从事本专业工作的实际能力。

【实训器材】

1. 多种型号超声诊断仪(B 型,彩色多普勒)、各种类型探头,检查床,耦合剂等。

2. 胆囊常见典型疾病的病例幻灯片、录像带等。

【实训步骤】

1. 教师示教或演示诊断胆囊炎、胆囊结石、胆管结石及胆囊息肉等疾病的超声诊断方法,复述临床上常见的疾病(胆囊炎、胆囊结石、胆管结石及胆囊息肉等)示教重点内容,指出其声像图特点,诊断方法、步骤以及鉴别诊断要点;简要介绍胆囊癌、胆道蛔虫病的超声表现与鉴别诊断要点。

2. 病例讨论,通过典型病例的读图分析,讨论疾病的超声诊断特点。

3. 指出和纠正学生在描述讨论过程中可能出现的问题和错误,重申探测注意事项和分析疾病的方法和步骤,以提高学生操作能力和分析、诊断疾病的水平。

【结果与讨论】

1. 胆囊结石

（1）典型表现　①在胆囊液性暗区内出现恒定的团块状强回声；②在强回声体后方伴有声影；③强回声体可沿重力方向移动。

（2）非典型表现

1）胆囊内充满结石：正常胆囊液性暗区消失，表现为囊壁-结石-声影三联征（"WES"征），即胆囊壁呈高回声，胆囊腔内呈弧形强回声带，伴后方宽大清晰的声影，强回声带与胆囊壁回声之间有窄的暗带。胆囊后半部和后壁轮廓完全不显示。

2）胆囊泥沙样结石：胆囊内多个细小的强回声光点群，沉积于胆囊后壁内面，可随体位改变而移动，其后方伴有声影。若颗粒较小、沉积层较薄，仅表现为后壁线粗糙，回声较强。

3）胆囊颈部结石：胆囊颈部可见强回声团伴有声影，改变体位强回声团不依重力方向移动，当颈部结石嵌顿时，胆囊肿大。

4）胆囊壁结石：胆囊壁内可见多个 2～3 mm 大小的强回声斑点，后方伴有声影，呈"彗星尾"征，体位改变时不移动。

2. 急性胆囊炎

（1）单纯性胆囊炎　胆囊形态饱满，轻度增大，以横径增大为主，囊壁轻度增厚或模糊，囊内透声尚好，探头加压时胆囊有触痛。

（2）化脓性胆囊炎　①胆囊显著增大，张力增高，胆囊形态常呈圆形或椭圆形；②胆囊轮廓线模糊，囊壁弥漫性增厚，中间为弱回声带，黏膜面和浆膜面回声较强而构成"双边"征，厚度>3 mm；③囊内胆汁透声差，常见斑点状回声或形态不规则的絮状回声团的积脓表现；④探头加压可触及胆囊区疼痛。

（3）坏疽性胆囊炎　穿孔后的胆囊缩小，形态不规整；囊壁模糊不清，可有局部膨出、缺损或与周围组织界限不清的脓肿回声；囊内透声差，可呈不均质低回声。

3. 慢性胆囊炎

（1）初期轻型胆囊炎声像图无特殊表现，一般不做超声诊断。

（2）病情较重时胆囊壁增厚>3 mm，边缘稍粗糙，回声增强。当胆囊与周围粘连萎缩时，轮廓及内腔均变得模糊不清。

（3）胆囊体积的改变。部分病例胆囊萎缩，胆囊体积明显缩小，囊腔变窄，胆汁充盈差；另一部分病例出现胆囊积液，胆囊明显肿大，张力增高，囊壁薄而光滑。

（4）胆囊内可见中等或较低的沉积性浓稠胆汁回声，呈点状、条状或云雾状，无声影，改变体位可见缓慢移动和变形，即为稠厚胆汁或炎性沉积物的声像；合并有结石存在囊内可见强回声团；如胆囊萎缩，囊腔内充满结石表现为囊壁-结石-声影三联征。

（5）脂餐试验后，超声观察胆囊收缩功能差或丧失。

4. 胆囊息肉

（1）胆囊大小正常，轮廓清晰，胆汁透声好。

（2）胆囊壁出现向胆囊腔内突出的实质性团块状回声，边界清晰、光滑，其直径常在 1 cm 以内，无声影。

（3）该团块状回声不随体位改变而移动。

（4）胆囊壁光整，厚度无明显变化。

5. 胆囊癌

（1）病灶较小时，可呈乳头状或伞状肿块突入囊腔，基底宽，表面不平整；或胆囊壁呈局限性或弥漫性不规则增厚。病变增大时，胆囊呈现为一个低回声或回声不均的实性肿块，胆囊肿大，正常液性暗区消失；或在胆囊内充满不均匀的斑点状回声，其内有时可见结石的强回声团伴声影。

（2）当癌肿浸润肝脏时，胆囊和肝脏的正常回声带中断或消失。

（3）胆囊癌的声像图根据不同的病变特点和发展阶段，大致可分为：①小结节型，②蕈伞型，③厚壁型，④混合型，⑤实块型。

【思考与练习】

1. 胆囊炎、胆囊结石的声像图表现。

2. 胆囊癌和胆囊息肉的鉴别诊断。

任务五　脾脏超声诊断

【实训目标】

通过实训，学会脾脏超声扫查的常用体位、扫查方法；掌握各个切面脾脏正常声像图表现及标准脾脏测量，能够独立进行脾脏常见疾病的超声诊断。

【知识目标】

1. 掌握脾超声扫查的常用体位、扫查方法。

2. 掌握脾脏正常声像图表现及标准脾脏测量方法。

3. 掌握脾脏肿大、脾破裂的超声诊断。

【能力目标】

能够严格遵守超声诊断室工作规范并基本能够独立操作超声诊断仪对脾脏进行超声诊断。

【素质目标】

通过实训练习，提高学生的学习兴趣，养成自主学习习惯，建立良好的团队协作精神和爱护仪器设备的职业素质，具备独立从事本专业工作的实际能力。

【实训器材】

1. 多种型号超声诊断仪、各种类型探头，检查床，耦合剂等。

2. 脾脏疾病的超声病例、图片、幻灯片等。

【实训步骤】

1. 教师演示脾脏扫查的常用切面，讲解正常脾脏声像图表现。根据病例资料进行正常脾脏及相关脾脏疾病的超声表现讲解。

2. 学生分组上机操作实践。同学之间互相检查，教师巡回辅导，播放多媒体教学资料片,识别不同疾病的声像图表现。

【结果与讨论】

1.正常脾脏声像图

(1)外形及轮廓　正常脾脏经左肋间斜切面扫查呈半月形,轮廓清晰,表面光滑整齐。外侧缘呈向外突的弧形,内侧缘中部向内凹陷,为脾门,可见有数条管状无回声区通过,主要为脾静脉,有时尚可见有较细小模糊而带搏动的管状回声,则为脾动脉。脾静脉内径一般不超过 8 mm。彩色多普勒则能显示脾动、静脉的血流及其流速。

(2)脾实质回声　正常脾实质呈低回声区,分布均匀,强度一般稍低于正常肝组织,脾内小血管常不易显示。

(3)副脾　脾门区或胰尾部可发现一个或多个边界清晰,包膜完整,内部回声强度、密度和分布情况与脾脏类似的低回声结节,多呈类圆形。常易误诊为脾门淋巴结或肿瘤。但很小的副脾往往难以显示。彩色多普勒有时可显示脾动脉分支进入副脾内。

2.正常脾脏的超声测量

(1)脾脏长度　通过脾脏肋间斜切面上测量,由脾下极最低点到上极最高点间的距离,即为脾脏长度,正常值范围为 8 ~ 12 cm。

(2)脾脏厚度　通过肋间斜切面显示脾门及脾静脉,测量脾门至脾对侧缘的径线,即为脾的厚度,正常值范围男性不超过 4 cm,女性不超过 3.7 cm。

3.脾肿大

(1)左肋缘下探及肿大的脾脏实质性图像,随呼吸而上下移动。

(2)脾脏的厚度超过 4 cm,或脾脏长度超过 12 cm。

(3)仰卧位时,脾脏上极接近或超过脊柱左侧缘。

(4)脾实质回声改变可呈多样性,无特异性。

(5)结合临床对脾肿大程度进行分类。

1)脾脏轻度肿大:脾脏形态一般正常,各径线长度可稍有增加,在仰卧位平吸气时,肋缘下刚可探及脾脏,深吸气时,脾下缘在肋缘下 2 ~ 3 cm。

2)脾脏中度肿大:脾脏失去正常形态,各径线测值明显增加,深吸气时,脾下缘在肋缘下超过 3 cm,直至平脐。

3)脾脏重度肿大:脾脏失去正常形态,两极处轮廓圆钝,脾门切迹消失,周围脏器可被肿大脾脏推挤而向四周移位。脾下缘超过脐孔水平,有的甚至可达盆腔。

4.脾破裂

(1)包膜下破裂　脾脏肿大、变形。包膜光滑、完整。包膜下血肿部位可见局限性无回声区,扁长形或月牙状环抱脾实质。其间可有细点状回声。当血肿较大或内部压力较高时,脾实质可有凹状压痕。

(2)中央型破裂　脾外形不同程度增大,轮廓清楚、光整。实质内回声不均,可见不规则的回声增强或减低区。有血肿形成者,脾实质内可见不规则无回声区。

(3)脾真性破裂　脾增大,形态失常,包膜光带连续性中断。破裂处回声杂乱,形态不规则、边界不清,内有带状强回声。脾周围血肿呈脾周低回声带,内可见较多光点回声。腹腔内积血,肝肾间隙、脾肾周围等细带状无回声。

【思考与练习】

1. 正常脾脏的测量方法及正常值是什么？
2. 弥漫性脾肿大的分度标准是什么？
3. 简述脾破裂的超声表现。

任务六　胰腺超声探测技术

【实训目标】

通过实训,基本掌握胰腺超声探测手法和正常声像图表现。

【知识目标】

1. 掌握胰腺超声扫查体位、扫查方法。
2. 掌握胰腺正常表现及相邻解剖关系。
3. 了解胰腺常见疾病的声像图表现。

【能力目标】

基本能够独立扫查胰腺并分析识别其相邻解剖结构。

【素质目标】

通过实训练习,提高学生的学习兴趣,养成自主学习习惯,建立良好的团队协作精神和爱护仪器设备的职业素质,具备独立从事本专业工作的实际能力。

【实训器材】

多种型号超声诊断仪、各种类型探头,检查床,耦合剂等。

【实训步骤】

1. 教师演示胰腺扫查的常用切面,讲解正常胰脏声像图表现。根据影视教学资料进行正常胰脏及相关胰腺疾病的超声表现讲解。

2. 学生分组上机操作实践。同学之间互相检查,教师巡回辅导,播放多媒体教学资料片,识别不同疾病的声像图表现。

【结果与讨论】

1. 扫查方法和标准切面

(1)经上腹部第1、第2腰椎横切面扫查　自剑突开始慢慢向足侧移动探头,在脐上5~10 cm 范围可找到带状的胰体及脾静脉回声。脾静脉、肠系膜上动脉及腹腔动脉干是定位胰腺的主要血管标志。

(2)上腹部纵切面扫查　于剑突下正中线作纵切扫查,先找到体部纵断面,然后连续移至胰头部再慢慢向胰尾进行连续扫查,观察图像变化。

2. 正常胰腺的测量　以前后径(即厚度)为准,胰头为 15 ~ 25 mm;胰体为 10 ~

15 mm;胰尾为 10～25 mm(视胰腺形态而定)。测量标志分别为:下腔静脉前方、肠系膜上动脉前方和脊柱左侧缘。

3.胰腺正常声像图

(1)经上腹部第1、第2腰椎横切面扫查显示　胰体呈轻度向前突出的带状结构,轮廓光滑整齐;实质回声略高于或等于正常肝脏实质回声,分布均匀,胰腺中央部可见主胰管通过,呈直线状或平行管状。

(2)上腹部纵切面扫查显示　胰头位于肝左叶与下腔静脉之间,呈椭圆形;胰体呈三角形,在胃与腹主动脉、肠系膜上动脉之间;胰尾在与左肾的夹角处。

4.急性胰腺炎

(1)胰腺肿大。

(2)胰腺内部回声改变。早期由于充血、水肿,胰腺实质呈均匀的低回声,后缘可见回声增强。当发生出血坏死时,则表现为回声强弱不均,实质内既有斑片状强回声,也有片状低回声;出血严重时积血区呈无回声。

(3)主胰管正常或均匀性扩张,内径大于 3 mm。

(4)继发性改变。胰腺周围弱回声区;胆系异常;腹水、胸水;胰腺显著增大;胰腺区呈气体强回声反射。

5.胰腺癌

(1)胰腺肿大多呈局限性,若癌肿广泛浸润时,可使整个胰腺肿大失去常态。

(2)胰腺轮廓不规则,凹凸不平,癌组织向周围呈蟹足样或花瓣样浸润。

(3)胰腺内部回声多数为低回声,夹杂有散在不均匀的点状、块状强回声,当癌瘤内部有坏死时,则可见不规则无回声区。

(4)后方回声减弱或部分消失。

(5)癌肿较大时,可压迫周围脏器使其受压移位或引起梗阻,如胆管扩张、胰管扩张,门静脉受压等。

(6)晚期可出现周围淋巴结转移和肝转移声像。

【思考与练习】

1.正常胰腺超声探测手法及声像图表现

2.急性胰腺炎的超声诊断意义。

3.胰头癌的超声表现。

(李　拓　杜玲玲　刘敬荣)

项目十　泌尿及男性生殖系统超声检查

任务一　泌尿及男性生殖系统超声探测技术

【实训目标】

通过实训,学会泌尿及男性生殖系统超声检查的方法,掌握正常声像图表现。

【知识目标】

1.掌握肾脏、输尿管、膀胱、前列腺的检查方法和正常声像图表现。

2.熟悉阴囊的超声检查方法和正常声像图表现。

【能力目标】

能够严格遵守超声诊断室工作规范并基本能够独立对泌尿系统进行常规的超声检查。

【素质目标】

通过实训练习,提高学生的学习兴趣,养成自主学习习惯,建立良好的团队协作精神和爱护仪器设备的职业素质,具备独立从事本专业工作的实际能力。

【实训器材】

多种型号超声诊断仪、各种类型探头,检查床,耦合剂等。

【实训步骤】

1.教师演示肾脏、输尿管、膀胱、前列腺、阴囊扫查的常用切面,讲解正常肾脏、输尿管、膀胱、前列腺、阴囊正常声像图表现。

2.学生分组上机操作实践。同学之间互相检查,教师巡回辅导,让学生对各标准切面声像图的表现及特点理解和掌握,感受不同探测体位及途径对泌尿系统超声探测标准切面的影响。

【结果与讨论】

1.检查前准备　肾脏检查一般均不需作特殊准备,急重患者也可检查。但在检查输尿管、膀胱、前列腺及盆腔时须充盈膀胱后检查。探测肾血管和了解肾肿瘤有无转移时,则须空腹进行。

2. 检查体位及方法

（1）仰卧位侧腰部冠状切面扫查　获得肾脏长轴断面显示肾门后，观察肾盂、肾盂输尿管移行处及输尿管上段有无病变，显示欠清晰时可结合俯卧位检查。

（2）仰卧位经前腹壁探查　经前腹壁沿输尿管走行方向自上而下行纵切扫查，追踪观察输尿管腹段。

（3）仰卧位下腹部探测　髂动脉前方的输尿管最为表浅，向下渐深，进入盆腔深处。两侧下腹部探测输尿管时常须加压以减少肠气干扰。

（4）仰卧位下腹部经膀胱探测　经下腹部耻骨联合上方做一系列纵断和横断扫查，顺序连续观察整个膀胱，横向扫查膀胱三角区显示输尿管下段有无异常。

3. 正常肾脏超声表现

（1）二维超声表现　肾脏轮廓线明亮而光滑，肾外周部分为肾实质，呈低回声，强度稍低于肝脾实质回声。中心部为集合系统，呈密集的强回声区，宽度占肾脏厚度的1/3 ~ 1/2。

（2）彩色多普勒表现　肾脏内动静脉相伴行呈红、蓝相间树枝状分布。肾动脉显示为红色，静脉显示为蓝色。

4. 正常输尿管、膀胱声像图表现

（1）正常输尿管位置较深且内径细窄，各部的内径也不相同，一般处于闭合状态，超声检查不易显示。大量饮水使膀胱高度充盈后，输尿管处以充盈状态时，可显示 2 ~ 5 mm 的细管状无回声区。超声可观察输尿管口喷尿情况，间接判断输尿管有无完全梗阻。

（2）正常膀胱充盈时，横切呈椭圆形或圆形，纵切呈圆钝的三角形无回声暗区。膀胱壁为光滑完整的高回声光带，厚度 1 ~ 3 mm，膀胱后壁及后方回声明显增强。

5. 正常前列腺超声表现

（1）前列腺横切呈左右对称的边缘圆钝的三角形或椭圆形，纵切面略呈锥形。内腺呈低水平回声，外腺呈中强回声，包膜回声呈形态整齐的增强光带。

（2）纵切前列腺底部可见尿道内口呈微小凹陷，尿道前列腺部一般难以显示，其周围组织回声稍低。

（3）前列腺的正常测值宽径应小于 4 cm，长径小于 3 cm，厚径小于 2 cm。

6. 阴囊和睾丸正常声像图

（1）阴囊皮肤回声较强，鞘膜壁层光滑。阴囊皮肤和肉膜厚度随温度变化，正常厚度为 3 ~ 6 mm 不等。

（2）正常睾丸表现为卵圆形低回声区，大小约 4 cm×3 cm×2 cm，包膜回声光带清晰，为一细窄的整齐环状回声，内部光点密集、细小，分布均匀，可见血管结构。

（3）睾丸后上方为附睾，呈半月形或新月形，回声与睾丸相似或略低，光点稍粗。

（4）彩色多普勒显示睾丸实质内可见少许点状或条状彩色血流信号。

【思考与练习】

1. 正常肾脏、输尿管、膀胱、前列腺、阴囊的超声表现。

2. 正常肾脏的超声测值。

任务二 泌尿及男性生殖系统疾病超声诊断

【实训目标】

通过实训,能够独立诊断肾结石、肾积水、肾囊肿等常见的疾病。

【知识目标】

1. 掌握肾结石、肾积水、肾囊肿的超声诊断与鉴别。

2. 熟悉肾癌、输尿管囊肿、膀胱肿瘤、睾丸扭转的超声表现。

3. 了解前列腺增生、隐睾的超声改变。

【能力目标】

能够独立进行肾结石、肾积水、肾囊肿的泌尿系统常见疾病的超声诊断分析与鉴别。

【素质目标】

通过实训练习,提高学生的学习兴趣,养成自主学习习惯,建立良好的团队协作精神和爱护仪器设备的职业素质,具备独立从事本专业工作的实际能力。

【实训器材】

1. 多种型号超声诊断仪、各种类型探头,检查床,耦合剂等。

2. 泌尿及男性生殖系统疾病的超声病例、图片、幻灯片等。

【实训步骤】

1. 通过常见典型病变的超声图片讲解或医院见习示教,讲述泌尿系统常见疾病的声像图特点,诊断方法、步骤以及鉴别诊断要点;让学生对不同疾病声像图的表现及特点有一真实感受,注意对患者的尊重和保护,融关爱患者的理念于教学实践中。

2. 病例讨论,通过典型病例的读图分析,讨论疾病的超声诊断要点。

3. 指出和纠正学生在描述讨论过程中可能出现的问题和错误,重申探测注意事项和分析疾病的方法和步骤,以提高学生操作能力和分析、诊断疾病的水平。

【结果与讨论】

1. 单纯性肾囊肿 肾实质内有无回声,呈圆形或椭圆形的囊肿,边界整齐、光滑、壁薄,有后方回声增强,囊肿向外可凸出于肾表面,向内可压迫肾窦回声。

2. 肾积水

(1)肾窦回声(集合系统)分离 肾盏和肾盂积水后,其内滞留的尿液使肾窦回声推开,出现无回声的液性区,液性区的大小、形态与肾积水的容量、类型和严重程度密切相关。

(2)肾脏形态增大 中度以上肾积水,有肾形增大。轻度肾积水,肾形无明显改变。

(3)肾实质萎缩变薄 轻度和中度肾积水,肾实质无明显改变。重度肾积水,肾实质变薄。

3.肾结石

(1)典型声像表现肾集合系统内可见强回声光团,后方伴随声影。

(2)结石可单发或多发,肾大盏漏斗部和肾盂输尿管连接处结石可引起阻塞上游积水。

4.输尿管结石

(1)输尿管内可探及强回声光团,后方伴声影。

(2)强回声光团部位以上的输尿管及肾盂扩张。

(3)完全性梗阻时患侧输尿管开口处无喷尿现象。

5.膀胱肿瘤

(1)膀胱无回声区内有一实质性肿块自某一侧壁突入。

(2)分化良好的乳头状瘤在充盈的膀胱内呈清晰的菜花样或乳头状,膀胱壁回声连续性好,肌层回声清晰,未受破坏。有蒂肿瘤在改变体位或拍击膀胱时,肿瘤会在尿液中晃动。

(3)恶性乳头状癌基底宽广,侵犯肌层使膀胱壁回声中断、模糊。凸入膀胱内瘤体边缘毛糙或呈分叶状。

(4)肿瘤可阻塞输尿管开口,引起肾盂积水,输尿管扩张。

(5)膀胱肿瘤,彩色多普勒可见肿瘤内部尤其恶性肿瘤内丰富的彩色血流信号,自膀胱壁进入肿瘤内,并可录及高速动脉血流频谱。

6.膀胱结石

(1)膀胱暗区内可见一个或多个强回声光团,呈卵圆形或不规则形,后方伴明显声影。

(2)光团可随体位改变而向重力方向移动。

(3)结石合并感染时,局部膀胱壁黏膜面粗糙或层次模糊。

【思考与练习】

1.肾盂积水与肾囊肿的超声表现与鉴别诊断。

2.泌尿系统结石的超声表现。

3.前列腺增生的声像图特征。

　　　　　　　　　　　　　　　　　　　　　　　(李　拓　刘宝治　李　夏)

项目十一　妇产科超声检查

任务一　妇科超声探测技术

【实训目标】

通过实训学会子宫、附件经腹部超声检查方法,掌握正常子宫、卵巢超声表现,了解经阴道超声探测方法。

【知识目标】

1.掌握子宫、附件经腹部超声检查方法及注意事项。

2.掌握正常子宫、卵巢超声表现。

3.了解超声在妇科检查中的临床应用价值。

【能力目标】

能够独立进行子宫、卵巢的常规标准切面的扫查,并对其声像图进行正确观察与分析。

【素质目标】

通过实训练习,提高学生的学习兴趣,养成自主学习习惯,建立良好的团队协作精神和爱护仪器设备的职业素质,具备独立从事本专业工作的实际能力。

【实训器材】

多种型号超声诊断仪(B型,彩色多普勒)、各种类型探头,检查床,耦合剂等。

【实训步骤】

1.演示讲解正常妇科的探测方法及注意事项。

2.结合超声诊断仪的使用,讲解从不同途径探测各标准切面声像图的步骤及方法,让学生对各标准切面声像图的表现及特点有一真实感受,理解妇科超声诊断探测注意事项及操作规程。

3.学生分组上机操作实践。

(1)重复老师示教的内容。

(2)观察是否能达到仪器调节的最佳标准要求。

（3）感受不同探测体位与途径对超声探测标准切面的影响。

（4）认识正常妇科声像图表现、尝试正常妇科超声测值实践测量。

4.教师巡回辅导纠错，对学生提出的疑点、难点作以讲解。

【结果与讨论】

1.检查方法

（1）经腹壁扫查法

1）仪器探头多为 3.5 MHz 或 5.0 MHz。

2）检查前须充盈膀胱，排空大便。适当充盈膀胱，以能够显示子宫底部为标准。

3）体位：经腹壁扫查通常采取仰卧位，有时为探查清楚可采取侧卧位或头低臀高位。

（2）经阴道扫查法

1）阴道探头多为 5.0～7.5 MHz。

2）检查前患者必须排空膀胱，使膀胱处于无尿或轻度充盈的状态。

3）体位：经阴道扫查多取膀胱截石位。

（3）阴道超声检查特点

1）优点：①探头频率及分辨力高，盆腔器官的声像图显示清晰，特别适合观察子宫和附件的细小结构，如卵巢卵泡的监测、早期异位妊娠、早早孕等观察。②不必充盈膀胱，盆腔器官处于自然状态。③肥胖患者经阴道超声检查时，因探头紧贴穹隆，声束吸收少，无明显衰减。

2）局限性：①远区显示欠清，对中、晚期妊娠及较大盆腔肿块或子宫肌瘤，经阴道超声不能显示全貌，须用经腹部超声检查。②因阴道探头必须放入阴道内进行操作，对未婚妇女、月经期、阴道畸形、生殖器炎症者不宜使用。

2.正常声像图

（1）子宫

1）前位子宫纵切呈梨形，后位子宫纵切呈球形。子宫横切近宫底角部呈三角形，体部呈椭圆形。

2）子宫从外到里依次为浆膜层、肌层及内膜层。浆膜层呈线状强回声，肌层呈均质中等回声，内膜回声随月经周期而变化，宫腔位于子宫中央，为一潜在的腔隙，经腹部探查时子宫内膜前后壁与子宫腔合为一体，呈线样强回声。

3）子宫颈纵切呈圆柱形，横切呈圆形，回声比宫体略强。阴道的上部约 1/3 可从超声图像中看到，表现为一含气亮线贯穿阴道。

（2）卵巢　为一对椭圆形器官，左右各一，内部呈中低水平回声，常可见卵泡声像。卵巢大小随年龄而变化，亦随月经周期而变化，一般成年女性的卵巢大小为 4 cm×3 cm×1 cm。

（3）子宫的测量　纵径 5.5～7.5 cm；前后径 3.0～4.0 cm；横径 4.5～5.5 cm；宫颈长 2.5～3.0 cm。

3.月经周期中子宫、卵巢声像图变化

（1）子宫内膜变化

1）月经期子宫内膜较薄，显示不清。

2)增殖期的早期至中期(月经后 6 ~ 11 d)子宫内膜线状高回声。增殖的晚期,内膜回声呈略增厚的条状高回声。

3)分泌早期(月经后 15 ~ 19 d)内膜呈较增厚的梭状高回声。

4)分泌晚期(月经后 20 d)由于内膜水肿、腺体分泌、血管增殖,内膜厚度可达 7 ~ 12 mm,梭状高回声的周围有低回声晕,呈典型的"三线"征。

(2)监测卵泡发育和排卵

1)卵巢在排卵期体积增大,其内有卵泡的圆形无回声暗区,大小为 1 ~ 2 cm。排卵时卵泡位置移向卵表面,且一侧无卵巢组织覆盖,并向外突出。

2)排卵后进入黄体期,卵巢内的黄体可较卵泡大,边缘皱缩不规则,内有细弱光点。此外,排卵期的子宫直肠窝可见小量的无回声暗区,可能系继发于卵泡的破裂。

【思考与练习】

1.正常正常子宫、卵巢超声表现。

2.超声对子宫内膜及卵巢的监测。

任务二　妇科疾病超声诊断

【实训目标】

通过实训,能够独立诊断子宫肌瘤、子宫腺肌症,卵巢囊肿等常见疾病的超声分析与鉴别。

【能力目标】

能够独立进行肾结石、肾积水、肾囊肿的泌尿系统常见疾病的超声诊断分析与鉴别。

【知识目标】

1.掌握子宫肌瘤、子宫腺肌症、卵巢囊肿的超声诊断与鉴别。

2.熟悉子宫体癌、子宫内膜异位症的超声表现。

3.了解卵巢肿瘤的超声改变。

【能力目标】

能够独立诊断子宫肌瘤、子宫腺肌症、卵巢囊肿等妇科常见疾病。

【素质目标】

通过实训练习,提高学生的学习兴趣,养成自主学习习惯,建立良好的团队协作精神和爱护仪器设备的职业素质,具备独立从事本专业工作的实际能力。

【实训器材】

1.多种型号超声诊断仪、各种类型探头,检查床,耦合剂等。

2.妇科常见典型疾病的超声病例、图片、幻灯片等。

【实训步骤】

1.通过常见典型病变的超声图片讲解或医院见习示教,讲述妇科常见疾病的声像图特点,诊断方法、步骤以及鉴别诊断要点;让学生对不同疾病声像图的表现及特点有一真实感受,注意对患者的尊重和保护,融关爱患者的理念于教学实践中。

2.病例讨论,通过典型病例的读图分析,讨论疾病的超声诊断要点。

3.指出和纠正学生在描述讨论过程中可能出现的问题和错误,重申探测注意事项和分析疾病的方法和步骤,以提高学生操作能力和分析、诊断疾病的水平。

【结果与讨论】

1.子宫肌瘤

(1)子宫增大　根据肌瘤大小,数目及生长部位,子宫可增大亦可正常。轮廓线可均匀光滑、凹凸不平或局限性向外凸出。

(2)宫腔变形　宫腔可增宽、拉长、移位,甚至找不到宫腔。黏膜下肌瘤可表现为宫腔回声增宽;且宫腔内可见占位性病变。

(3)肌瘤内部回声　可表现为强或低回声,以低回声多见。内部回声分布均匀或不均匀,光点排列可呈漩涡状。包膜完整、边界清楚,有时多发小肌瘤挤在一起则较难分辨其边界。

2.子宫腺肌病

(1)子宫均匀性增大,尤其前后径增大明显,子宫体圆钝,宫颈粗短,严重者子宫增大呈球形。

(2)子宫肌壁回声改变,病变区域回声可不均匀增强或减弱。少数病灶局限性分布呈瘤样结节,即为子宫腺肌瘤,与肌瘤相似,但无包膜。

(3)子宫内膜线偏移。

(4)彩色多普勒显示病变区域内血流信号弥漫性增多。

3.子宫内膜癌超声表现

(1)局限性子宫内膜癌　仅表现为子宫内膜尤其是底部近宫角处局部不规则增厚,厚度达6 mm以上。

(2)弥漫性子宫内膜癌　常表现为子宫增大,回声不均,子宫内部回声紊乱,可见多个小低回声区及不规则回声增强区,病灶周围无包膜。

(3)宫腔积液　因癌组织堵塞宫颈管、分泌物引流不畅或继发感染、大量渗出,宫腔出现积液,分离。当内部混有坏死组织、小血块等时,表现为宫腔无回声区内有点状、团块状低回声。

4.卵巢囊性肿瘤

(1)非赘生性囊肿　包括滤泡囊肿、黄体囊肿、黄素囊肿。

(2)赘生性囊肿　主要包括浆液性囊腺瘤(或癌)、黏液性囊腺瘤(或癌)、皮样囊肿(卵巢囊性畸胎瘤)。

(3)卵巢非赘生性囊肿共同超声表现

1)囊肿呈圆形或椭圆形,壁薄,表面光滑,边界清楚。

2)囊肿内呈液性暗区,部分囊肿暗区内有均匀细小的弱回声光点,后壁回声增强。

3)单房或多房,多房者分隔光带呈细线状。

【思考与练习】

1.子宫肌瘤、子宫腺肌症声像图特点及其鉴别诊断要点。

2.卵巢肿瘤的特征性超声表现。

3.子宫内膜异位症超声表现及其鉴别诊断要点。

任务三 产科超声探测技术

【实训目标】

通过实训,学会不同妊娠阶段的超声检查方法及内容,掌握早期妊娠时超声扫查要点及注意事项。

【知识目标】

1.掌握早期妊娠时超声扫查要点及注意事项

2.熟悉正常妊娠期声像图表现。

【能力目标】

能够进行产科的常规检查,能够初步进行妊娠不同阶段正常声像图分析和观察。

【素质目标】

通过实训练习,提高学生的学习兴趣,养成自主学习习惯,建立良好的团队协作精神和爱护仪器设备的职业素质,具备独立从事本专业工作的实际能力。

【实训器材】

1.多种型号超声诊断仪(B型,彩色多普勒)、各种类型探头,检查床,耦合剂等。

2.不同发育阶段的胎儿的超声图像、幻灯片、录像带等。

【实训步骤】

1.通过见习或观看相关电教片,讲解正常产科的探测方法及注意事项。

2.结合超声诊断仪的使用,讲解从不同途径探测各标准切面声像图的步骤及方法,让学生对胎儿的生长发育理解体会,根据超声仪器介绍三维四维超声的应用。

【结果与讨论】

1.正常妊娠 妊娠期从末次月经的第一日算起,共280 d,计40周,分为3个时期。12周以前为早期妊娠,13~27周为中期妊娠,28周以后为晚期妊娠。

2.早期妊娠

(1)妊娠囊(GS) 在增大的子宫内可显示一圆形或近圆形的回声光环,称妊娠囊或孕囊。应用经阴道超声检查法,常在4~4.5孕周间可发现,经腹壁法则须至5~5.5孕周后显示。

(2)卵黄囊(YS) 在声像图中显示为一小的圆或长圆形囊性结构,壁薄而光滑,直径多<10 mm。超声经腹壁检查,卵黄囊一般在7~11孕周可以显示。超声发现卵黄囊可以肯定为宫内妊娠,提示有胚胎组织存在。这是胚胎良好妊娠预后佳的标志。

(3)胚胎 在胚囊无回声区内可见豆芽状的光团为胚胎始基,妊娠6~7周时可发现,正常妊娠在8周妊娠胚芽的显示率为100%。

(4)颈项部透明层厚度(NT) 胎儿正中矢状面,妊娠11~14周或头臀径(CRL)为45~85 mm时测量NT,正常小于2.5 mm。

(5)胎心 妊娠6周末,实时超声观察可发现胚胎回声中有一小管状暗区,具有节律性搏动,频率为120~180次/min,即为胚胎原始心管搏动,是早期胚胎存活的重要标志。

(6)胎龄的判断

妊娠5~7周:孕周 = 妊娠囊(GS)三径线平均值(mm)+ 30

孕7~12周:孕周 = 头臀径(CRL)(mm)+ 65

3. 中晚期妊娠

(1)胎头 胎颅的横切声像呈椭圆形或近圆形的强回声光环,有整齐、厚度均匀的边界。

双顶径测量:应选择经丘脑横断面清楚显示脑中线的胎头切面图像,垂直脑中线测量其最大外径,即在头颅光环的一侧面外缘测到另一侧面的内缘。

除了观察胎儿双顶径及脑内组织外,还须观察颜面部的两侧眼眶、中央鼻骨、下颌骨等骨性标志,还有鼻、唇、耳、眼球、头皮、头发等软组织。

(2)脊柱 纵断面脊柱呈两条平行的串珠样强回声光带,排列整齐,至尾椎尖部光带合拢并略向上翘,具有"S"形生理曲度。横断面上可见倒三角形的3个强光点系两个椎弓一个锥体的骨化中心。中期妊娠时,可显示脊柱全貌及生理弧度,晚期妊娠时需分段观察脊柱各段。

(3)心脏 第12孕周后,胎儿心脏声像逐渐明确,而能分辨出左、右心室,左、右心房,室间隔,房间隔,房室瓣,卵圆孔瓣,大血管根部及其有关的瓣膜。正常胎儿心率在120~160次/min。

(4)胎儿上腹部腹围平面 腹腔的上端是横膈。腹腔的底部为盆膈。腹腔前方为前腹壁,由皮肤、皮下组织及肌肉形成。在腹部横切检查时,腹壁肌肉常可形成一菲薄的带状暗区,犹如有少量腹水存在,称"假性腹水"。在胎腹前壁正中还可发现 脐带入口,超声扫查时应勿遗漏,观察有无脐膨出等异常。

(5)肝脏 胎儿腹内最大的实质性脏器,位于胎儿的右上腹部,其回声强度可略高于胎肺。胎儿肝脏的肝左叶相对大于右叶。肝内有门脉、肝静脉超声可以显示。脐静脉在胎儿前腹壁中线进入胎腹后,向头侧行走进入肝脏,汇合于门脉左支。

(6)胃 胎胃为胎腹左上部的一无回声结构,可为圆形,转动探头其外形可变为"S"形。

(7)肾 由于肾实质回声较低,而其包膜与集合系统则回声较强,在胎儿脊柱两旁见到一对境界模糊不清的卵圆形低回声结构。当胎肾趋向成熟时(第18孕周后),肾包膜与肾盂、肾盏等集合系统逐渐变得明显。后者还可见有扩张分离,出现液性暗区(受母体激素影响之故)。此为一正常所见,但不能超过肾宽度的1/2,过之则有肾积水可能。

(8)膀胱　在胎儿下腹部前方,耻骨的后上方可见 一近圆形的膀胱暗区,其中尿液透声性良好,周围境界清晰。

(9)生殖器　适当的体位和适量的羊水衬托下可显示胎儿阴茎、阴囊或大阴唇。但对胎儿性别的检查不列为常规探查,只在有性别遗传性疾病和胎儿畸形时进行。

(10)胎儿四肢　长骨纵断面显示为较强的强回声光带,横断面呈圆形或弧形光团,后方伴有声影。

(11)胎盘　胎盘声像可分为绒毛膜板、胎盘实质、基底膜 3 个部分。

(12)脐带　脐带纵切时,可见其内含 3 条平行的管状暗区;而横切,则表现为近圆形的 3 个小暗区。

(13)羊水　妊娠时羊水量可随孕期而有不同,且个体差异较大。正常妊娠时羊水超声垂直体表测量时,其最大深度多大于 30 mm,而小于 80 mm。

【思考与练习】

1. 早期妊娠时超声扫查要点及注意事项。

2. 正常妊娠期声像图表现。

(李 拓 李 夏 刘宝治)

项目十二　心血管系统超声检查

任务一　正常心脏超声探测技术

【实训目标】

通过实验实训、观看 CAI 课件等手段,了解常用的心脏断面扫查方法,观察熟悉正常心脏断面超声图像的内容。

【知识目标】

1. 掌握心脏正常声像图表现。

2. 熟悉心脏的常规切面探查方法。

3. 了解彩色超声检查的要点。

【能力目标】

能够进行心脏常规切面探查,并对正常心脏切面进行观察和分析。

【素质目标】

通过实训练习,提高学生的学习兴趣,养成自主学习习惯,培养辩证思维的能力,养成科学严谨、实事求是的工作作风。

【实训器材】

彩色多普勒超声诊断仪、心脏探头。

【实训步骤】

1. 演示讲解正常心脏超声的 M 型、二维超声心动图不同标准切面探测的步骤、方法及声像图特征,让学生对各标准切面声像图的表现及特点有一真实感受、理解正常心脏超声诊断探测注意事项及操作规程。

2. 学生分组上机操作实践。

3. 注意思考增益及速度调节要点(增益一般在 60% ~ 70%),速度通常应高于 60 cm/s,以出现较纯的红、蓝色彩且彩色信号不溢出心腔外为原则。

4. 教师巡回辅导纠错,及时发现探测方法、标准切面识别方面的问题及错误,并讲解纠正,使学生在操作过程中真正的掌握正确的操作方法和技巧并增加对图像特征的感性认识。

【结果与讨论】

1. 检查体位及方法

(1)检查体位　一般采取平卧位或左侧卧位。

(2)声窗　①胸骨旁(主要为胸骨左缘第 3~5 肋间隙);②心尖部(心脏搏动最强处);③剑突下(身体前正中线剑突下);④胸骨上窝(胸骨上切迹)。

(3)检查方法

1)二维切面图像

◆长轴断面:胸骨旁左室长轴断面;肺动脉长轴断面;主动脉长轴断面;心尖两腔心断面。

◆短轴断面:心底短轴断面;二尖瓣瓣口水平短轴断面;乳头肌水平短轴断面;心尖水平短轴断面。

◆四腔心断面:心尖四腔心断面;剑下四腔心断面。

2)M 型超声心动图　于胸骨旁 3~4 肋间,超声束在二维超声心动图胸骨旁左室长轴观的引导下,由心尖向心底作弧形扫描可获得以下 5 个标准曲线:心尖波群(1 区);腱索水平波群(2a 区);二尖瓣前后叶波群(2b 区);二尖瓣前叶波群(3 区);心底波群(4 区)。

3)彩色多普勒血流显像(CDFI)

◆二尖瓣瓣口血流:宽阔明亮的舒张期红色血流信号。基线向上的窄带脉冲型双峰频谱,E 峰大于 A 峰。成人最大流速平均为 0.9 m/s(0.6~1.3 m/s),儿童为 1.0 m/s(0.8~1.3 m/s)。

◆三尖瓣瓣口血流:舒张期红色血流。频谱与二尖瓣频谱相似,但 E 峰、A 峰值均小于二尖瓣。

◆主动脉瓣口血流:收缩期蓝色血流。基线向下的负向窄带脉冲波,略呈三角形,收缩期正常流速为 1.3 m/s 左右。

◆肺动脉瓣口血流:收缩期蓝色血流。与主动脉相似,呈窄带三角形或抛物线样脉冲波,其血流速度在 0.7 m/s 左右,略低于主动脉。

【思考与练习】

1. 什么是声窗?二维超声心动图有哪些声窗,各声窗可获得哪些常用切面?

2. 人体内血流有哪几种流体力学状态?

3. 胸骨旁左室长轴观、心尖四腔心观及五腔心观、心底短轴观、二尖瓣水平短轴观超声心动图基本图像。

任务二 心脏疾病超声诊断

【实训目标】

通过实训,学会进行心脏常见疾病的初步诊断与鉴别,了解超声心动图的临床意义。

【知识目标】

1.掌握二尖瓣狭窄、主动脉瓣关闭不全、房间隔缺损、室间隔缺损、动脉导管未闭的超声表现及鉴别诊断。

2.熟悉二尖瓣关闭不全、法洛四联症、心包积液的超声表现及鉴别诊断。

3.了解二尖瓣脱垂、冠状动脉粥样硬化性心脏病、高血压心脏病的超声表现。

【能力目标】

基本能够识别心脏常见典型疾病的超声诊断与鉴别。

【素质目标】

通过实训练习,使学生的学习兴趣,养成自主学习习惯,建立良好的团队协作精神和爱护仪器设备的职业素质,具备独立从事本专业工作的实际能力。

【实训器材】

1.多种型号超声诊断仪(B型,彩色多普勒)、各种类型探头,检查床,耦合剂等。

2.常见心脏典型疾病的超声病例、图片、幻灯片等。

【实训步骤】

1.通过常见典型病变的超声图片讲解或医院见习示教,讲述心脏常见疾病的声像图特点,诊断方法、步骤以及鉴别诊断要点;让学生对不同疾病声像图的表现及特点有一真实感受,注意对患者的尊重和保护,融关爱患者的理念于教学实践中。

2.病例讨论,通过典型病例的读图分析,讨论疾病的超声诊断要点。

3.指出和纠正学生在描述讨论过程中可能出现的问题和错误,重申探测注意事项和分析疾病的方法和步骤,以提高学生操作能力和分析、诊断疾病的水平。

【结果与讨论】

1.二尖瓣狭窄 左室长轴切面可见二尖瓣前叶增厚,回声增强,运动僵硬,在瓣尖和腱索部尤甚,舒张期前叶开放呈弓形或"圆顶样"改变。

心脏短轴二尖瓣水平显示二尖瓣前后瓣粘连呈同向运动,呈"鱼口样"改变,瓣口面积明显缩小。正常二尖瓣瓣口面积为 $4 \sim 6 \ cm^2$。瓣口面积$>2.5 \ cm^2$,无明显血流动力学意义;$1.5 \sim 2.5 \ cm^2$ 为轻度狭窄;$1.0 \sim 1.5 \ cm^2$ 为中度狭窄;$<1.0 \ cm^2$ 为重度狭窄。

2.主动脉瓣关闭不全(AI) 二维左室长轴切面显示主动脉瓣膜增厚、硬化、缩短,瓣环扩大,活动受限。大动脉短轴切面显示主动脉 3 个瓣叶之间对合不良,关闭不全裂隙大于 2 mm。

CDFI:主动脉瓣口舒张期五彩镶嵌的血流喷向左室,彩色束有明显压迫二尖瓣前叶的现象。

3.房间隔缺损 剑突下四腔心切面,是观察显示房间隔缺损的最佳切面,力求超声束与房间隔尽量垂直,使分流方向接近平行于声束。

4.室间隔缺损

(1)膜周部室间隔缺损 胸骨旁大动脉短轴切面,可见室间隔9点至12点间较大的回声连续性中断,左心房、左心室明显增大。

(2)干下型室间隔缺损 胸骨旁大动脉短轴切面,可见室间隔1点处回声连续性中断,左房明显增大。

5.动脉导管未闭 胸骨旁主动脉短轴切面可直接显示未闭的动脉导管,多呈管状无回声暗区,连接左右肺动脉分叉处或左肺动脉根部与后方的降主动脉。彩色多普勒显示降主动脉至肺动脉的红色分流束,沿着肺动脉外侧射向肺动脉瓣。

6.法洛四联症

(1)胸骨旁左室长轴切面 主动脉增宽、骑跨,室间隔缺损较大,右心室肥厚。

(2)胸骨旁主动脉瓣水平短轴切面 显示右室流出道狭窄及肺动脉瓣狭窄。

【思考与练习】

1.二尖瓣狭窄、冠状动脉粥样硬化性心脏病的超声表现及鉴别诊断。

2.房间隔、室间隔缺损的超声表现。

任务三 血管超声探测技术

【实训目标】

通过实训学会血管的超声检查方法,掌握人体正常血管的声像图表现。

【知识目标】

1.掌握周围血管的探测体位、探测途径、探测方法及正常声像图表现。

2.熟悉标准切面的操作。

3.了解彩色多普勒超声诊断仪的调节。

【能力目标】

基本能够正确使用脉冲多普勒、彩色多普勒技术,独立进行血管的超声检查与诊断。

【素质目标】

通过实训练习,提高学生的学习兴趣,养成自主学习习惯,建立良好的团队协作精神和爱护仪器设备的职业素质,具备独立从事本专业工作的实际能力。

【实训器材】

1.彩色超声诊断仪、高频探头,检查床,耦合剂等。

2. 人体血管常见典型疾病的病例声像图、幻灯片、录像带等。

【实训步骤】

1. 教师选择一体形适中的同学为模特进行正常血管的示教演示法。演示讲解不同部位的血管常规探测体位、探测途径、探测方法、超声测量及正常声像图表现。

2. 学生分组上机操作实践

（1）同学之间相互检查　熟悉探头放置位置、探头方位及标准切面的识别,体会操作技法,感受操作过程中图像变化与操作技能的关系。

（2）同学分组上机操作　演练教师所教的各种探测方法,进一步熟悉外周血管声像图的表现及特点等,提高自身的实际上机操作能力。

（3）观察外周血管声像图特征。

3. 教师巡回辅导纠正错误、答疑。

【结果与讨论】

1. 检查内容

（1）彩色多普勒监测　朝向探头正向血流——红色;背离探头负向血流——蓝色。流速越快,红蓝色彩越鲜亮;流速越慢,红蓝色彩越暗淡。

（2）二维超声检查　血管壁厚薄、回声强弱、内膜是否光滑、测量管径、血管腔内有无异常回声、部位、大小、性质、静脉瓣回声及运动等。

（3）彩色多普勒检查　血管内彩色血流充盈状态、彩色血流色彩是否单一、彩色血流明暗程度、确定 PW 取样位置。

（4）频谱多普勒检查　取样容积置于彩色显示区管腔 1/2 左右,观察有无频带增宽、频窗消失、动脉血流速度快慢变化、舒张期反向血流是否消失、双侧是否存在差异。

2. 正常动脉血管

（1）管壁平整　比同水平静脉壁厚。

（2）壁三层结构　内膜、中层、外膜。

（3）管壁随心搏而搏动。

（4）CDFI 示彩色随心搏明暗交替。

（5）PW 示收缩期波峰比 ECG R 波延迟。

3. 正常静脉血管

（1）壁薄无层次。

（2）管腔大小随呼吸变化。

（3）近段静脉频谱波动很大,末梢静脉频谱几乎无波动。

（4）加压被压扁　Valsalva 试验管腔增宽。

（5）站立位挤压远段肢体放松后无反向血流。

【思考与练习】

周围血管的探测体位、探测途径、探测方法及正常声像图表现。

（李　拓　白汉林）

项目十三　浅表器官超声检查

任　务　浅表器官超声探测技术

【实训目标】

通过实训,学会浅表器官的常用超声检查方法,掌握甲状腺、乳腺的正常声像图表现。

【知识目标】

1.掌握浅表器官甲状腺、乳腺及淋巴结的探测前准备、探测体位、探测途径及探测方法。

2.熟悉甲状腺、乳腺及淋巴结常规切面的探测、掌握正常超声表现及测量方法。

3.了解浅表器官超声检查时的超声诊断仪的常规调节。

【能力目标】

能够严格遵守超声诊断室工作规范并基本能够独立操作超声诊断仪对甲状腺、乳腺进行常规超声诊断。

【素质目标】

通过实训练习,提高学生的学习兴趣,养成自主学习习惯,建立良好的团队协作精神和爱护仪器设备的职业素质,具备独立从事本专业工作的实际能力。

【实训器材】

1.多种型号超声诊断仪(B型,彩色多普勒)、各种类型探头,检查床,耦合剂等。

2.甲状腺、乳腺、淋巴结疾病的超声声像图片,幻灯片,病例等。

【实训步骤】

1.教师选择一同学为模特进行正常甲状腺、乳腺、淋巴结的示教演示法。演示讲解不同部位的血管常规探测体位、探测途径、探测方法、超声测量及正常声像图表现。

2.学生分组上机操作实践

(1)同学之间相互检查　熟悉探头放置位置、探头方位及标准切面的识别,体会操作技法,感受操作过程中图像变化与操作技能的关系。

（2）同学分组上机操作　演练教师所教的各种探测方法,进一步熟悉甲状腺、乳腺、淋巴结的声像图的表现及特点等,提高自身的实际上机操作能力。

3.教师巡回辅导纠正错误、答疑。

【结果与讨论】

1.甲状腺

（1）探头选择　理解线阵与凸阵探头的优缺点,思考频率与穿透力和分辨力之间的关系。

（2）探测前准备　认识病史询问、必要的体检、充分暴露颈前对探测的价值。

（3）探测方法　思考横切、纵切扫查时,探头放置位置、探头滑行方向、探头与皮肤垂直、探头轻放于皮肤上对图像显示和测值的影响,以及胸锁乳突肌在甲状腺侧叶扫查中的作用。

（4）注意事项　思考观察甲状腺内部血流信号时,彩色速度标尺不宜过大,探头不能过于挤压颈部组织的原因及彩色增益调节的原则。

（5）观察声像图特征　甲状腺轮廓线通常表现为一条包绕整个甲状腺的薄层高回声带,表面比较光滑,整齐,境界清晰,实质回声一般呈细而密集的点状回声,分布均匀。

2.乳腺

（1）探头选择　根据乳腺丰满与否可选用不同频率的探头。

（2）探测前准备　认识病史询问、必要的体检、充分暴露乳腺对探测的价值。

（3）探测方法　思考乳腺不同象限病变检查时受检者体位变动的理由,探头滑行方向、探头加压皮肤对图像显示和鉴别诊断的影响。

（4）注意事项　乳腺检查应遵循先健侧再病侧的原则,且应包括4个象限（外上、内上、外下、内下）、乳头-乳晕复合区及腋下延伸部共六个部分以及附属的淋巴结。

（5）仔细观声像图特征　皮肤、乳头和乳晕、乳腺导管及乳腺腺叶、疏松基质、致密的纤维基质、脂肪及乳腺筋膜各种解剖结构声像图特征。

3.浅表淋巴结

（1）探头选择　7.5～12 MHz 线阵探头,极为表浅的淋巴结检查可使用 15～20 MHz 的探头。

（2）探测前准备　认识病史询问（常见淋巴结疾病在颈部的一般分布状况）、必要的体检对探测的价值。

（3）探测方法　思考淋巴结超声测量一般在长轴上测量其长径,最大短轴水平测量其短径的理由。

（4）注意事项　淋巴结分布比较广泛,要全身多部位仔细扫查,探测时应进行多切面扫查,测量时注意取其最大切面,位于甲状腺下极尾部和深面的淋巴结检查常可做吞咽试验,有助于淋巴结的检出及鉴别诊断。

（5）观察声像图特征　淋巴结的外形通常呈长条状或卵圆形,其超声形态学结构类似肾,呈"靶样"结构,而正常的下颌下淋巴结及腮腺淋巴结趋向于呈圆形。淋巴结包膜呈中高回声,边缘皮质呈低回声,淋巴结中央高回声为淋巴门。

【思考与练习】

1. 浅表器官（甲状腺、乳腺及淋巴结为重点）的探测前准备、探测体位、探测途径及探测方法。

2. 甲状腺、乳腺及淋巴结常规切面的探测、正常超声表现及测量方法。

（李 拓 李 夏）

第二部分

综合技能实训考核

考核标准及方式

一、考核目标

根据影像技术专业岗位需求和教学大纲要求,使学生能熟练掌握影像诊断学的基本技能和诊断报告的书写方法。掌握常见病、多发病的影像学诊断和鉴别诊断。教学过程中,充分利用各种影像教学片和实训设备,以学生实训为主体,教师为主导,加强学生动手、动脑、动口练习,使学生真正做到理论联系实际,实现相关医学知识与专业技能和岗位需求无缝对接。

二、组织形式

考核采用学生自阅片、病案分析、答辩等形式,让同学们深刻领会专业基本知识,让学生具备一定的分析阅片能力。同时让学生参加真实的临床工作书写报告,锻炼书写能力。为其进入临床实习打下坚实的实践基础。

三、考核方法

1. 每一个实训项目教学结束后,由实训带教老师监督操作,对学生进行现场逐一考核。

2. 阅片能力考核:独立完成一组教学片(考试专用)的阅片,写出诊断报告,并回答诊断依据和鉴别诊断依据。

考核一　呼吸系统正常影像诊断

男性,30 岁。

主诉:入院体检。

目标:掌握呼吸系统各组织器官的影像学表现特点,掌握呼吸系统影像诊断报告的书写。

材料:临床申请单,X 线片,报告单。

完成时间:10 ~ 15 min。

项目总分	考核内容	分值	评分标准	得分
准备质量 (25 分)	1.核对申请单与片号是否一致	5 分	未核对者扣 5 分	
	2.核对片子所检查部位与申请的部位是否一致	5 分	未核对者扣 5 分	
	3.了解临床资料和辅助检查资料	5 分	未核对者扣 5 分	
	4.核对影像学检查技术条件是否符合诊断要求	5 分	未口述者扣 5 分	
	5.正确填写患者姓名、性别、年龄、检查日期、片号	5 分	缺一项扣 1 分	
诊断标准 (50 分)	1.构成胸廓诸骨的形态、密度	10 分	根据情况酌情扣分	
	2.气管与支气管的位置、形态、密度	10 分	根据情况酌情扣分	
	3.肺野、肺门、肺纹理的形态、大小、密度	10 分	根据情况酌情扣分	
	4.纵隔区的位置、形态、密度	10 分	根据情况酌情扣分	
	5.横膈的位置、形态、密度	10 分	根据情况酌情扣分	
诊断结果 (25 分)	1.诊断依据	5 分	未口述者扣 5 分	
	2.书写诊断报告书	15 分	根据情况酌情扣分	
	3.签名	5 分	未签名扣 5 分	
教师评价				

考核二 肺炎的影像诊断

男性,15 岁。
主诉:突然发热 39 ℃,寒战、胸痛、咳嗽,咳铁锈色痰 2 d。
目标:掌握肺炎的影像诊断要点及诊断报告的书写方法。
材料:临床申请单,X 线片、CT 片,报告单。
完成时间:10 ~ 15 min。

项目总分	考核内容	分值	评分标准	得分
准备质量 (25分)	1. 核对申请单与片号是否一致	5分	未核对者扣5分	
	2. 核对片子所检查部位与申请的部位是否一致	5分	未核对者扣5分	
	3. 了解临床资料和辅助检查资料	5分	未核对者扣5分	
	4. 核对影像学检查技术条件是否符合诊断要求	5分	未口述者扣5分	
	5. 正确填写患者姓名、性别、年龄、检查日期、片号	5分	缺一项扣1分	
诊断标准 (45分)	1. 病变的部位、分布、数目	10分	根据情况酌情扣分	
	2. 病变的形态、大小	10分	根据情况酌情扣分	
	3. 病变的密度与边缘	10分	根据情况酌情扣分	
	4. 病变的邻近组织器官表现	15分	根据情况酌情扣分	
诊断结果 (30分)	1. 诊断依据	5分	未口述者扣5分	
	2. 书写诊断报告书	20分	根据情况酌情扣分	
	3. 签名	5分	未签名扣5分	
教师评价				

考核三　肺结核的影像诊断

女性,34 岁。

主诉:反复咳嗽,痰中带血,伴低热、盗汗、乏力 1 个多月余。

目标:掌握肺结核的影像诊断要点及诊断报告的书写方法。

材料:临床申请单,X 线片、CT 片,报告单。

完成时间:10 ~15 min。

项目总分	考核内容	分值	评分标准	得分
准备质量 (25 分)	1. 核对申请单与片号是否一致	5 分	未核对者扣 5 分	
	2. 核对片子所检查部位与申请的部位是否一致	5 分	未核对者扣 5 分	
	3. 了解临床资料和辅助检查资料	5 分	未核对者扣 5 分	
	4. 核对影像学检查技术条件是否符合诊断要求	5 分	未口述者扣 5 分	
	5. 正确填写患者姓名、性别、年龄、检查日期、片号	5 分	缺一项扣 1 分	
诊断标准 (45 分)	1. 病变的部位、分布、数目	10 分	根据情况酌情扣分	
	2. 病变的形态、大小	10 分	根据情况酌情扣分	
	3. 病变的密度与边缘	10 分	根据情况酌情扣分	
	4. 病变的邻近组织器官表现	15 分	根据情况酌情扣分	
诊断结果 (30 分)	1. 诊断依据	5 分	未口述者扣 5 分	
	2. 书写诊断报告书	20 分	根据情况酌情扣分	
	3. 签名	5 分	未签名扣 5 分	
教师评价				

考核四　肺癌的影像诊断

男性,71 岁。

主诉:咳嗽、低热,痰中带血 1 个多月余。

目标:掌握肺癌的影像诊断要点及诊断报告的书写方法。

材料:临床申请单,X 线片、CT 片,报告单。

完成时间:10 ~ 15 min。

项目总分	考核内容	分值	评分标准	得分
准备质量 (25 分)	1. 核对申请单与片号是否一致	5 分	未核对者扣 5 分	
	2. 核对片子所检查部位与申请的部位是否一致	5 分	未核对者扣 5 分	
	3. 了解临床资料和辅助检查资料	5 分	未核对者扣 5 分	
	4. 核对影像学检查技术条件是否符合诊断要求	5 分	未口述者扣 5 分	
	5. 正确填写患者姓名、性别、年龄、检查日期、片号	5 分	缺一项扣 1 分	
诊断标准 (45 分)	1. 病变的部位、分布、数目	10 分	根据情况酌情扣分	
	2. 病变的形态、大小	10 分	根据情况酌情扣分	
	3. 病变的密度与边缘	10 分	根据情况酌情扣分	
	4. 病变的邻近组织器官情况	15 分	根据情况酌情扣分	
诊断结果 (30 分)	1. 诊断依据	5 分	未口述者扣 5 分	
	2. 书写诊断报告书	20 分	根据情况酌情扣分	
	3. 签名	5 分	未签名扣 5 分	
教师评价				

考核五　循环系统正常影像诊断

男性,23 岁。

主诉:自觉心跳加快 2 周。

目标:掌握心脏三位片正常影像表现、诊断报告的书写。

材料:临床申请单,X 线片,报告单。

完成时间:10 ~ 15 min。

项目总分	考核内容	分值	评分标准	得分
准备质量 (25 分)	1. 核对申请单与 X 线片号是否一致	5 分	未核对者扣 5 分	
	2. 核对 X 线片所检查部位与申请的部位、左右是否一致	5 分	未核对者扣 5 分	
	3. 了解临床资料和辅助检查资料	5 分	未核对者扣 5 分	
	4. 核对影像学检查技术条件是否符合诊断要求	5 分	未口述者扣 5 分	
	5. 正确填写患者姓名、性别、年龄、检查日期、片号	5 分	缺一项扣 1 分	
诊断标准 (45 分)	1. 左前斜位、右前斜位片的辨认	10 分	根据情况酌情扣分	
	2. 心影形态描述及肺野、肺门密度、纹理走行	10 分	根据情况酌情扣分	
	3. 心胸比大小的测量	10 分	根据情况酌情扣分	
	4. 心缘分部及解剖名称	15 分	根据情况酌情扣分	
诊断结果 (30 分)	1. 诊断依据	5 分	未口述者扣 5 分	
	2. 书写诊断报告书	20 分	根据情况酌情扣分	
	3. 签名	5 分	未签名扣 5 分	
教师评价				

考核六　先天性心脏病的影像诊断

男性患儿,3 岁。

主诉:口唇发绀进行性加重,轻度杵状指,活动时喜蹲踞,易感冒,胸骨左缘可闻及收缩期杂音及震颤。

目标:掌握先天性心脏病影像表现、诊断报告的书写。

材料:临床申请单,X 线片,报告单。

完成时间:10 ~ 15 min。

项目总分	考核内容	分值	评分标准	得分
准备质量 (25 分)	1. 核对申请单与 X 线片号是否一致	5 分	未核对者扣 5 分	
	2. 核对 X 线片所检查部位与申请的部位、左右是否一致	5 分	未核对者扣 5 分	
	3. 了解临床资料和辅助检查资料	5 分	未核对者扣 5 分	
	4. 核对影像学检查技术条件是否符合诊断要求	5 分	未口述者扣 5 分	
	5. 正确填写患者姓名、性别、年龄、检查日期、片号	5 分	缺一项扣 1 分	
诊断标准 (45 分)	1. 心影形态描述,主动脉结改变	10 分	根据情况酌情扣分	
	2. 肺血及肺门的改变	10 分	根据情况酌情扣分	
	3. 心胸比大小的测量	10 分	根据情况酌情扣分	
	4. 心缘各解剖结构的改变	15 分	根据情况酌情扣分	
诊断结果 (30 分)	1. 诊断依据	5 分	未口述者扣 5 分	
	2. 书写诊断报告书	20 分	根据情况酌情扣分	
	3. 签名	5 分	未签名扣 5 分	
教师评价				

考核七　获得性心脏病的影像诊断

男性,50 岁。

主诉:咳嗽、咳痰、心悸十余年,有时有心慌、呼吸困难、发绀,出现过下肢肿胀。

目标:掌握获得性心脏病影像表现、诊断报告的书写。

材料:临床申请单,X 线片,报告单。

完成时间:10 ~ 15 min。

项目总分	考核内容	分值	评分标准	得分
准备质量 (25 分)	1. 核对申请单与 X 线片号是否一致	5 分	未核对者扣 5 分	
	2. 核对 X 线片所检查部位与申请的部位、左右是否一致	5 分	未核对者扣 5 分	
	3. 了解临床资料和辅助检查资料	5 分	未核对者扣 5 分	
	4. 核对影像学检查技术条件是否符合诊断要求	5 分	未口述者扣 5 分	
	5. 正确填写患者姓名、性别、年龄、检查日期、片号	5 分	缺一项扣 1 分	
诊断标准 (45 分)	1. 心影形态描述	10 分	根据情况酌情扣分	
	2. 肺门及肺纹理的改变	10 分	根据情况酌情扣分	
	3. 肺野密度的改变	10 分	根据情况酌情扣分	
	4. 心缘各解剖结构的改变	15 分	根据情况酌情扣分	
诊断结果 (30 分)	1. 诊断依据	5 分	未口述者扣 5 分	
	2. 书写诊断报告书	20 分	根据情况酌情扣分	
	3. 签名	5 分	未签名扣 5 分	
教师评价				

考核八　急腹症的影像诊断

男性,45 岁。

主诉:既往有胃溃疡病史,腹痛 3 d 并加重 1 d,呈剧烈刀割样疼痛,并迅速蔓延至全腹,无向他处放射,伴恶心、呕吐。

目标:掌握急腹症的影像表现、诊断报告的书写。

材料:临床申请单,X 线片,报告单。

完成时间:10 ~ 15 min。

项目总分	考核内容	分值	评分标准	得分
准备质量 (25 分)	1. 核对申请单与 X 线片号是否一致	5 分	未核对者扣 5 分	
	2. 核对 X 线片所检查部位与申请的部位、左右是否一致	5 分	未核对者扣 5 分	
	3. 了解临床资料和辅助检查资料	5 分	未核对者扣 5 分	
	4. 核对影像学检查技术条件是否符合诊断要求	5 分	未口述者扣 5 分	
	5. 正确填写患者姓名、性别、年龄、检查日期、片号	5 分	缺一项扣 1 分	
诊断标准 (45 分)	1. 异常影像的部位、数目、分布	10 分	根据情况酌情扣分	
	2. 异常影像形态与大小	10 分	根据情况酌情扣分	
	3. 异常影像的密度与境界	10 分	根据情况酌情扣分	
	4. 异常影像周围邻近组织器官的改变	15 分	根据情况酌情扣分	
诊断结果 (30 分)	1. 诊断依据	5 分	未口述者扣 5 分	
	2. 书写诊断报告书	20 分	根据情况酌情扣分	
	3. 签名	5 分	未签名扣 5 分	
教师评价				

考核九 胃溃疡的影像诊断

男性,36 岁。
主诉:上腹部进食后疼痛随后缓解,有节律性疼痛 2 年余,近期疼痛明显加重。
目标:掌握胃溃疡的影像表现、诊断报告的书写。
材料:临床申请单,X 线造影片,报告单。
完成时间:10 ~ 15 min。

项目总分	考核内容	分值	评分标准	得分
准备质量 (25 分)	1. 核对申请单与 X 线片号是否一致	5 分	未核对者扣 5 分	
	2. 核对 X 线片所检查部位与申请的部位、左右是否一致	5 分	未核对者扣 5 分	
	3. 了解临床资料和辅助检查资料	5 分	未核对者扣 5 分	
	4. 核对影像学检查技术条件是否符合诊断要求	5 分	未口述者扣 5 分	
	5. 正确填写患者姓名、性别、年龄、检查日期、片号	5 分	缺一项扣 1 分	
诊断标准 (45 分)	1. 病变的部位、数目、分布	10 分	根据情况酌情扣分	
	2. 病变的形态、大小与密度	10 分	根据情况酌情扣分	
	3. 病变的功能改变和触诊情况	15 分	根据情况酌情扣分	
	4. 病变的间接表现	10 分	根据情况酌情扣分	
诊断结果 (30 分)	1. 诊断依据	5 分	未口述者扣 5 分	
	2. 书写诊断报告书	20 分	根据情况酌情扣分	
	3. 签名	5 分	未签名扣 5 分	
教师评价				

考核十 胆管疾病的影像诊断

女性,38 岁。

主诉:反复、突然发作的右上腹疼痛半年。查体右上腹部压痛。

目标:掌握胆管疾病的影像表现及诊断报告的书写。

材料:临床申请单,CT 片,报告单。

完成时间:10 ~ 15 min。

项目总分	考核内容	分值	评分标准	得分
准备质量 (25 分)	1. 核对申请单与 CT 片号是否一致	5 分	未核对者扣 5 分	
	2. 核对 CT 片所检查部位与申请的部位否一致	5 分	未核对者扣 5 分	
	3. 了解临床资料和辅助检查资料	5 分	未核对者扣 5 分	
	4. 核对影像学检查技术条件是否符合诊断要求	5 分	未口述者扣 5 分	
	5. 正确填写患者姓名、性别、年龄、检查日期、片号	5 分	缺一项扣 1 分	
诊断标准 (45 分)	1. 病变的部位、数目、分布	10 分	根据情况酌情扣分	
	2. 病变的形态与大小	10 分	根据情况酌情扣分	
	3. 病变的密度(CT 值)	15 分	根据情况酌情扣分	
	4. 其他间接征象	10 分	根据情况酌情扣分	
诊断结果 (30 分)	1. 诊断依据	5 分	未口述者扣 5 分	
	2. 书写诊断报告书	20 分	根据情况酌情扣分	
	3. 签名	5 分	未签名扣 5 分	
教师评价				

考核十一　肝脏疾病的影像诊断

男性,68 岁。

主诉:黄疸、肝区疼痛、右上腹部包块近 3 个月。实验室检查 AFP 含量升高。

目标:掌握肝脏疾病的影像表现及诊断报告的书写。

材料:临床申请单,CT 片,报告单。

完成时间:10 ~ 15 min。

项目总分	考核内容	分值	评分标准	得分
准备质量 (25分)	1. 核对申请单与 CT 片号是否一致	5分	未核对者扣 5 分	
	2. 核对 CT 片所检查部位与申请的部位否一致	5分	未核对者扣 5 分	
	3. 了解临床资料和辅助检查资料	5分	未核对者扣 5 分	
	4. 核对影像学检查技术条件是否符合诊断要求	5分	未口述者扣 5 分	
	5. 正确填写患者姓名、性别、年龄、检查日期、片号	5分	缺一项扣 1 分	
诊断标准 (45分)	1. 病变的部位、数目、分布	10分	根据情况酌情扣分	
	2. 病变的形态与大小	10分	根据情况酌情扣分	
	3. 病变的密度(CT 值)	15分	根据情况酌情扣分	
	4. 其他间接征象	10分	根据情况酌情扣分	
诊断结果 (30分)	1. 诊断依据	5分	未口述者扣 5 分	
	2. 书写诊断报告书	20分	根据情况酌情扣分	
	3. 签名	5分	未签名扣 5 分	
教师评价				

考核十二 泌尿系统结石的影像诊断

女性,48 岁。

主诉:腰痛半个月,绞痛伴血尿半天。

目标:掌握泌尿系统结石的 X 线表现及诊断报告的书写。

材料:临床申请单,KUB、IVP、X 线报告单。

完成时间:10 ~ 15 min。

项目总分	考核内容	分值	评分标准	得分
准备质量 (25分)	1. 核对申请单与 X 线片号是否一致	5分	未核对者扣5分	
	2. 核对 X 线片所检查部位与申请的部位、左右是否一致	5分	未核对者扣5分	
	3. 了解临床资料和辅助检查资料	5分	未核对者扣5分	
	4. 核对影像学检查技术条件是否符合诊断要求	5分	未口述者扣5分	
	5. 正确填写患者姓名、性别、年龄、检查日期、片号	5分	缺一项扣1分	
诊断标准 (45分)	1. 病变的部位、数目、分布	10分	根据情况酌情扣分	
	2. 病变的形态与大小	10分	根据情况酌情扣分	
	3. 病变的密度与边缘	10分	根据情况酌情扣分	
	4. 病变的邻近组织器官的改变	15分	根据情况酌情扣分	
诊断结果 (30分)	1. 诊断依据	5分	未口述者扣5分	
	2. 书写诊断报告书	20分	根据情况酌情扣分	
	3. 签名	5分	未签名扣5分	
教师评价				

考核十三　前列腺疾病的影像诊断

男性,73 岁。

主诉:尿频、尿急、排尿困难 3 年,加重 3 月。

目标:掌握前列腺疾病的影像表现及诊断报告的书写。

材料:临床申请单,CT 片(平扫+增强),报告单。

完成时间:10 ~ 15 min。

项目总分	考核内容	分值	评分标准	得分
准备质量 (25分)	1. 核对申请单与 CT 片号是否一致	5分	未核对者扣5分	
	2. 核对 CT 片所检查部位与申请的部位、左右是否一致	5分	未核对者扣5分	
	3. 了解临床资料和辅助检查资料	5分	未核对者扣5分	
	4. 核对影像学检查技术条件是否符合诊断要求	5分	未口述者扣5分	
	5. 正确填写患者姓名、性别、年龄、检查日期、片号	5分	缺一项扣1分	
诊断标准 (45分)	1. 病变的部位、数目、分布	10分	根据情况酌情扣分	
	2. 病变的形态与大小	10分	根据情况酌情扣分	
	3. 病变的密度(CT 值)	10分	根据情况酌情扣分	
	4. 其他间接征象	15分	根据情况酌情扣分	
诊断结果 (30分)	1. 诊断依据	5分	未口述者扣5分	
	2. 书写诊断报告书	20分	根据情况酌情扣分	
	3. 签名	5分	未签名扣5分	
教师评价				

考核十四 泌尿系统正常影像诊断

男性,32 岁。

主诉:持续性上腹部不适 1 个月。

目标:掌握泌尿系统正常 X 线诊断及诊断报告的书写。

材料:临床申请单,X 线片,报告单。

完成时间:10～15 min。

项目总分	考核内容	分值	评分标准	得分
准备质量 (25分)	1. 核对申请单与 X 线片号是否一致	5分	未核对者扣5分	
	2. 核对 X 线片所检查部位与申请的部位、左右是否一致	5分	未核对者扣5分	
	3. 了解临床资料和辅助检查资料	5分	未核对者扣5分	
	4. 核对影像学检查技术条件是否符合诊断要求	5分	未口述者扣5分	
	5. 正确填写患者姓名、性别、年龄、检查日期、片号	5分	缺一项扣1分	
诊断标准 (45分)	1. 肠管、脏器的位置、大小、密度	10分	根据情况酌情扣分	
	2. 双肾区密度、轮廓	10分	根据情况酌情扣分	
	3. 双输尿管走行区、膀胱区密度	10分	根据情况酌情扣分	
	4. 腰椎椎体、骨盆形态、密度	15分	根据情况酌情扣分	
诊断结果 (30分)	1. 诊断依据	5分	未口述者扣5分	
	2. 书写诊断报告书	20分	根据情况酌情扣分	
	3. 签名	5分	未签名扣5分	
教师评价				

考核十五　骨与关节正常影像诊断

男性,22 岁。

主诉:右膝关节外伤后肿胀、疼痛、活动受限 1 h。

目标:掌握骨与关节系统正常 X 线诊断及诊断报告的书写。

材料:临床申请单,X 线片,报告单。

完成时间:10 ~ 15 min。

项目总分	考核内容	分值	评分标准	得分
准备质量 (25分)	1. 核对申请单与 X 线片号是否一致	5分	未核对者扣5分	
	2. 核对 X 线片所检查部位与申请的部位、左右是否一致	5分	未核对者扣5分	
	3. 了解临床资料和辅助检查资料	5分	未核对者扣5分	
	4. 核对影像学检查技术条件是否符合诊断要求	5分	未口述者扣5分	
	5. 正确填写患者姓名、性别、年龄、检查日期、片号	5分	缺一项扣1分	
诊断标准 (45分)	1. 病变的部位、分布	10分	根据情况酌情扣分	
	2. 病变的形态与大小	10分	根据情况酌情扣分	
	3. 病变的密度与关节间隙情况	10分	根据情况酌情扣分	
	4. 其他间接征象	15分	根据情况酌情扣分	
诊断结果 (30分)	1. 诊断依据	5分	未口述者扣5分	
	2. 书写诊断报告书	20分	根据情况酌情扣分	
	3. 签名	5分	未签名扣5分	
教师评价				

考核十六 骨与关节创伤的影像诊断

女性,82 岁。

主诉:5 d 前摔倒后出现右髋部疼痛,活动障碍。

目标:掌握骨与关节创伤的 X 线诊断及诊断报告的书写。

材料:临床申请单,X 线片,报告单。

完成时间:10 ~ 15 min。

项目总分	考核内容	分值	评分标准	得分
准备质量 (25 分)	1. 核对申请单与 X 线片号是否一致	5 分	未核对者扣 5 分	
	2. 核对 X 线片所检查部位与申请的部位、左右是否一致	5 分	未核对者扣 5 分	
	3. 了解临床资料和辅助检查资料	5 分	未核对者扣 5 分	
	4. 核对影像学检查技术条件是否符合诊断要求	5 分	未口述者扣 5 分	
	5. 正确填写患者姓名、性别、年龄、检查日期、片号	5 分	缺一项扣 1 分	
诊断标准 (45 分)	1. 病变的部位	10 分	根据情况酌情扣分	
	2. 病变的形态与大小	10 分	根据情况酌情扣分	
	3. 病变的密度及间接的征象	10 分	根据情况酌情扣分	
	4. 两断端的对位对线情况	15 分	根据情况酌情扣分	
诊断结果 (30 分)	1. 诊断依据	5 分	未口述者扣 5 分	
	2. 书写诊断报告书	20 分	根据情况酌情扣分	
	3. 签名	5 分	未签名扣 5 分	
教师评价				

考核十七　退行性骨关节病的影像诊断

女性,56 岁。

主诉:左膝关节肿胀、疼痛半月,加重 1 周。

目标:掌握退行性骨关节病的 X 线诊断及诊断报告的书写。

材料:临床申请单,X 线片,报告单。

完成时间:10 ~ 15 min。

项目总分	考核内容	分值	评分标准	得分
准备质量 (25 分)	1.核对申请单与 X 线片号是否一致	5 分	未核对者扣 5 分	
	2.核对 X 线片所检查部位与申请的部位、左右是否一致	5 分	未核对者扣 5 分	
	3.了解临床资料和辅助检查资料	5 分	未核对者扣 5 分	
	4.核对影像学检查技术条件是否符合诊断要求	5 分	未口述者扣 5 分	
	5.正确填写患者姓名、性别、年龄、检查日期、片号	5 分	缺一项扣 1 分	
诊断标准 (45 分)	1.病变的部位	10 分	根据情况酌情扣分	
	2.病变的形态	10 分	根据情况酌情扣分	
	3.病变的大小	10 分	根据情况酌情扣分	
	4.病变的密度及间接的征象	15 分	根据情况酌情扣分	
诊断结果 (30 分)	1.诊断依据	5 分	未口述者扣 5 分	
	2.书写诊断报告书	20 分	根据情况酌情扣分	
	3.签名	5 分	未签名扣 5 分	
教师评价				

考核十八 椎间盘突出的影像诊断

男性,36 岁。

主诉:于 5 d 前在负重劳累后,出现腰腿疼痛。

考核目标:掌握椎间盘突出的 CT 诊断及诊断报告的书写。

考核材料:临床申请单,CT 片,报告单。

完成时间:10 ~ 15 min。

项目总分	考核内容	分值	评分标准	得分
准备质量 (25 分)	1. 核对申请单与 CT 片号是否一致	5 分	未核对者扣 5 分	
	2. 核对 CT 片所检查部位与申请的部位、左右是否一致	5 分	未核对者扣 5 分	
	3. 了解临床资料和辅助检查资料	5 分	未核对者扣 5 分	
	4. 核对影像学检查技术条件是否符合诊断要求	5 分	未口述者扣 5 分	
	5. 正确填写患者姓名、性别、年龄、检查日期、片号	5 分	缺一项扣 1 分	
诊断标准 (45 分)	1. 病变的部位	10 分	根据情况酌情扣分	
	2. 病变的形态与大小	10 分	根据情况酌情扣分	
	3. 病变的密度(CT 值)	10 分	根据情况酌情扣分	
	4. 病变的间接征象	15 分	根据情况酌情扣分	
诊断结果 (30 分)	1. 诊断依据	5 分	未口述者扣 5 分	
	2. 书写诊断报告书	20 分	根据情况酌情扣分	
	3. 签名	5 分	未签名扣 5 分	
教师评价				

考核十九　颅脑正常影像诊断

男性,28 岁。
主诉:头痛半月余。
考核目标:掌握颅脑正常影像表现及诊断报告的书写。
考核材料:临床申请单,CT 片,报告单。
完成时间:10 ~ 15 min。

项目总分	考核内容	分值	评分标准	得分
准备质量 (25 分)	1. 核对申请单信息与 CT 片信息是否一致	5 分	未核对者扣 5 分	
	2. 核对 CT 片所检查部位与申请的部位、左右是否标记一致	5 分	未核对者扣 5 分	
	3. 了解临床资料和辅助检查资料	5 分	未核对者扣 5 分	
	4. 核对影像学检查技术条件是否符合诊断要求	5 分	未口述者扣 5 分	
	5. 正确填写患者姓名、性别、年龄、检查日期、片号	5 分	缺一项扣 1 分	
诊断标准 (45 分)	1. 颅脑构成骨骨质结构与密度	10 分	根据情况酌情扣分	
	2. 脑实质形态与密度	10 分	根据情况酌情扣分	
	3 脑室、脑沟、脑池形态、大小与密度	10 分	根据情况酌情扣分	
	4. 中线结构位置、形态与密度	15 分	根据情况酌情扣分	
诊断结果 (30 分)	1. 诊断依据	5 分	未口述者扣 5 分	
	2. 书写诊断报告书	20 分	根据情况酌情扣分	
	3. 签名	5 分	未签名扣 5 分	
教师评价				

考核二十 颅脑外伤的影像诊断

女性,32 岁。

主诉:车祸 1 h,头皮破裂,流血不止,意识昏迷 30 min。

考核目标:掌握头部创伤的影像表现及诊断报告的书写。

考核材料:临床申请单,CT 片及诊断报告单。

完成时间:10~15 min。

项目总分	考核内容	分值	评分标准	得分
准备质量 (25 分)	1. 核对申请单信息与 CT 片信息是否一致	5 分	未核对者扣 5 分	
	2. 核对 CT 片所检查部位与申请的部位、左右是否一致	5 分	未核对者扣 5 分	
	3. 了解临床资料和辅助检查资料	5 分	未核对者扣 5 分	
	4. 核对影像学检查技术条件是否符合诊断要求	5 分	未口述者扣 5 分	
	5. 正确填写患者姓名、性别、年龄、检查日期、片号	5 分	缺一项扣 1 分	
诊断标准 (45 分)	1. 病变的部位、数目	10 分	根据情况酌情扣分	
	2. 病变的形态、大小	10 分	根据情况酌情扣分	
	3. 病变的密度(CT 值)	10 分	根据情况酌情扣分	
	4. 病变邻近组织器官表现	15 分	根据情况酌情扣分	
诊断结果 (30 分)	1. 诊断依据	5 分	未口述者扣 5 分	
	2. 书写诊断报告书	20 分	根据情况酌情扣分	
	3. 签名	5 分	未签名扣 5 分	
教师评价				

考核二十一　脑出血的影像诊断

男性,76 岁。

主诉:头痛、头晕数小时,加重半小时,头痛加剧及呕吐。

考核目标:掌握脑血管疾病的影像表现及诊断报告的书写。

考核材料:临床申请单,CT 片,报告单。

完成时间:10 ~ 15 min。

项目总分	考核内容	分值	评分标准	得分
准备质量 (25 分)	1. 核对申请单与 CT 片号是否一致	5 分	未核对者扣 5 分	
	2. 核对 CT 片所检查部位与申请的部位、左右是否一致	5 分	未核对者扣 5 分	
	3. 了解临床资料和辅助检查资料	5 分	未核对者扣 5 分	
	4. 核对影像学检查技术条件是否符合诊断要求	5 分	未口述者扣 5 分	
	5. 正确填写患者姓名、性别、年龄、检查日期、片号	5 分	缺一项扣 1 分	
诊断标准 (45 分)	1. 病变的部位、数目	10 分	根据情况酌情扣分	
	2. 病变的形态、大小	10 分	根据情况酌情扣分	
	3. 病变的密度(CT 值)	10 分	根据情况酌情扣分	
	4. 病变邻近组织器官表现	15 分	根据情况酌情扣分	
诊断结果 (30 分)	1. 诊断依据	5 分	未口述者扣 5 分	
	2. 书写诊断报告书	20 分	根据情况酌情扣分	
	3. 签名	5 分	未签名扣 5 分	
教师评价				

考核二十二　脑梗死的影像诊断

女性,82 岁。

主诉:突然口角歪斜、言语不利,左侧肢体不灵便 3 d。

考核目标:掌握脑血管疾病的影像表现及诊断报告的书写。

考核材料:临床申请单,CT 片,报告单。

完成时间:10 ~ 15 min。

项目总分	考核内容	分值	评分标准	得分
准备质量 (25 分)	1. 核对申请单与 CT 号是否一致	5 分	未核对者扣 5 分	
	2. 核对 CT 片所检查部位与申请的部位、左右是否一致	5 分	未核对者扣 5 分	
	3. 了解临床资料和辅助检查资料	5 分	未核对者扣 5 分	
	4. 核对影像学检查技术条件是否符合诊断要求	5 分	未口述者扣 5 分	
	5. 正确填写患者姓名、性别、年龄、检查日期、片号	5 分	缺一项扣 1 分	
诊断标准 (45 分)	1. 病变的部位、数目	10 分	根据情况酌情扣分	
	2. 病变的形态、大小	10 分	根据情况酌情扣分	
	3. 病变的密度(CT 值)	10 分	根据情况酌情扣分	
	4. 病变邻近组织器官表现	15 分	根据情况酌情扣分	
诊断结果 (30 分)	1. 诊断依据	5 分	未口述者扣 5 分	
	2. 书写诊断报告书	20 分	根据情况酌情扣分	
	3. 签名	5 分	未签名扣 5 分	
教师评价				

考核二十三　鼻窦炎的影像诊断

女性,30 岁。

主诉:感冒后鼻塞,脓涕不易擤出,头痛。

目标:掌握鼻窦炎症的影像表现、诊断报告的书写。

材料:临床申请单,X 线片,报告单。

完成时间:10 ~ 15 min。

项目总分	考核内容	分值	评分标准	得分
准备质量 (25分)	1. 核对申请单与 X 线片号是否一致	5分	未核对者扣5分	
	2. 核对 X 线片所检查部位与申请的部位、左右是否一致	5分	未核对者扣5分	
	3. 了解临床资料和辅助检查资料	5分	未核对者扣5分	
	4. 核对影像学检查技术条件是否符合诊断要求	5分	未口述者扣5分	
	5. 正确填写患者姓名、性别、年龄、检查日期、片号	5分	缺一项扣1分	
诊断标准 (45分)	1. 病变的部位、数目	10分	根据情况酌情扣分	
	2. 病变的形态、大小	10分	根据情况酌情扣分	
	3. 病变的密度	10分	根据情况酌情扣分	
	4. 病变邻近组织器官表现	15分	根据情况酌情扣分	
诊断结果 (30分)	1. 诊断依据	5分	未口述者扣5分	
	2. 书写诊断报告书	20分	根据情况酌情扣分	
	3. 签名	5分	未签名扣5分	
教师评价				

考核二十四 中耳乳突炎的影像诊断

男性,12岁。

主诉:耳痛,听力减退伴耳溢液。

目标:掌握中耳乳突炎症的影像表现、诊断报告的书写。

材料:临床申请单,CT片,报告单。

完成时间:10~15 min。

项目总分	考核内容	分值	评分标准	得分
准备质量 (25分)	1.核对申请单与CT片号是否一致	5分	未核对者扣5分	
	2.核对CT片所检查部位与申请的部位、左右是否一致	5分	未核对者扣5分	
	3.了解临床资料和辅助检查资料	5分	未核对者扣5分	
	4.核对影像学检查技术条件是否符合诊断要求	5分	未口述者扣5分	
	5.正确填写患者姓名、性别、年龄、检查日期、片号	5分	缺一项扣1分	
诊断标准 (45分)	1.病变的部位、数目	10分	根据情况酌情扣分	
	2.病变的形态、大小	10分	根据情况酌情扣分	
	3.病变的密度(CT值)	10分	根据情况酌情扣分	
	4.病变邻近组织器官表现	15分	根据情况酌情扣分	
诊断结果 (30分)	1.诊断依据	5分	未口述者扣5分	
	2.书写诊断报告书	20分	根据情况酌情扣分	
	3.签名	5分	未签名扣5分	
教师评价				

考核二十五　肝胆脾超声检查

1. 目标　掌握肝、胆、脾的超声基本扫查方法；熟悉其超声测量标准；理解和掌握正常声像图特点并能正确分析声像图；按照超声诊断报告书写要求，能独立书写超声诊断报告；在实习过程中，培养辩证思维的能力，养成科学严谨、实事求是的工作作风。

2. 设备　实时超声诊断仪，3.0～3.5 MHz 凸阵或线阵探头、医用超声耦合剂。

3. 考核步骤

(1) 超声诊断仪的选择与调节，一般选用二维腹部超声诊断仪，使其各种调节处于最佳状态。

(2) 被检查者一般采取仰卧位，充分暴露被检查部位，并涂以适量超声耦合剂。

(3) 按照腹部脏器的位置顺序先后进行各个断面扫查。探头放置于剑突下方依次做肝-腹主动脉矢状切面、肝-下腔静脉矢状切面、肝胆矢状切面和肝肾矢状切面；旋转探头，依次找寻第一肝门横切和第二肝门斜切，观察门静脉和肝静脉走行。

(4) 就脏器的声像图进行分析，按超声测量标准，测量出肝脏右叶最大斜径。

(5) 书写一份正常超声检查报告单。

4. 注意事项

(1) 仪器调节要适当，使增益调节到显示肝实质呈均匀分布的细小点状回声为宜，回声强度要适中，并注意调节远场和近场的增益。

(2) 探测时，探头应置于探测区连续滑动进行观察，应避免做跳跃探测，影响观察效果。亦应避免将探头置于一点而长时间凝视图像，如须仔细研究分析图像，应将图像冻结后，移开探头，然后进行观察。

(3) 在每一探测断面进行观察，应将探头做最大范围的弧形运转，以便连续、广泛地对内部结构和病灶进行观察。

(4) 应重视声像图的描绘，全面了解超声诊断报告内容。切忌只重视超声诊断意见，忽视其他描述。

5.考核内容及评分标准

项目		总分	内　容　要　求	分值	得分
检查前准备	医生准备	15	服装整洁、仪表端庄	2	
			言语通俗易懂、态度和蔼可亲	2	
			核对正确无误	3	
			仪器调节适当	8	
	患者准备	5	体位选择正确	2	
			患者理解合作	3	
操作过程		50	选择适当的探头频率,调节仪器至最佳状态	5	
			选择适当体位充分暴露被检查部位,涂以超声耦合剂	2	
			按照腹部脏器的位置顺序先后进行各个断面扫查	5	
			观察分析肝脏、胆囊声像图表现	5	
			观察测量胆囊大小、门静脉主干内径	4	
			观察分析脾脏声像图表现	5	
			测量脾脏长度及厚度	4	
			探头不可碰撞,手持探头灵活牢固	4	
			根据检查部位的变换正确调整被检查者的体位	3	
			正确使用超声诊断的基本扫查手法	10	
			完毕冻结屏幕,将探头擦净、放置于专用位置	3	
检查报告		20	名号齐全、内容简洁	4	
			层次分明、重点突出	4	
			语言通畅、描述贴切	4	
			测绘易懂、简明准确	4	
			提示适当、鉴别诊断	4	
评价	效果	10	检查顺利,患者反应良好	3	
	操作		动作轻巧、稳重、准确	4	
	沟通		有效	3	
总分		100			

考核二十六　泌尿系统超声检查

1.目标　熟练掌握肾脏、输尿管、膀胱的超声基本扫查方法;掌握其超声测量方法及测量标准;理解和掌握脏器的回声描述和正常声像图特点并能正确分析声像图;掌握超声诊断图像方位的识别和标识方法;按照超声诊断报告书写要求,能独立书写超声诊断报告;以科学的态度,良好的医德进行实训。

2.设备　实时超声诊断仪,3.0~3.5 MHz凸阵或线阵探头,医用超声耦合剂。

3.考核步骤

(1)超声诊断仪的选择与调节,一般选用二维腹部超声诊断仪,使其各种调节处于最佳状态。

(2)被检查者充盈膀胱,采取适当体位,充分暴露被检查部位,并涂以超声耦合剂。

(3)按照腹部脏器的位置顺序(肾脏、输尿管、膀胱)进行各个断面扫查。分别对双肾进行冠状断面扫查(可完整显示两侧肾脏),纵断面扫查(显示长轴系列断面),横断面扫查(显示短轴系列断面,可见肾上极、肾门和肾下极)。同时,正确测量双肾大小及肾窦宽径。

(4)就脏器的声像图进行分析。

(5)书写一份超声检查报告单(以腹部超声检查正常报告为例)。

4.注意事项

(1)仪器调节要适当,使增益调节到显示肝实质呈均匀分布的细小点状回声为益,回声强度要适中,并注意调节远场和近场的增益。

(2)受检查前2~3 h,应饮水600~800 mL,使膀胱中度充盈,但亦要避免膀胱过度充盈以免图像失真或检查困难。

(3)正常输尿管因其部位深、管腔细,受肠道气体干扰不易显示。在输尿管壁段或膀胱后壁检查时,应适当增加远场抑制或降低远场增益,以使图像清晰。

5.考核内容及评分标准

项目		总分	内 容 要 求	分值	得分
检查前准备	医生准备	15	服装整洁、仪表端庄	2	
			言语通俗易懂、态度和蔼可亲	2	
			核对正确无误	3	
			仪器调节适当	8	
	患者准备	5	体位选择正确	2	
			患者理解合作	3	
操作过程		50	选择适当的探头频率,调节仪器至最佳状态	2	
			选择适当体位充分暴露被检查部位,涂以超声耦合剂	2	
			对双肾进行多切面扫查,分析肾脏声像图表现	8	
			测量双肾大小及实质厚度	7	
			以充盈的膀胱为透声窗,观察分析输尿管、膀胱声像图表现	10	
			探头不可碰撞,手持探头灵活牢固	4	
			根据检查部位的变换正确调整被检查者的体位	3	
			正确使用超声诊断的基本扫查手法	10	
			完毕冻结屏幕,将探头擦净、放置于专用位置	3	
检查报告		20	名号齐全、内容简洁	4	
			层次分明、重点突出	4	
			语言通畅、描述贴切	4	
			测绘易懂、简明准确	4	
			提示适当、鉴别诊断	4	
评价	效果	10	检查顺利,患者反应良好	3	
	操作		动作轻巧、稳重、准确	4	
	沟通		有效	3	
总分		100			

考核二十七　妇科超声检查

1.目标　掌握子宫、卵巢的经腹超声基本扫查方法;熟悉其超声测量方法及测量标准;理解和掌握正常声像图特点并能正确分析声像图;按照超声诊断报告书写要求,能独立书写超声诊断报告;在实习过程中,培养辩证思维的能力,养成科学严谨、实事求是的工作作风。

2.设备　实时超声诊断仪,3.0~3.5 MHz凸阵或线阵探头,医用超声耦合剂。

3.考核步骤

(1)超声诊断仪的选择与调节,一般选用二维腹部超声诊断仪,使其各种调节处于最佳状态。

(2)被检查者充盈膀胱,采取仰卧位,充分暴露被检查部位,并涂以超声耦合剂。

(3)探头放置于下腹部正中,先行纵切,纵切面时探头方位标志朝向患者头端,调整探头倾斜角度,并左右侧动探头,找到子宫长轴切面,做连续纵切面扫查确定子宫位置、形态、大小、回声等,然后旋转探头90°,探头方向标志朝向患者右侧,行横切面观察,上下滑动探头,从子宫底至子宫颈依次做连续横切面扫查。

(4)取横切面于双侧宫角的外侧寻找卵巢,其移动性较大,通常在髂血管旁扫查时可以探及。

(5)书写一份妇科正常超声检查报告单。

4.注意事项　受检查前2~3 h,应饮水600~800 mL,注意膀胱适度充盈,以暴露子宫底部为标准。

5.考核内容及评分标准

项目		总分	内　容　要　求	分值	得分
检查前准备	医生准备	15	服装整洁、仪表端庄	2	
			言语通俗易懂、态度和蔼可亲	2	
			核对正确无误	3	
			仪器调节适当	8	
	患者准备	5	体位选择正确	2	
			患者理解合作	3	
	操作过程	50	选择适当的探头频率,调节仪器至最佳状态	2	
			选择适当体位充分暴露被检查部位,涂以超声耦合剂	2	
			对子宫进行多切面扫查,分析子宫声像图表现	10	
			测量子宫大小及内膜厚度	7	
			观察分析卵巢声像图表现	8	
			探头不可碰撞,手持探头灵活牢固	4	
			根据检查部位的变换正确调整被检查者的体位	3	
			正确运用超声诊断的基本扫查手法	10	
			完毕冻结屏幕,将探头擦净、放置于专用位置	3	
	检查报告	20	名号齐全、内容简洁	4	
			层次分明、重点突出	4	
			语言通畅、描述贴切	4	
			测绘易懂、简明准确	4	
			提示适当、鉴别诊断	4	
评价	效果	10	检查顺利,患者反应良好	3	
	操作		动作轻巧、稳重、准确	4	
	沟通		有效	3	
总分		100			

考核二十八　甲状腺超声检查

1. 目标　掌握甲状腺的超声扫查方法;熟悉其超声测量标准;理解和掌握正常声像图特点并能正确分析声像图;能独立书写超声诊断报。

2. 设备　实时超声诊断仪,7.0~10 MHz 线阵探头,医用超声耦合剂。

3. 考核步骤

(1)被检查者仰卧位,头部后仰充分暴露颈前区。

(2)将探头横切置于颈前正中,甲状软骨下方,从上往下依次滑动扫查,直至甲状腺下极消失。

(3)沿着甲状腺左右两侧叶由外向内或由内向外作系列滑行纵切。

(4)分析观察甲状腺声像图表现

(5)书写一份正常超声报告单。

4. 注意事项　扫查时探头要轻放,尽量保持探头与皮肤垂直。

5. 考核内容及评分标准

项目		总分	内 容 要 求	分值	得分
检查前准备	医生准备	15	服装整洁、仪表端庄	2	
			言语通俗易懂、态度和蔼可亲	2	
			核对正确无误	3	
			仪器调节适当	8	
	患者准备	5	体位选择正确	2	
			患者理解合作	3	
操作过程		50	选择适当的探头频率,调节仪器至最佳状态	2	
			选择适当体位充分暴露被检查部位,涂以超声耦合剂	2	
			对甲状腺进行系列横切面和纵切面扫查	10	
			测量甲状腺左右叶大小及峡部厚度	7	
			观察分析甲状腺声像图表现	8	
			探头不可碰撞,手持探头灵活牢固	4	
			根据检查部位的变换正确调整被检查者的体位	3	
			正确运用超声诊断的基本扫查手法	10	
			完毕冻结屏幕,将探头擦净、放置于专用位置	3	
检查报告		20	名号齐全、内容简洁	4	
			层次分明、重点突出	4	
			语言通畅、描述贴切	4	
			测绘易懂、简明准确	4	
			提示适当、鉴别诊断	4	
评价	效果	10	检查顺利,患者反应良好	3	
	操作		动作轻巧、稳重、准确	4	
	沟通		有效	3	
总分		100			

第三部分

综合技能训练题库

实训题集一

1. 患者,男性,60 岁。发热咳嗽,右肺中野有点片状阴影,边缘模糊,密度不均匀,经抗感染治疗,复查,该阴影在同一部位反复出现,应考虑为____。
   A. 病毒性肺炎　　　　　　　　B. 干酪性肺炎
   C. 阻塞性肺炎　　　　　　　　D. 支原体肺炎

2. X 线片上可见骨骼或牙齿阴影的纵隔肿瘤是____。
   A. 畸胎类肿瘤　　　　　　　　B. 神经源性肿瘤
   C. 胸腺瘤　　　　　　　　　　D. 恶性淋巴瘤

3. 下列胸部 X 线表现,____是原发型肺结核最常见的表现。
   A. 肺原发病灶、淋巴管炎和肺门淋巴结肿大
   B. 结核球
   C. 薄壁或厚壁空洞
   D. 胸水

4. 青年患者,右肺下叶背段见一薄壁空洞,应首先考虑____。
   A. 肺脓肿　　　　　　　　　　B. 肺结核
   C. 肺癌　　　　　　　　　　　D. 肺包虫囊肿

5. 气管支气管异物常见 X 线表现错误的是____。
   A. 肺气肿　　　　　　　　　　B. 纵隔摆动
   C. 空洞　　　　　　　　　　　D. 肺不张

6. 支气管肺炎易发生于____。
   A. 两肺上叶　　　　　　　　　B. 两肺下叶
   C. 右肺中叶　　　　　　　　　D. 两肺尖

7. 中央型肺癌间接征象 X 线表现错误的是____。
   A. 阻塞性肺不张　　　　　　　B. 肺门区不规则肿块阴影
   C. 横"S"征　　　　　　　　　D. 阻塞性肺炎

8. 中央型肺癌影像,最早出现的 X 线征象是____。
   A. 阻塞性肺炎　　　　　　　　B. 肺门肿块影
   C. 局限性肺气肿　　　　　　　D. 局限性肺不张

9. 女性,30 岁。照片发现右前上纵隔有一椭圆形阴影,透视下见肿块可随吞咽动作上、下移动。首先考虑____。
   A. 胸腺瘤　　　　　　　　　　B. 畸胎瘤
   C. 支气管囊肿　　　　　　　　D. 胸内甲状腺

10. 下述____病变可造成纵隔向患侧移位。
    A. 胸腔积液　　　　　　　　　B. 气胸

    C. 一侧性肺气肿   D. 一侧性肺不张

11. 一侧性肺不张 X 线表现错误的是____。
    A. 肋间隙变宽   B. 纵隔向患侧移位
    C. 患侧膈肌升高   D. 健侧出现代偿性肺气肿

12. ____类型的积液可出现外高内低的弧线。
    A. 游离性胸膜腔积液   B. 包裹性胸膜腔积液
    C. 肺下积液   D. 肺脓肿

13. 支气管肺炎最典型的 X 线表现为____。
    A. 两肺密度均匀的片状影,边缘清楚
    B. 两侧肺纹理增强,模糊,交织成网状
    C. 两下肺野中内带区,沿增多,增粗的肺纹理,可见斑片状模糊阴影
    D. 两肺高密度影,边缘锐利,块状或球形

14. 患者,男性,35 岁。肺外围有一圆形阴影,轮廓清楚、光整,直径约 3.0 cm,其中可见爆米花状钙化,其余肺野清晰,无自觉症状。首先考虑____。
    A. 结核球   B. 错构瘤
    C. 炎性假瘤   D. 肺癌

15. 下列 X 线所见与疾病的组合错误的是____。
    A. 病灶呈均匀致密阴影——大叶性肺炎
    B. 纤维厚壁偏心空洞,少见液平面——急性肺脓肿
    C. 双侧广泛性网状,斑点状病变——间质性肺炎
    D. 沿肺纹理分布的小片状模糊阴影——支气管肺炎

16. 肺增殖性病变描述错误的是____。
    A. 单发小结节状   B. 多发小结节状
    C. 密度较高,边缘清楚   D. 动态变化缓慢

17. 下列____肿瘤不发生在前纵隔。
    A. 胸腺瘤   B. 畸胎瘤
    C. 神经源性肿瘤   D. 胸骨后甲状腺肿

18. 在后前位胸片上____叶肺不张最易显示不清而被漏诊。
    A. 右肺下叶   B. 右肺中叶
    C. 左肺下叶   D. 左肺上叶

19. 一发热患者,咳嗽,胸痛,咳臭痰,X 线片发现右下肺野呈大片状阴影,其中可见气液平面,首先应考虑为____。
    A. 大叶性肺炎   B. 支气管肺炎
    C. 肺结核   D. 肺脓肿

20. 厚壁或洞壁厚薄不一,内壁不规则呈结节状,多无液面,外缘分叶可有肺门淋巴结肿大。应考虑为____。
    A. 癌性空洞   B. 结核性空洞
    C. 支气管扩张   D. 肺大泡

21. 胸部X线片显示一侧肺野普遍性密度增高,气管,纵隔未见移位,可能是____。
    A. 大量胸腔积液　　　　　　　　B. 一侧全肺不张
    C. 一侧肺多叶受累的大叶性肺炎　　D. 一侧大量气胸

22. 胸部X线片显示一侧肺野普遍性密度降低,肺纹理稀少,可能是____。
    A. 大量胸腔积液　　　　　　　　B. 一侧肺不张
    C. 一侧肺气肿　　　　　　　　　D. 一侧大量气胸

23. 患者,男性,55岁。体检发现左肺下叶有一小块阴影,直径约2.0 cm,CT检查呈
    分叶状,边缘有短细毛刺,考虑为____。
    A. 肺结核球　　　　　　　　　　B. 周围型肺癌
    C. 错构瘤　　　　　　　　　　　D. 炎性假瘤

24. 中央型肺癌直接征象X线表现正确的是____。
    A. 阻塞性肺不张　　　　　　　　B. 阻塞性肺气肿
    C. 阻塞性肺炎　　　　　　　　　D. 肺门肿块及支气管狭窄

25. 急性粟粒性肺结核的病灶大小为____。
    A. 0.5~1 mm　　　　　　　　　B. 2.5~3 mm
    C. 1~2 mm　　　　　　　　　　D. 2~2.5 mm

26. 中纵隔常见的肿瘤是____。
    A. 甲状腺瘤　　　　　　　　　　B. 神经源性肿瘤
    C. 恶性淋巴瘤　　　　　　　　　D. 胸腺瘤

27. 恶性淋巴瘤X线平片可见肿块呈现____。
    A. 钙化　　　　　　　　　　　　B. 空洞形成
    C. 分叶状　　　　　　　　　　　D. 内含牙齿与骨骼

28. 少量胸腔游离性积液的X线表现为____。
    A. 肋膈角变深　　　　　　　　　B. 肋膈角变钝
    C. 膈肌表面升高　　　　　　　　D. 膈顶清晰

29. 右上肺野扇形致密影,下缘呈弓面向上的凹弧状,气管右移,右肺门位置上移。
    可能是____。
    A. 右上叶肺不张　　　　　　　　B. 右上肺浸润型肺结核
    C. 右上叶大叶性肺炎　　　　　　D. 右上胸膜增厚

30. 下列____表现不符合肺不张。
    A. 整个肺叶缩小　　　　　　　　B. 该肺叶肺纹理密集
    C. 该肺叶呈大片致密影　　　　　D. 叶间裂呈梭形膨出移位

31. 下面所述并发于原发性肺癌的X线表现中,不恰当的是____。
    A. 空洞形成　　　　　　　　　　B. 肺不张
    C. 肺门淋巴结钙化　　　　　　　D. 肺气肿

32. ____类肺癌易出现厚壁空洞。
    A. 鳞癌　　　　　　　　　　　　B. 腺癌
    C. 转移性肿瘤　　　　　　　　　D. 肺泡癌

33. X线表现有钙化,周围有"卫星灶"的是____。

    A.周围型肺癌   B.中央型肺癌

    C.结核球   D.炎性假瘤

34. 易导致肺气肿和肺源性心脏病的肺结核____。

    A.原发型肺结核   B.浸润型肺结核

    C.亚急性血行播散型肺结核   D.慢性纤维空洞型肺结核

35. X线表现为虫蚀样空洞常见于____。

    A.肺脓肿   B.肺转移瘤

    C.周围型肺癌   D.干酪性肺炎

36. 最为常见的成人继发型肺结核是____。

    A.原发型肺结核   B.浸润型肺结核

    C.亚急性血行播散型肺结核   D.结核性胸膜炎

37. 胸部正位片,右肺全肺野可见均匀异常阴影,右侧肋间隙变窄,纵隔右移,最符合下列____疾病。

    A.渗出性胸膜炎   B.大叶性肺炎

    C.肺不张   D.肺梗死

38. 支气管扩张CT表现错误的是____。

    A.分叶征   B.轨道征

    C.戒指征   D.指套征

39. 下列关于病变空洞的描述,错误的是____。

    A.肺气囊:薄壁空洞   B.肺脓肿:均匀厚壁空洞

    C.浸润性肺结核:薄壁空洞,有卫星灶 D.肺癌:偏心空洞,有壁结节

40. 患者,男性,50岁。体检发现右肺中野有一小块阴影约20 mm大小,轮廓呈分叶状,边缘有短细毛刺,其中可见空泡征。诊断为____。

    A.中央型肺癌   B.炎性假瘤

    C.肺错构瘤   D.周围型肺癌

41. 肺结核发病1~2周内,临床症状明显,X线表现阴性的是____。

    A.原发性肺结核   B.慢性纤维空洞型肺结核

    C.血行播散型肺结核   D.结核性胸膜炎

42. 经皮肺穿刺活检术最常见的并发症是____。

    A.气胸   B.出血

    C.感染   D.刺破大血管或心脏

43. 增殖性病变CT片表现正确的是____。

    A.片状阴影   B.数毫米至1 cm小结节灶

    C.境界不清   D.密度较低

44. 肺门的X线解剖,下述____错误。

    A.左肺门密度比右侧低

    B.左肺门位置比右侧高

C.肺门分上、下两部,其间形成的一钝角叫肺门角

D.肺门位于两肺中野内带,内侧与纵隔相连

45.弥漫性阻塞性肺气肿的 X 线表现错误的是____。

    A.胸廓前后径增宽　　　　　　　B.肋间隙变窄

    C.两肺叶透明度增强,肺纹理稀疏　D.心影居中狭长,膈肌低平

46.肺结核及其淋巴结钙化 X 线表现正确的是____。

    A.斑点或片状　　　　　　　　　B.爆米花样

    C.蛋壳样　　　　　　　　　　　D.密度较低,边缘模糊

47.空腔性病变 X 线表现正确的是____。

    A.壁厚>3 mm　　　　　　　　　B.壁菲薄的无结构透明区

    C.囊壁周围肺野实变　　　　　　D.腔内一般有液体

48.以下____征象支持结核球的诊断。

    A.直径 2~3 cm 的球性病灶,多为单发　B.大小不等多个球形病灶

    C.边缘清楚,密度较低　　　　　D.球形病灶没有空洞形成

49.不符合气管异物的 X 线表现是____。

    A.X 线不透过异物,在声门下区及支气管呈矢状位,在正位片上,仅见扁薄的侧面投影

    B.X 线不透过异物,在声门下区及支气管呈冠状位,在正位片上,能见其最大宽度的阴影

    C.呼吸两像,肺野透亮度变化小,呼气相时,两肺不能缩小,两肺透亮度仍保持较高

    D.胸部压力高,横膈上升轻微,深呼气相时,心脏影像反比深吸气像时小

50.阴影是圆形,轮廓清楚,密度稍低但均匀,无钙化,大小形态随深呼吸运动而改变,可伴有透亮区,壁薄并有液平面,肺下叶多见,应诊断为____。

    A.结核球　　　　　　　　　　　B.周围型肺癌

    C.错构瘤　　　　　　　　　　　D.肺囊肿

51.心右缘分为两段,上段由主动脉与上腔静脉构成,下段构成为____。

    A.左心房　　　　　　　　　　　B.下腔静脉

    C.左心室　　　　　　　　　　　D.右心房

52.心左缘分 3 段,自上向下依次分为主动脉结、肺动脉段和____。

    A.左心房　　　　　　　　　　　B.右心室

    C.左心室　　　　　　　　　　　D.下腔静脉

53.正常心脏大血管形态可分为横位心、斜位心和____。

    A.梨形心　　　　　　　　　　　B.靴形心

    C.垂位心　　　　　　　　　　　D.主动脉型

54.由于心脏疾病各房室大小的改变并不一致,心脏失去正常形态,可分为 3 型:普大型、主动脉型和____。

    A.二尖瓣型　　　　　　　　　　B.垂位型

C. 三尖瓣型   D. 肺动脉瓣型

55. 正常室间隔成人厚度为____。

   A. 10 mm   B. 5 mm

   C. 20 mm   D. 15 mm

56. 正常情况下,心包腔内有少量液体,如液体量超过多少毫升即为心包积液____。

   A. 10 mL   B. 20 mL

   C. 50 mL   D. 100 mL

57. 心包积液在____时,其心影大小和形态可无明显变化。

   A. 30 mL   B. 50 mL

   C. 150 mL   D. 300 mL

58. 慢性风湿性瓣膜病可以发生于任何瓣膜,损害最常见于____。

   A. 二尖瓣   B. 三尖瓣

   C. 主动脉瓣   D. 肺动脉瓣

59. 肺泡性肺水肿典型 X 线表现是____。

   A. 肺纹理增多   B. 肺门两侧大片状影呈蝶翼状分布

   C. 肺门影增大   D. 肺透亮度减低

60. 原发性心肌病是指原因不明的心肌疾病,临床上以____较为常见。

   A. 肥厚型心肌病和限制型心肌病   B. 肥厚型心肌病

   C. 限制型心肌病   D. 扩张型心肌病

61. 迄今为止,诊断冠状动脉病变最可靠的金标准方法是____。

   A. CT   B. MRI

   C. DSA   D. DR

62. 法洛四联症的基本畸形包括:肺动脉狭窄;主动脉骑跨;右室肥厚和____。

   A. 室间隔缺损   B. 房间隔缺损

   C. 动脉导管未闭   D. 左心室肥厚

63. 最常见的发绀型先天性心脏病是____。

   A. ASD   B. TOF

   C. PDA   D. VSD

64. 心包积液量达到或超过____,才出现严重心包填塞的临床表现。

   A. 200 mL   B. 300 mL

   C. 400 mL   D. 500 mL

65. 常规心脏摄片靶片距离要求为____。

   A. 1 m   B. 1.5 m

   C. 2 m   D. 2.5 m

66. 心脏检查的扫描体位有 3 种,即横轴位、短轴位和____。

   A. 长轴位   B. 纵轴位

   C. 冠状位   D. 矢状位

67. 肺栓塞的病因和诱发因素中,公认的首位原因是____。

A. 瓣膜赘生物形成　　　　　　　　B. 肺动脉内血栓形成

C. 深静脉血栓形成　　　　　　　　D. 先天性心脏病

68. 肺栓塞最可靠的诊断方法是____。

A. X 线肺动脉造影　　　　　　　　B. CTA

C. MRA　　　　　　　　　　　　　D. 平片

69. 胸部透视的优点不包括____。

A. 方法简便　　　　　　　　　　　B. 可以多体位、动态观察

C. 心脏和大血管搏动情况　　　　　D. 无永久记录

70. 目前不常用在心血管疾病诊断的设备是____。

A. 普通 CT　　　　　　　　　　　B. EBCT

C. MSCT　　　　　　　　　　　　D. DSA

71. 间质性肺水肿的主要 X 线表现是____。

A. 肺门影增大且模糊　　　　　　　B. 上部肺静脉扩张呈鹿角状

C. 肺野透亮度减低　　　　　　　　D. 肋膈角处出现克氏 B 线

72. 患者,女性,40 岁。劳累后心悸、气促。体检:心尖区闻及舒张期滚筒样杂音。胸部 X 线片:心影呈梨形,中度增大。左心房、右心室增大为主,主动脉缩小,肺瘀血改变。考虑为____。

A. 先天性心脏病、房间隔缺损　　　B. 先天性心脏病、室间隔缺损

C. 风湿性心脏病、二尖瓣狭窄　　　D. 风湿性心脏病、二尖瓣关闭不全

73. 患者,女性,18 岁。心悸、气急、发育不良。体检:胸骨左缘第 2、第 3 肋间闻及收缩期吹风样杂音。胸部 X 线片:心影呈二尖瓣,中度增大。右心房、右心室增大为主,主动脉缩小,肺充血改变。应考虑为____。

A. 先天性心脏病、房间隔缺损　　　B. 先天性心脏病、室间隔缺损

C. 风湿性心脏病、二尖瓣狭窄　　　D. 风湿性心脏病、二尖瓣关闭不全

74. 下列不选用 CT 增强扫描的是____。

A. 冠状动脉钙化　　　　　　　　　B. 肺门肿块合并肺不张

C. 先天性心脏病　　　　　　　　　D. 复杂大血管畸形

75. 患者,男性,25 岁。劳累后心悸、气促,经常性肺部感染。体检:胸骨左缘第 3、第 4 肋间闻及收缩期吹风样杂音。胸部 X 线片:心影呈二尖瓣型,中度增大。左心房、左心室、右心室增大为主,主动脉球正常,肺充血改变。考虑为____。

A. 先天性心脏病、房间隔缺损　　　B. 先天性心脏病、室间隔缺损

C. 风湿性心脏病、二尖瓣狭窄　　　D. 风湿性心脏病、二尖瓣关闭不全

76. 患者,男性,32 岁。心悸、气促。体检:主动脉瓣区闻及舒张期叹气样杂音。胸部 X 线片:心影呈靴型,中度增大。左心室明显增大。主动脉增宽。考虑为____。

A. 先天性心脏病、房间隔缺损　　　B. 先天性心脏病、室间隔缺损

C. 风湿性心脏病、二尖瓣狭窄　　　D. 风湿性心脏病、主动脉瓣关闭不全

77. 下列大量心包积液的描述,错误的是____。

A. 烧瓶心　　　　　　　　　　　　B. 心缘平直、各弧形消失

C. 心脏搏动度减弱　　　　　　　　　D. 肺瘀血

78. 肺动脉栓塞 CT 表现最具有特征意义的是____。
　　A. 一侧肺透过度增高　　　　　　　B. 肺外围以胸膜为基底的楔状致密影
　　C. 实变区内小透亮区　　　　　　　D. 增强扫描,肺动脉主干内充盈缺损

79. 夹层动脉瘤 CT 特征性征象是____。
　　A. 主动脉各段管径不成比例
　　B. 主动脉钙化内移
　　C. 主动脉壁异常扩大
　　D. 两个不同增强密度的主动脉腔被一内膜所分隔

80. 下列____不是夹层动脉瘤的 CT 表现。
　　A. 双腔征象　　　　　　　　　　　B. 内膜钙化没有内移
　　C. 真腔造影剂浓度一般高于假腔　　D. 真假腔之间的内膜瓣

81. 主动脉瘤形成的主要原因是____。
　　A. 感染　　　　　　　　　　　　　B. 动脉粥样硬化
　　C. 先天性畸形　　　　　　　　　　D. 外伤

82. 风湿性心脏病二尖瓣狭窄与肺源性心脏病的 X 线主要鉴别特点是____。
　　A. 有无主动脉球缩小　　　　　　　B. 有无心腰隆起
　　C. 有无左心房增大　　　　　　　　D. 有无右心室增大

83. 主动脉夹层 I 型是指____。
　　A. 夹层累及升主动脉、主动脉弓、降主动脉并延至腹主动脉中远段
　　B. 夹层限于升主动脉、主动脉弓
　　C. 夹层位于主动脉弓、降主动脉并向远端扩展
　　D. 夹层位于主动脉弓、腹主动脉

84. 心脏大血管的影像学检查有多种技术可用,目前临床应用最多的为____。
　　A. CT　　　　　　　　　　　　　　B. MRI
　　C. CR　　　　　　　　　　　　　　D. X 线+超声

85. 关于医学影像学对心脏大血管检查的描述,下列____不正确。
　　A. CT 可以直接观察心血管内在结构
　　B. MRI 可以直接观察心血管内在结构
　　C. DR 难以直接观察心血管内在结构
　　D. CT、MRI 难以直接观察心血管内在结构和功能情况

86. 典型房间隔缺损的 X 线表现中,不常见的征象是____。
　　A. 右心房增大　　　　　　　　　　B. 肺动脉段突出
　　C. 主动脉结增大　　　　　　　　　D. 肺血增多

87. 房间隔缺损的主要 X 线特征是____显著增大。
　　A. 左心房　　　　　　　　　　　　B. 左心室
　　C. 右心室　　　　　　　　　　　　D. 右心房

88. 肺血减少常见于____。

A. ASD
B. VSD

C. PDA
D. TOF

89. 肺瘀血的早期和重要的 X 线征象是____。

A. 早期无征象
B. 肺动脉增粗

C. 只有下肺动脉增粗
D. 上肺静脉扩张,下肺静脉缩窄或正常

90. 急性肺水肿典型 X 线征象是____。

A. 左心房增大
B. 左心室增大

C. 肺门蝴蝶形阴影
D. 主动脉迂曲

91. 心包积液如没有合并左心衰竭,则不应有的 X 线征象是____。

A. 肺水肿
B. 上腔静脉不同程度增宽

C. 心脏搏动减弱
D. 可以呈普大心

92. 心包积液的影像学表现中,以下____正确。

A. CT 可以判断积液性质
B. 平片可以判断积液性质

C. MRI 可以判定积液性质
D. MRI 不能判定积液的性质

93. 诊断冠状动脉粥样硬化性心脏病的金标准为____。

A. 平片
B. 平扫 CT

C. 增强 MRI
D. 冠状动脉造影

94. 患者,男性。生后即有发绀,哭闹尤甚,喜蹲踞。查体:发育不良,明显发绀及杵状指,胸骨左缘第 3、第 4 肋间 4/6 收缩期吹风性杂音,X 线片心影增大,心尖圆钝上翘,心腰凹陷,肺血少,应诊断为____。

A. ASD
B. TOF

C. PDA
D. VSD

95. 典型风湿性二尖瓣狭窄应具有____ X 线表现。

A. 右心房增大,肺瘀血,右心室增大
B. 左心房增大,肺瘀血,右心室增大

C. 左右心室增大,肺瘀血
D. 左心房增大,肺瘀血,左心室增大

96. 下列____不是先天性室间隔缺损的影像表现。

A. 主动脉结增大
B. 主动脉结缩小或正常

C. 右心室增大
D. 左室增大

97. 对冠状动脉粥样硬化性心脏病室壁瘤诊断最可靠的方法是____。

A. 透视
B. 左心室造影

C. 右心室造影
D. 冠状动脉造影

98. 心包积液最常见的原因是____。

A. 化脓性
B. 结核性

C. 风湿性
D. 出血性

99. 下列 X 线征象中是左心房增大的可靠指征的是____。

A. 食道受压移位
B. 右心室漏斗部和肺动脉段凸起

C. 心右路缘突出
D. 双重阴影和双弧影

100. ____不是左向右分流的先天性心脏病。

A. 房间隔缺损   B. 室间隔缺损

C. 动脉导管未闭   D. 法洛四联症

101. 胃溃疡的好发部位是____。

A. 胃底   B. 胃窦

C. 胃大弯侧   D. 胃小弯侧

102. 结肠癌的好发部位是____。

A. 升结肠   B. 结肠肝区

C. 降结肠   D. 乙状结肠

103. 胃肠道低张造影常用药物是____。

A. 盐酸山莨菪碱   B. 甲氧氯普胺

C. 新斯的明   D. 甘露醇

104. 关于胃正常形状的描述,错误的是____。

A. 牛角型   B. 钩型

C. 混合型   D. 瀑布型

105. 食管与胃肠道首选检查方法是____。

A. CT   B. X 线平片

C. 气钡双重造影   D. MRI

106. 胃肠道穿孔的最典型 X 线征象为____。

A. 肠腔扩张   B. 阶梯状液平

C. 膈下新月状气体影   D. 结肠积气

107. 胃肠钡餐前准备中最主要是检查当日晨应____。

A. 禁食禁水   B. 洗胃

C. 清洁灌肠   D. 肌注低张药

108. 表面型早期胃癌的隆起及凹陷均不超出____。

A. 3.0 mm   B. 3.5 mm

C. 4.0 mm   D. 5.0 mm

109. 关于胃肠双对比造影的叙述,错误的是____。

A. 胃肠双对比造影可显示微皱襞   B. 对比剂为钡剂加碘剂

C. 胃微皱襞是胃小沟和胃小区   D. 结肠微皱襞是无名沟和无名区

110. 关于龛影的叙述,错误的是____。

A. 胃肠管壁溃烂面凹陷,被钡剂充填称龛影

B. 切线位观察为突出腔外之含钡影像

C. 正面观察为无钡剂的透明影

D. 良性龛影周围黏膜向心性集中无破坏

111. 胃内充盈缺损不代表____疾病。

A. 良性肿瘤   B. 胃溃疡

C. 恶性肿瘤   D. 胃内异物

112. 下列____不引起食管的形态及位置改变。

A. 左房增大   B. 胸腺肥大

C. 膈疝   D. 主动脉迁曲扩张

113. 下列____不是食管静脉曲张的表现。

 A. 下段多见   B. 黏膜稍宽略迂曲,或呈串珠状充盈缺损

 C. 食管张力下降   D. 管壁僵硬

114. 患者,男性。进食梗阻感 2 个月,造影检查发现食管中段有 4 cm 长狭窄段,壁不规则,黏膜不连续、狭窄上方食管扩张明显,最可能的是____。

 A. 食管癌   B. 食管静脉曲张

 C. 食管良性狭窄   D. 贲门痉挛

115. 对疑为鱼刺或碎骨片等卡在食管壁的异物,主要的检查方法是____。

 A. 摄平片   B. 食管钡餐

 C. 食管吞钡棉   D. 血管造影

116. 患者,男性。近来咽下不畅,食管钡餐检查侧斜位可见食管上段后壁有弧形压迫,黏膜皱襞规则,扩张度好,应考虑为____。

 A. 食管癌   B. 食管平滑肌瘤

 C. 食管炎   D. 食管外压性病变

117. 胃肠钡餐造影时憩室与良性溃疡的共同点不包括____。

 A. 均突出于胃肠道轮廓之外 B. 均有黏膜皱襞进入

 C. 均可为乳头状   D. 均为良性病变

118. ____不是恶性溃疡征象。

 A. 狭颈征   B. 环堤征

 C. 指压迹征   D. 裂隙征

119. 胃黏膜皱襞的改变,下列____是错误的。

 A. 肥厚和萎缩多代表慢性炎症 B. 破坏中断多为良性溃疡所致

 C. 良性溃疡疤痕可引起黏膜纠集 D. 恶性肿瘤可引起黏膜皱襞消失

120. 下列____最能提示胃溃疡恶变。

 A. 胃小弯侧溃疡

 B. 复合溃疡

 C. 多发溃疡

 D. 溃疡直径大于 2 cm,边缘呈不规则结节状

121. 胃溃疡最特征的表现是____。

 A. 龛影   B. 狭颈征

 C. 项圈征   D. 黏膜纠集

122. 切线位上,最常见的胃溃疡龛影表现为____。

 A. 乳头状   B. 囊袋状

 C. 三角形   D. 杯口状

123. 钡餐检查发现胃溃疡时,下列____征象提示有恶变的可能。

 A. 合并十二指肠溃疡

B. 多发性溃疡

C. 胃大弯溃疡

D. 溃疡周围有指压迹征,尖角征或杵状黏膜

124. 早期胃癌 X 线最好的检查方法是____。

    A. 不同程度充盈像   B. 不同体位黏膜像

    C. 加压像   D. 低张双对比造影像

125. 胃癌的 X 线征象____最有意义。

    A. 局部蠕动消失   B. 局部充盈缺损

    C. 幽门梗阻   D. 触痛明显

126. CT 对胃癌检查的主要作用不包括____。

    A. 用于早期诊断   B. 显示胃壁增厚程度及范围

    C. 了解癌肿是否向胃外浸润   D. 显示周围淋巴结肿大

127. 患者,男性,50 岁。上腹部不适半年,上消化道透视及摄片发现胃窦大弯侧有边界不规则菜花状充盈缺损,附近胃黏膜中断,蠕动消失。应诊断为____。

    A. 胃息肉   B. 胃窦癌

    C. 胃窦炎   D. 胃平滑肌瘤

128. 肠梗阻 X 线检查的目的,最困难的是____。

    A. 明确梗阻类型是机械性或动力型   B. 确定梗阻的原因

    C. 确定梗阻是完全性或不完全性   D. 确定梗阻是单纯性或绞窄性

129. 关于肠梗阻的叙述,____不正确。

    A. 发病后 4~6 h,梗阻上方肠管积液积气

    B. 梗阻远端肠内容物减少或消失

    C. 肠梗阻经常伴发气腹

    D. 肠管扩张,肠腔内出现气液平面是肠梗阻主要 X 线征象

130. 绞窄性肠梗阻系指____。

    A. 无机械性因素存在的肠梗阻   B. 伴有肠壁血运障碍的肠梗阻

    C. 肠壁肿瘤引起的肠梗阻   D. 肠内容物运行停止所致的肠梗阻

131. 关于小肠绞窄性肠梗阻的 X 线表现中,____错误。

    A. 假肿瘤征阳性   B. 咖啡豆征

    C. 呈现空回肠易位   D. X 线检查无阳性发现

132. 单纯性小肠梗阻最典型的 X 线表现为____。

    A. 膈下新月状气体影   B. 阶梯状液平

    C. 小肠胀气扩张   D. 咖啡豆征

133. 钡剂灌肠时结肠完全梗阻,梗阻部呈杯口状充盈缺损及弹簧状黏膜纹理,应考虑____。

    A. 结肠癌   B. 结肠扭转

    C. 结肠息肉   D. 肠套叠

134. 下列属于肠梗阻的基本 CT 征象的是____。

A. 肠管显著扩张,其内可见气液平面　　B. 可见"U"形肠袢

C. 可见"鸟嘴征"　　　　　　　　　　D. 假肿瘤征

135. 关于肠套叠的叙述,____错误。

A. 近段肠管套入远段肠腔内　　　　　B. 肠套叠属麻痹性肠梗阻

C. 肠套叠梗阻端,钡灌肠时呈杯口状　　D. 肠套叠处可见弹簧状黏膜纹理

136. ____不是结肠癌钡灌肠 X 线的表现。

A. 肠腔内出现充盈缺损　　　　　　　B. 肠管不规则狭窄

C. 肠管局限增粗有弹簧状黏膜皱襞　　D. 充盈缺损内可见大而扁龛影

137. 在正常腹部平片上,不能显示的脏器是____。

A. 肝、脾、肾　　　　　　　　　　　B. 胃泡、升结肠

C. 肾上腺、胰腺　　　　　　　　　　D. 腹脂线

138. "皮革胃"是由____。

A. 胃溃疡形成　　　　　　　　　　　B. 浸润型胃癌形成

C. 溃疡型胃癌形成　　　　　　　　　D. 蕈伞型胃癌形成

139. 胃肠钡餐造影时,不能作为鉴别良、恶性胃溃疡表现的是____。

A. 龛影的形状　　　　　　　　　　　B. 龛影的深度

C. 龛影的周围和口部　　　　　　　　D. 龛影附近的胃壁

140. 克罗恩病最好发于____。

A. 末端回肠　　　　　　　　　　　　B. 直肠

C. 回盲部　　　　　　　　　　　　　D. 十二指肠球部

141. ____不是上消化道钡餐须观察的项目。

A. 食管　　　　　　　　　　　　　　B. 胃

C. 十二指肠　　　　　　　　　　　　D. 回肠

142. 低张双对比造影较常规胃肠钡餐造影的优点为____。

A. 能清晰显示胃肠道黏膜的细微结构　B. 操作简单可行

C. 胃肠道运动功能增强　　　　　　　D. 无须禁食水也能显示病变情况

143. 胃肠道结核好发于____。

A. 末端回肠　　　　　　　　　　　　B. 直肠

C. 回盲部　　　　　　　　　　　　　D. 十二指肠球部

144. 十二指肠球部溃疡的间接征象不包括____。

A. 激惹征　　　　　　　　　　　　　B. 胃液分泌增多

C. 龛影　　　　　　　　　　　　　　D. 幽门痉挛

145. ____不是诊断食管癌的可靠征象。

A. 排空延迟　　　　　　　　　　　　B. 管腔狭窄

C. 蠕动减弱　　　　　　　　　　　　D. 管壁僵硬

146. ____不是食管钡餐造影生理性压迹。

A. 左心房压迹　　　　　　　　　　　B. 主动脉弓压迹

C. 肺动脉压迹　　　　　　　　　　　D. 左主支气管压迹

147. 贲门失弛缓症的 X 线表现中,错误的是____。
   A. 贲门管的功能性狭窄和食管的高度扩张同时存在
   B. 食管下端逐渐变细呈鸟嘴状进入膈下
   C. 狭窄区管壁僵硬
   D. 食管极度扩张,形成巨囊袋,横卧膈上

148. 良恶性胃溃疡的鉴别点,错误的是____。
   A. 恶性溃疡常在胃腔轮廓之内　　B. 恶性溃疡有环堤征
   C. 良性溃疡常有黏膜破坏　　D. 良性溃疡边缘光滑整齐

149. ____不是良性胃溃疡的特征。
   A. 环堤征　　B. 狭颈征
   C. 项圈征　　D. 黏膜线

150. 十二指肠溃疡的 X 线直接征象包括____。
   A. 球后部痉挛　　B. 球部激惹征
   C. 球部龛影　　D. 幽门痉挛

151. 肝螺旋 CT 三期增强扫描通常是指____。
   A. 动脉期、门静脉期、肝实质期　　B. 动脉期、静脉期、肝实质期
   C. 动脉期、毛细血管期、肝实质期　　D. 动脉期、毛细血管期、静脉期

152. 增强扫描动脉期,肝实质强化程度____。
   A. 无明显强化　　B. 比脾脏高
   C. 比腹主动脉高　　D. 比肾脏高

153. CT 平扫,肝脏密度一致性减低,CT 值低于脾脏。应首先考虑为____。
   A. 弥漫性肝癌　　B. 肝脓肿
   C. 血色病　　D. 脂肪肝

154. 靶征是____病变的影像特点。
   A. 肝囊肿　　B. 肝脓肿
   C. 转移性肝癌　　D. 原发性肝癌

155. 灯泡征最常见于
   A. 原发性肝癌　　B. 肝血管瘤
   C. 肝脓肿　　D. 转移性肝癌

156. 下列关于肝脓肿的 MRI 表现,错误的是____。
   A. T_1WI 呈低信号
   B. 增强扫描脓肿壁可以呈环状强化
   C. 脓腔内发现气体影不是肝脓肿的表现
   D. T_2WI 呈高信号

157. 患者,女性,56 岁。右上腹隐痛 3 个月就诊。腹部平片示右上腹一圆形致密影,侧位片示致密影位于脊柱前方。应首先考虑为____。
   A. 右肾结石　　B. 胆囊结石
   C. 淋巴结钙化　　D. 右输尿管结石

158. B超发现右肝一直径约 3 cm 低回声,CT 平扫示右肝一直径 3 cm 低密度病变,境界清楚,密度均匀,CT 值为 10 HU,增强扫描无强化。首先考虑为____。
    A. 肝转移癌   B. 肝囊肿
    C. 肝血管瘤   D. 肝脓肿

159. 下列急性胰腺炎 CT 检查的表现,错误的是____。
    A. 胰腺假性囊肿形成   B. 胰腺萎缩
    C. 胰腺肿大,轮廓不清   D. 肾前筋膜增厚

160. 中年男性,上腹隐痛 4 个多月就诊。CT 示胰头肿大,密度尚均匀,肝内外胆管无明显扩张,半年后随访,病灶无明显变化。应首先考虑____。
    A. 胆总管结石   B. 胰头癌
    C. 胰头炎症   D. 胆管炎

161. 下列关于胰腺癌的 CT 表现,错误的是____。
    A. 平扫时胰腺肿块为低密度   B. 可伴有肝内外胆管和胰管的扩张
    C. 增强扫描动脉期,病变由低密度肿块变为高密度肿块
    D. 可以侵犯胰周血管

162. 脾肿大最常见于的病变是____。
    A. 炎症   B. 寄生虫
    C. 肿瘤   D. 门脉高压

163. 肝内多发病灶最常见于____。
    A. 肝癌   B. 肝脓肿
    C. 肝转移瘤   D. 肝血管瘤

164. 在 CT 上胰头、体、尾与胰腺长轴垂直径线各为____。
    A. 3 cm、2.5 cm、2 cm   B. 2.5 cm、2 cm、1.5 cm
    C. 3 cm、2 cm、2 cm   D. 2.5 cm、2 cm、2 cm

165. 患者,女性,45 岁。CT 检查显示胆总管重度扩张,在胰头上缘中断消失,形态不规则,最可能的诊断是____。
    A. 胆总管癌   B. 胰头癌
    C. 急性胆囊炎   D. 胆总管结石

166. 胰腺癌最常见的部位是____。
    A. 胰头和胰体均受累   B. 胰体
    C. 胰尾   D. 胰头

167. 急性脾破裂时会出现剧烈左上腹痛并向____放射。
    A. 背部   B. 颈部
    C. 右肩部   D. 前胸部

168. 诊断肝海绵状血管瘤的最可靠的方法是____。
    A. USG   B. CT
    C. MRI   D. DSA

169. 原发性肝癌的一般强化特点是____。

A. "快进慢出"型　　　　　　　　　　B. "快进快出"型

C. "慢进慢出"型　　　　　　　　　　D. "慢进快出"型

170. 对肝囊肿的诊断和随访应首选_____。

A. CT　　　　　　　　　　　　　　B. MRI

C. USG　　　　　　　　　　　　　D. DSA

171. 输尿管跨越髂动脉处为输尿管的_____。

A. 第一个狭窄　　　　　　　　　　B. 第二个狭窄

C. 第三个狭窄　　　　　　　　　　D. 第四个狭窄

172. 子宫输卵管造影。子宫输卵管内造影剂正常排空时间应不超过_____。

A. 6 h　　　　　　　　　　　　　　B. 12 h

C. 24 h　　　　　　　　　　　　　D. 36 h

173. 泌尿系统结石首选检查方法是_____。

A. 逆行肾盂造影　　　　　　　　　B. 静脉肾盂造影

C. 腹部泌尿系统平片　　　　　　　D. 膀胱造影

174. 下列不属于先天性畸形的是_____。

A. 多囊肾　　　　　　　　　　　　B. 马蹄肾

C. 异位肾　　　　　　　　　　　　D. 重复肾

175. 膀胱肿瘤好发的部位是_____。

A. 尿道嵴　　　　　　　　　　　　B. 膀胱三角

C. 膀胱颈　　　　　　　　　　　　D. 输尿管间襞

176. 下列关于肾脏 X 线解剖描述错误的是_____。

A. 侧位片上肾脏影一般在脊柱前缘的后方

B. 平片上肾脏位于第 12 胸椎到第 2 ~ 3 腰椎两侧

C. 正常情况下,肾上下左右均有一定的移动度

D. 平片上可观察到肾周围的脂肪组织

177. 乳腺癌最常发生的部位为_____。

A. 外下象限　　　　　　　　　　　B. 内下象限

C. 外上象限　　　　　　　　　　　D. 内上象限

178. 乳腺钼靶常规摄影位置为_____。

A. 轴位+侧位　　　　　　　　　　B. 轴位+斜位

C. 轴位+放大摄影　　　　　　　　D. 侧位+放大摄影

179. 关于子宫输卵管造影的目的,错误的是_____。

A. 确定是否妊娠

B. 了解输卵管的形态、粗细及长度

C. 诊断输卵管阻塞

D. 诊断子宫位置形态、发育状况和紧张程度

180. 不透光性肾结石的首选影像学检查方法是_____。

A. CT 扫描　　　　　　　　　　　B. 超声检查

C. MRI   D. 腹部平片

181. 确诊肾盂输尿管重复畸形的主要检查方法是____。

A. 逆行性肾盂造影   B. CT 检查

C. 排泄性尿路造影   D. MRI 检查

182. 前列腺癌发生部位主要是____。

A. 移形带   B. 外周带

C. 周边部突至直肠前凹   D. 前部并突至膀胱

183. 患者，女性。尿频尿急 1 年，尿白细胞(+++)，红细胞少许，蛋白少量，尿细菌培养阴性。排泄性尿路造影发现左肾区肾大盏扩张及虫蚀样边缘不整，右肾积水，膀胱呈球形改变，CT 检查见左肾盏、肾盂扩张。应考虑为____。

A. 左肾结核并膀胱挛缩，对侧肾积水　B. 晚期肾盂肾炎

C. 右肾结核伴膀胱转移   D. 左肾结核

184. 关于子宫肌瘤的 CT 表现，下列说法错误的是____。

A. 子宫分叶状增大或呈外突的实性肿块

B. 增强扫描实性肿块不增强

C. 宫旁脂肪层多存在

D. 肌瘤坏死可形成囊性低密度区

185. 患者，男性，55 岁。右侧腰腹部不适 1 年余，CT 平扫肾实质内边缘锐利的圆形低密度灶，增强扫描不强化。最可能的诊断是____。

A. 右肾癌   B. 右肾囊肿

C. 右肾积水   D. 右肾脓肿

186. 下列____不是肾囊肿的典型 CT 表现。

A. 圆或椭圆形，外表光滑   B. 囊肿壁很薄，不能测出

C. 注射对比剂后有增强   D. 囊内密度均匀，接近水

187. 患者，男性，60 岁。排尿困难，CT 前列腺后叶增大，密度低，增强后左叶内可见 16 mm×22 mm 低密度区，边缘尚清，病变与左盆底肌分界不清。最可能的诊断为____。

A. 前列腺增生   B. 前列腺转移

C. 前列腺炎症   D. 前列腺癌

188. 肾细胞癌的影像检查中，____表现最为常见。

A. 坏死、出血、非均质强化的肿块　B. 囊性变并均质强化

C. 囊变、钙化无强化   D. 不均质肿块并均质强化

189. 子宫内膜癌常见的病理类型是____。

A. 鳞腺癌   B. 鳞癌

C. 腺癌   D. 透明细胞癌

190. 关于膀胱癌的 CT 表现，错误的是____。

A. 突入膀胱腔内的结节肿物

B. 可区分肿瘤限于黏膜内或侵入黏膜下层

C. 肿瘤可以是单发,也可是多发

D. 肿瘤累及黏膜下层和肌层表现为膀胱壁增厚

191. 下列____不是逆行肾盂造影的优点。

A. 对比剂剂量少,浓度低,显影清楚　　B. 碘过敏者同样可以运用

C. 不通过血液循环,全身反应少　　D. 能同时了解肾功能情况

192. 患者,男性,68 岁。无痛性血尿 2 周,CT 平扫示左肾下极直径约 4.0 cm 的软组织肿块,密度较均匀。增强扫描早期肿块呈不均匀强化,最可能的诊断是____。

A. 肾平滑肌脂肪瘤　　　　B. 肾癌

C. 肾囊肿　　　　D. 肾结核瘤

193. 患者,女性,40 岁。进行乳腺癌普查时,下列____检查最合适。

A. 近红外线扫描　　　　B. 细针穿刺细胞学检查

C. 钼靶 X 线摄片　　　　D. 超声波检查

194. 患者,女性,27 岁。发现右乳单发肿块 1 年,边界清,表面光滑,肿块活动度好,1 年来肿块无明显增大,最可能的诊断是____。

A. 乳腺囊性增生　　　　B. 浆细胞性乳腺炎

C. 乳腺癌　　　　D. 乳腺纤维腺瘤

195. 下列描述与乳腺纤维瘤的临床和 X 线主要特征不符合的是____。

A. 肿块边界清楚　　　　B. 周期性疼痛

C. 肿块明显压痛　　　　D. 肿块活动度好,增长缓慢

196. 下列____不属于乳腺良性肿块的 X 线征象。

A. 肿块界限不清　　　　B. 肿块多呈圆形或类圆形

C. 肿块有时可见透明晕圈　　　　D. 肿块边缘光滑清晰

197. 关于尿路造影,下列说法错误的是____。

A. 排泄性尿路造影常发生肾盂肾回流

B. 排泄性尿路造影可显示肾实质

C. 逆行肾盂造影不能显示肾实质

D. 逆行尿路造影可发生肾盂肾回流

198. 下列关于乳腺病变的钙化特点描述,错误的是____。

A. 乳腺导管扩张症:放射状分布,短管状钙化

B. 乳腺癌:成堆分布细盐状钙化

C. 不同的钙化特征诊断乳腺病变的准确性极高

D. 浆细胞乳腺炎:较大的圆形、卵圆形钙化

199. 鹿角状结石多发生在____。

A. 输尿管　　　　B. 肾盂及肾盏内

C. 肾盂　　　　D. 肾盏

200. ____容易发生腹膜种植性转移。

A. 宫颈癌　　　　B. 直肠癌

C. 宫体癌　　　　D. 卵巢癌

201. 自截肾常见于____。

    A. 肾结石   B. 慢性肾炎

    C. 肾结核   D. 肾癌

202. CT 扫描正常前列腺上限一般不超过耻骨联合上缘____。

    A. 10 mm   B. 20 mm

    C. 30 mm   D. 40 mm

203. 最常见的女性生殖系统结核是____。

    A. 子宫内膜结核   B. 输卵管结核

    C. 盆腔结核   D. 卵巢结核

204. 输尿管结核患者,静脉肾盂造影的典型表现为____。

    A. 输尿管囊样扩张

    B. 输尿管不规则狭窄和扩大,呈串珠状,边缘呈虫蚀状

    C. 输尿管内见圆形致密影

    D. 输尿管内见不规则透光影

205. 最常发生肾上腺转移的原发性肿瘤是____。

    A. 甲状腺癌   B. 肺癌

    C. 黑色素瘤   D. 淋巴瘤

206. 肾自截的 X 线征象表现为____。

    A. 肾盂呈虫蚀样破坏,并累及几个肾盂

    B. 肾功能丧失,静脉尿路造影不显像,肾实质钙化

    C. 肾小盏扩大,显影变淡

    D. 以上均可

207. 患者,男性,59 岁。血尿 1 个月,CT 平扫显示膀胱内有一软组织密度肿块,呈菜花样,有一蒂与膀胱壁相连。最可能的诊断是____。

    A. 膀胱内血块   B. 膀胱结石

    C. 膀胱癌   D. 膀胱息肉

208. 下列有关子宫肌瘤的影像表现,不正确的是____。

    A. T_1 加权像,肌瘤为中等信号

    B. T_2 加权像,肌瘤实体部分为较高信号

    C. 平扫与增强扫描,肌瘤密度与子宫相仿

    D. 瘤内可有出血、坏死、囊变、钙化

209. 能够发现早期前列腺癌的检查方法是____。

    A. CT   B. MRI

    C. 超声   D. CT+MRI

210. ____肾盂内见不到充盈缺损。

    A. 肾盂结石   B. 肾盂癌

    C. 肾包膜下血肿   D. 肾盂内血块

211. 尿路平片不能显示____。

A. 尿路结石　　　　　　　　　　　B. 腰大肌轮廓

C. 肾功能　　　　　　　　　　　　D. 肾轮廓

212. 关于肾血管平滑肌脂肪瘤描述,错误的是____。

A. 有 3 种组织但比例不同　　　　　B. 瘤内易出血

C. 有包膜膨胀性生长缓慢　　　　　D. 瘤内有脂肪成分

213. 前列腺癌做 CT 检查可表现为____。

A. 前列腺外形轻度隆起是癌肿外侵的征象

B. 前列腺内密度稍低的结节为癌结节

C. CT 扫描仅可以肯定晚期病变的受侵范围

D. 以上都不对

214. 关于宫颈癌的 CT 表现,下列说法错误的是____。

A. 可局限于宫颈或蔓延至子宫体和宫旁

B. 宫颈增大,形成不规则软组织肿块

C. CT 在宫颈癌分期上优于 MRI

D. CT 扫描盆腔淋巴结阴性不能除外淋巴转移

215. 青年女性。盆腔内囊实性肿块,以囊性为主,含脂肪和钙化。最可能的诊断是____。

A. 卵巢囊肿　　　　　　　　　　　B. 卵巢囊腺瘤

C. 卵巢囊腺癌　　　　　　　　　　D. 囊性畸胎瘤

216. 下列的肾癌影像,不正确的是____。

A. 肾影局限性增大　　　　　　　　B. IVP 正常也不能完全除外本病

C. 都有肾盂积水、肾功能降低　　　D. 肾盂内可有充盈缺损

217. 下列关于肾上腺嗜铬细胞瘤的说法,不正确的是____。

A. 增强扫描无强化　　　　　　　　B. 常为圆或卵圆形实性肿块

C. 较大肿块中央可坏死呈低密度　　D. 少数可为较大的厚壁囊性肿块

218. 患者,女性,41 岁。体检发现肾占位,平扫 CT 值-80 HU,增强扫描无明显强化,超声为强回声,应首先考虑____。

A. 肾腺癌　　　　　　　　　　　　B. 肾囊肿

C. 肾血管平滑肌脂肪瘤　　　　　　D. 肾脓肿

219. 患者,女性,36 岁。因不孕就诊,CT 扫描子宫增大呈分叶状,表面光滑,子宫肌壁内实性低密度影,有钙化,宫腔受压移位,首先考虑的应该为

A. 子宫肌瘤　　　　　　　　　　　B. 子宫内膜癌

C. 子宫肌腺瘤　　　　　　　　　　D. 妊娠

220. 乳腺良性肿瘤的钙化特点中,说法错误的是____。

A. 钙化多较粗大　　　　　　　　　B. 钙化密度较高

C. 钙化比较分散　　　　　　　　　D. 钙化粗细不均

221. 下列不是成人长骨结构的是____。

A. 骨膜　　　　　　　　　　　　　B. 骨皮质

C. 骨髓腔   D. 骨骺

222. 下列不是儿童长骨结构的是____。

     A. 骨骺   B. 骨端

     C. 干骺端   D. 骨干

223. 骨质疏松是指____。

     A. 骨的有机成分减少   B. 骨的无机成分减少

     C. 骨的有机成分增加   D. 骨的有机成分和无机成分都减少

224. 骨质软化是指____。

     A. 骨的有机成分增加

     B. 骨的无机成分减少

     C. 骨的有机成分正常,骨的无机成分减少

     D. 骨的有机成分减少

225. 鉴别骨质软化与骨质疏松的 X 线表现是____。

     A. 骨小梁数目减少   B. 骨小梁骨皮质边缘模糊呈绒毛样改变

     C. 骨小梁变细   D. 骨皮质变薄,间隙增宽

226. 无菌性骨坏死最常见的部位是____。

     A. 股骨头   B. 髌骨

     C. 桡骨小头   D. 肱骨头

227. 骨性与纤维性关节强直的 X 线鉴别点是____。　　　　.

     A. 骨小梁通过关节间隙   B. 关节面糜烂

     C. 关节狭窄、硬化增生   D. 关节狭窄,关节缘骨破坏

228. 柯雷氏(Colles)骨折是指____。

     A. 桡骨远端 2 cm 以内的伸展型骨折

     B. 桡骨远端 3 cm 以内的伸展型骨折

     C. 尺骨上端骨折合并桡骨小头脱位

     D. 桡骨远端 2 ~ 3 cm 骨折断端向掌侧成角

229. 急性化脓性骨髓炎最早出现的 X 线征象为____。

     A. 干骺端骨质破坏   B. 在骨皮质旁见平行带状骨膜反应

     C. 弥漫性软组织肿胀   D. 局限性骨质疏松

230. 脊椎结核典型 X 线表现为____。

     A. 胸椎多见   B. 骨质密度增高

     C. 椎体楔形改变   D. 多累及相邻两个椎体,椎间隙变窄

231. 下述作为良性骨肿瘤的 X 线表现,错误的是____。

     A. 膨胀性骨质破坏   B. 病变边缘有硬化

     C. 局部骨皮质断裂   D. 病变边缘骨膜反应

232. 下述骨肿瘤的 X 线表现中,恶性骨肿瘤的表现为____。

     A. 类圆形透光区边缘增生硬化   B. 骨膨胀性破坏

     C. 骨破坏区边缘模糊   D. 骨破坏区内有残留骨小梁

233. 下述骨肉瘤的影像学描述中,错误的是____。
  A. 原发性恶性骨肿瘤中发病率最高
  B. 发生在长管状骨干骺端
  C. 溶骨性骨破坏,无肿瘤性成骨性改变
  D. 葱皮样骨膜反应

234. 膝关节在 X 线平片所见到的下述解剖结构,不正确的是____。
  A. 关节间隙
  B. 关节软骨和关节盘
  C. 籽骨
  D. 关节内外脂肪层

235. 骨质破坏的影像学表现,不正确的是____。
  A. 骨小梁增粗、骨质增厚
  B. 骨小梁稀疏消失
  C. 骨轮廓膨胀
  D. 斑片状骨缺损

236. 骨质增生硬化的影像学表现,不正确的是____。
  A. 骨密度增高
  B. 骨骼增大变形
  C. 骨刺、骨桥、骨骼缘唇样改变
  D. 骨小梁变细减少,骨皮质变薄

237. 下述不是急性化脓性骨髓炎的影像学表现的一项是____。
  A. 软组织肿胀
  B. 骨质破坏与骨质疏松并存
  C. 片状或条状死骨
  D. 骨包壳形成,骨干不规则增粗

238. 化脓性关节炎最早出现的影像学征象是____。
  A. 关节间隙增宽
  B. 关节囊增大,密度增高
  C. 关节周围软组织炎性肿胀
  D. 关节软骨下骨质破坏

239. 关节结核的影像学不常见的表现是____。
  A. 关节面的骨性破坏及关节间隙不对称狭窄
  B. 骨型关节结核以髋、肘关节多见
  C. 滑膜型关节结核以膝、踝关节多见
  D. 骨质破坏与骨质增生并存伴软组织肿胀

240. 下列为化脓性关节炎与关节结核所致骨质破坏的鉴别要点是____。
  A. 筛孔状骨质破坏
  B. 斑片状骨质破坏
  C. 虫蚀样骨质破坏
  D. 承重关节面及非承重关节面的骨质破坏

241. 强直性脊柱炎最早受累的部位是____。
  A. 腕关节
  B. 指间关节
  C. 骶髂关节
  D. 髋关节

242. 竹节样脊柱可见于____。
  A. 化脓性腰椎炎
  B. 强直性脊柱炎
  C. 类风湿性脊柱炎
  D. 脊椎退行性变骨桥形成

243. 骨肿瘤及肿瘤样病变的影像学首选方法是____。
  A. MRI
  B. CT

C. X 线平片   D. ECT

244.多发性穿凿样骨质破坏多见于____。

    A. 嗜酸性肉芽肿   B. 多发性骨髓瘤

    C. 内生软骨瘤   D. 骨转移瘤

245.恶性骨肿瘤中最常见的是____。

    A. 骨肉瘤   B. 骨转移瘤

    C. 骨髓瘤   D. 纤维肉瘤

246.骨组织代谢停止称为____。

    A. 骨质疏松   B. 骨质软化

    C. 骨质破坏   D. 骨质坏死

247.关节软骨及其下方的骨质为病理组织所侵犯、代替称为____。

    A. 关节肿胀   B. 关节破坏

    C. 关节退行性变   D. 关节强直

248.关节软骨变性坏死,逐渐被纤维组织取代,引起不同程度的关节间隙狭窄称为____。

    A. 关节肿胀   B. 关节破坏

    C. 关节退行性变   D. 关节强直

249.诊断骨折最简便有效而常用的影像学检查方法是____。

    A. X 线平片   B. CT

    C. MRI   D. 彩超

250.关于骨骺骨折的描述,不正确的是____。

    A. 发生在骺板软骨   B. 不累及干骺端

    C. X 线上显示骺线增宽   D. X 线上显示骨骺干骺端对位异常

251.关于脊柱结核影像学表现,叙述正确的是____。

    A. 最多见于胸椎   B. 骨破坏可以开始于椎体内或终板

    C. 椎间隙保持正常   D. 骨质增生硬化明显

252.关节结构 MRI 的描述,不正确的是____。

    A. X 线上关节软骨不显影,MRI 上为光滑线状低信号影

    B. 韧带 MRI 上为低信号影

    C. 膝关节半月板 T_1WI 为低信号,T_2WI 为高信号

    D. 关节囊 MRI 上为线状低信号影

253.不引起骨质破坏的病变____。

    A. 骨结核   B. 骨折

    C. 骨髓炎   D. 纤维异样增殖

254.关于脊柱骨折不正确的是____。

    A. 椎体压缩呈楔形   B. 可以不见骨折线

    C. 上下椎间隙常有狭窄   D. 常合并棘间韧带撕裂

255.佝偻病的初期最早出现的 X 线改变是____。

A. 肋骨胸骨端   B. 尺骨近侧干骺端

C. 尺骨远侧干骺端   D. 桡骨近侧干骺端

256. 下列关于椎间盘突出的描述,正确的是____。

    A. X 线常表现为椎间隙对称性狭窄

    B. 椎体上下缘 Schmorl 结节是髓核向椎体内脱出形成的

    C. CT 上椎间盘的密度低于硬膜囊

    D. 常合并椎间孔扩大

257. 下列关于慢性骨脓肿的说法,不正确的是____。

    A. 大多发生于长骨的干骺端   B. 最常见于胫骨下端和桡骨远端

    C. 骨破坏区周围常有硬化环   D. 多有骨膜增生

258. 化脓性关节炎影像学表现,错误的是____。

    A. 可出现关节脱位或半脱位   B. 软骨破坏可引起关节间隙的狭窄

    C. 骨破坏多发生在关节的非承重面   D. 骨修复开始后出现骨质增生硬化

259. 化脓性关节炎关节面骨质破坏发生在发病后____。

    A. 1 个月   B. 2 个月

    C. 3 个月   D. 4 个月

260. 下列选项中,不是关节结核的表现____。

    A. 最常累及髋关节和膝关节   B. 邻近骨骼骨质疏松

    C. 周围组织形成冷性脓肿   D. 关节面的破坏开始于关节的承重面

261. 关于类风湿关节炎的影像学表现,正确的是____。

    A. 多发生在大关节   B. 骨破坏呈穿凿样

    C. 远端指间关节受累晚   D. 关节软骨边缘常发生骨侵蚀

262. 色素沉着绒毛结节滑膜炎,最常见于____。

    A. 膝关节   B. 踝关节

    C. 肩关节   D. 肘关节

263. 痛风常引起的关节骨质破坏是____。

    A. 骶髂关节   B. 第一跖趾关节

    C. 第 5 跖趾关节   D. 远端指间关节

264. 下列选项中,不是佝偻病活动期的 X 线表现的是____。

    A. 临时钙化带不规则   B. 干骺端增宽,中心凹陷

    C. 骨骺出现延迟   D. 临时钙化带增厚

265. 最常见的原发恶性骨肿瘤是____。

    A. 骨肉瘤   B. 骨纤维肉瘤

    C. 软骨肉瘤   D. 脊索瘤

266. 关于骨巨细胞瘤,错误的是____。

    A. 常侵犯骨端   B. 内可有骨嵴形成的分房

    C. 骨破坏呈偏侧性   D. 肿瘤内常有钙化,有骨膜增生

267. 提示骨巨细胞瘤恶变的征象是____。

A. 肿瘤边缘出现筛孔样骨质破坏　　　B. 包壳不完整

C. 骨膜增生明显　　　　　　　　　　D. 以上均对

268. 最常见的良性骨肿瘤是____。

A. 骨软骨瘤　　　　　　　　　　　　B. 软骨瘤

C. 骨瘤　　　　　　　　　　　　　　D. 成软骨细胞瘤

269. 下列征象提示骨软骨瘤恶变的是____。

A. 软骨帽内钙化

B. 肿瘤较大,压迫邻近骨骼

C. 瘤体出现骨皮质或边缘部骨质破坏

D. 瘤体有宽基底与骨相连

270. 下列关于骨肉瘤的 X 线表现,不正确的是____。

A. 混合型骨肉瘤最多见

B. 溶骨型骨肉瘤以骨破坏为主,很少有骨质增生

C. 成骨型骨肉瘤以肿瘤骨形成为主

D. MRI 发现细小瘤骨优于 X 线

271. 诊断骨关节系统疾病首选的检查方法是____。

A. CT　　　　　　　　　　　　　　B. MRI

C. MRA　　　　　　　　　　　　　D. X 线平片

272. 检查骨内小病灶和软组织宜选用的检查方法是____。

A. CT　　　　　　　　　　　　　　B. MRI

C. MRA　　　　　　　　　　　　　D. X 线平片

273. 观察软组织和骨髓病变宜选用的检查方法是____。

A. CT　　　　　　　　　　　　　　B. MRI

C. MRA　　　　　　　　　　　　　D. X 线平片

274. 下列关于成人长骨的 X 线解剖,叙述错误的是____。

A. 骨骺与干骺端愈合,骺线消失

B. 关节软骨可在 X 线平片上显影

C. 骨端有一薄层壳状骨板,即骨性关节面

D. 骨皮质厚,密度高

275. 关于关节间隙的说法,正确的是____。

A. 关节腔的投影　　　　　　　　　　B. 关节软骨的投影

C. 关节盘的投影　　　　　　　　　　D. 关节腔、关节软骨、关节盘的综合投影

276. 关于骨质疏松的说法,错误的是____。

A. 正常钙化的骨组织减少　　　　　　B. 骨组织的有机成分和钙盐均减少

C. 是骨质的异常　　　　　　　　　　D. 骨组织的有机成分和钙盐的比例正常

277. 骨质疏松的主要 X 线表现是____。

A. 骨密度减低,骨小梁数目明显减少、变细

B. 骨小梁模糊

C. 骨骼变形

D. 骨密度增高

278. 关于骨质软化的影像学表现,叙述错误的是____。

A. 骨密度减低,以腰椎及骨盆最为明显

B. 骨小梁和骨皮质边缘模糊

C. 非承重骨发生各种变形

D. 可见假骨折线

279. 关于骨质增生硬化的 X 线表现,叙述错误的是____。

A. 骨质密度增高

B. 骨小梁增粗、增多、致密

C. 骨皮质与松质骨密度差别较大,容易区分

D. 骨皮质增厚致密

280. 骨膜反应的早期 X 线表现是____。

A. 细线状   B. 层状

C. 葱皮状   D. 蘑菇状

281. 坏死的骨质称为死骨,其 X 线表现是____。

A. 死骨的密度绝对高于正常骨   B. 骨质局限性密度增高

C. 死骨形成后不能被吸收   D. 早期骨小梁和钙质含量稍增高

282. 氟进入人体内与钙结合,主要沉积于____。

A. 颅骨   B. 躯干骨

C. 上肢骨   D. 下肢骨

283. 关节破坏只累及关节软骨时,X 线表现仅见____。

A. 关节间隙变窄   B. 骨质破坏、骨质缺损

C. 关节半脱位   D. 关节变形

284. 关节的基本病变包括____。

A. 关节肿胀、关节变形、关节退行性变、关节强直

B. 关节肿胀、关节破坏、关节退行性变、关节强直、关节结核

C. 关节肿胀、关节破坏、关节退行性变、关节强直、关节脱位

D. 关节炎、关节破坏、关节退行性变、关节强直、关节脱位

285. 患者,女性,4 岁。有外伤史。X 线平片示:右侧桡骨骨干一侧皮质发生皱褶、隆起略呈波浪状,而不见骨折线,可诊断为____。

A. 横行骨折   B. 骨骺分离

C. 骨折断端重叠   D. 青枝骨折

286. 关于骨折移位和成角的叙述,错误的是____。

A. 断端移位方向以远侧为标准

B. 横向移位和纵向移位皆称为对位不良

C. 成角者称为对线不良

D. 对线正常,对位达 2/3 以上者,即已达到复位要求

287. 骨折愈合大致分为四个阶段,叙述顺序正确的是____。
    A. 肉芽组织修复期、骨痂塑形期、骨痂形成期、骨痂连接期
    B. 肉芽组织修复期、骨痂形成期、骨痂塑形期、骨痂连接期
    C. 肉芽组织修复期、骨痂连接期、骨痂形成期、骨痂塑形期
    D. 肉芽组织修复期、骨痂形成期、骨痂连接期、骨痂塑形期

288. 关于骨骺分离的说法,正确的是____。
    A. 平片上均能见到骨折线　　　　B. 骺板变窄
    C. 为干、骺愈合之前骨部发生的创伤　D. 骨骺与干骺端错位

289. 以下不属于病理性骨折的诱因的是____。
    A. 骨肿瘤　　　　　　　　　B. 骨炎性变
    C. 骨质疏松　　　　　　　　D. 骨质增生

290. 应力骨折好发于____。
    A. 股骨干和股骨颈　　　　　B. 跖骨和胫腓骨
    C. 趾骨　　　　　　　　　　D. 骰骨

291. 下列描述,不符合柯莱斯骨折(Colles'fracture)的是____。
    A. 是前臂最常见的骨折
    B. 指桡骨远端距离远端关节面2.5 cm以内的骨折
    C. 常伴远侧断端向掌侧移位和向背侧成角
    D. 常合并尺骨茎突骨折和远端尺桡关节分离

292. 关于股骨颈骨折的叙述,错误的是____。
    A. 以老年人和绝经后妇女多见
    B. 多存在骨质疏松
    C. 极易损伤股骨头的供血血管,易并发股骨头缺血性坏死
    D. 愈合正常

293. 关于压缩性骨折的叙述,错误的是____。
    A. 以颈椎最多见　　　　　　B. 椎体呈楔形
    C. 椎体前柱上部终板塌陷,皮质断裂　D. 椎体后柱正常

294. 患者,男性,35岁。从高处坠落。X线平片显示第1腰椎椎体呈楔形高密度影,椎间隙正常,可诊断为____。
    A. 脊椎压缩性骨折　　　　　B. 脊椎结核
    C. 脊椎化脓性骨髓炎　　　　D. 脊椎肿瘤

295. 关节囊内骨折最多见于____。
    A. 肩关节　　　　　　　　　B. 肘关节
    C. 腕关节　　　　　　　　　D. 髋关节

296. 髋关节脱位最常见的是____。
    A. 前脱位　　　　　　　　　B. 后脱位
    C. 中心脱位　　　　　　　　D. 内侧脱位

297. 儿童化脓性骨髓炎,脓肿不易穿破骺软骨板而进入关节的原因是____。

    A. 儿童的抵抗力强,不易感染金黄色葡萄球菌

    B. 软组织肿胀,使病灶局限

    C. 骺软骨板有屏障作用

    D. 骨膜下脓肿

298. 急性化脓性骨髓炎的 X 线表现,叙述错误的是____。

    A. 软组织肿胀   B. 骨质破坏

    C. 骨膜反应   D. 不出现死骨

299. 对于慢性化脓性骨髓炎,叙述正确的是____。

    A. 软组织明显肿胀   B. 骨髓腔不断扩大

    C. 骨质增生与破坏   D. 瘘管形成

300. 患者,女性,42 岁。半月前出现右腕关节疼痛,反复发作。X 线平片示:右桡骨下端中心部位一不规则形骨质破坏区,周围绕以骨硬化带。可诊断为____。

    A. 慢性化脓性骨髓炎   B. 骨结核

    C. 慢性骨脓肿   D. 软骨瘤

301. 早期化脓性关节炎的 X 线表现是____。

    A. 关节间隙增宽   B. 关节间隙变窄

    C. 关节面模糊、毛糙   D. 骨性强直

302. 骨骺、干骺端结核的特点是____。

    A. 病灶边缘多较模糊   B. 破坏灶常横跨骺线

    C. 出现明显的骨膜反应   D. 出现明显的骨质增生

303. 患者,男性,12 岁。右肘部疼痛、肿胀,活动受限。X 线平片显示:右尺骨近端不规则形透光区,越过骺板累及骨骺,骨质破坏区内见"沙砾"状骨坏死,无骨质增生及骨膜反应。可诊断为____。

    A. 软骨瘤   B. 骨骺干骺结核

    C. 骨瘤   D. 骨血管瘤

304. 长骨骨干结核好发于____。

    A. 青壮年   B. 中老年

    C. 尺桡骨、胫腓骨   D. 肱骨、股骨

305. 下列关于短骨结核的 X 线叙述错误的是____。

    A. 双侧多指、多骨发病   B. 手指呈梭形增粗和局部骨质疏松

    C. 常见死骨   D. 层状骨膜增生

306. 关节结核的关节面破坏首先发生在____。

    A. 骨干   B. 骨骺

    C. 干骺端   D. 关节非持重部位

307. 脊椎结核的 X 线征象不包括____。

    A. 脊柱呈竹节状   B. 骨质破坏,椎体可塌陷变扁或呈楔形

    C. 椎间隙变窄或消失   D. 后突畸形

308. 类风湿性关节炎最常受累的部位是____。

  A. 肩关节、髋关节   B. 肘关节、膝关节

  C. 手关节、足关节   D. 颈椎、腰椎

309. 强直性脊柱炎的特征性 X 线表现是____。

  A. 尺侧偏移   B. 沙砾状改变

  C. 虫蚀状改变   D. 竹节状脊柱

310. 关于退行性骨关节病的基本 X 线征象,叙述错误的是____。

  A. 关节脱位   B. 关节间隙变窄

  C. 软骨下骨质硬化,骨赘形成   D. 关节内游离体

311. 下列关于椎间盘突出症的叙述,错误的是____。

  A. 常发生在后纵韧带的侧后方   B. 出现许莫结节

  C. 以 L_{4-5} 和 $L_5 \sim S_1$ 最常见   D. X 线平片即可发现阳性表现

312. 关于良性骨肿瘤的描述,错误的是____。

  A. 呈膨胀性骨质破坏   B. 与正常骨界限清楚

  C. 一般无骨膜增生   D. 骨皮质断裂,丧失连续性

313. 关于骨瘤的 X 线表现,叙述错误的是____。

  A. 大多突出于骨表面   B. 四肢骨骨瘤多为疏松型

  C. 位于鼻窦的骨瘤多为致密型   D. 边缘光滑

314. 下列关于骨样骨瘤的叙述,错误的是____。

  A. 本病多见于 30 岁以下的青少年   B. 以患骨疼痛为主,夜间加重

  C. 服用水杨酸类药物无法缓解   D. 好发于长管状骨骨干

315. 骨巨细胞瘤典型的 X 线表现是____。

  A. 好发于骨干中心部位   B. 骨质破坏呈肥皂泡状

  C. 破坏区与正常区边界不清   D. 骨膜明显增生

316. 下列疾病均可出现钙化,其中骨破坏区内可见小环形、点状或不规则钙化影的是____。

  A. 软骨瘤   B. 骨软骨瘤

  C. 骨瘤   D. 骨血管瘤

317. 下列关于骨肉瘤的描述,错误的是____。

  A. 好发部位是躯干骨   B. 好发年龄为 15 ~ 25 岁青少年

  C. 骨质破坏   D. 骨膜增生和 Codman 三角

318. 中心型软骨肉瘤的 X 线表现特征是____。

  A. 髓腔内高低密度混杂肿块

  B. 肿块内有片状、环状、半环状钙化灶

  C. 穿破骨皮质形成大小不等、密度不均匀的软组织肿块

  D. 临近骨皮质膨胀变薄

319. 转移性骨肿瘤常多发,多见于下列骨的红骨髓部位,除了____。

  A. 脊椎、肋骨   B. 股骨上端、髂骨

  C. 颅骨   D. 手骨

320. 骨纤维异常增殖症的 X 线表现有四种类型,叙述错误的是____。

    A. 囊状透光病变   B. 磨玻璃样病变

    C. 肥皂泡样改变   D. 硬化性改变

321. 最常见的桥小脑角区肿瘤是____。

    A. 脑膜瘤   B. 听神经瘤

    C. 面神经瘤   D. 三叉神经瘤

322. 患者,男性,68 岁。12 h 前突发昏迷,右侧肢体瘫痪。CT 平扫示左侧半卵圆中心类圆形略低密度灶,脑室略受压,最可能的诊断为____。

    A. 脑梗死   B. 脑出血

    C. 神经胶质细胞瘤   D. 硬膜外血肿

323. 观察垂体微腺瘤时最佳扫描方式是____。

    A. 冠状扫描   B. 横断扫描

    C. 矢状扫描   D. 横断、矢状位扫描

324. 颅脑 CT 增强扫描不能显示病变的____。

    A. 病变形态   B. 病变大小

    C. 病变位置   D. 病变的病理类型

325. 不是脑中线结构的是____。

    A. 内囊   B. 大脑镰

    C. 第三脑室   D. 透明隔

326. 患者,男性,39 岁。右侧肢体乏力渐进半年。CT 片显示左颞有一占位,呈等低密度,周边脑组织轻度水肿,增强扫描病灶强化不明显。最可能的诊断为____。

    A. 脑膜瘤   B. 胶质瘤

    C. 颅咽管瘤   D. 垂体瘤

327. 患者,女性,56 岁。头疼 3 年。CT 显示顶部大脑镰旁一占位,呈等高密度,与大脑镰广基相连,周围无明显脑水肿,增强后病灶明显均匀强化。最可能的诊断为____。

    A. 脑膜瘤   B. 胶质瘤

    C. 颅咽管瘤   D. 面神经瘤

328. MRA 对所列血管病变显示最好的是____。

    A. 动静脉畸形   B. 急性期出血

    C. 蛛网膜下隙出血   D. 亚急性期出血

329. 患者,男性,12 岁。头疼伴视物模糊 6 个月。CT 显示鞍上池内囊性占位,边缘有钙化,增强扫描病灶强化不明显。最可能的诊断为____。

    A. 脑膜瘤   B. 三叉神经瘤

    C. 颅咽管瘤   D. 垂体瘤

330. 患者,女性,45 岁。闭经 1 年,视力下降 2 月。冠状位 CT 显示鞍内占位,向鞍上生长,一侧颈内动脉包绕,增强后病灶有明显不均匀强化。最可能的诊断是____。

A. 垂体瘤   B. 脑膜瘤

C. 胶质瘤   D. 脑脓肿

331. X 线平片上,松果体生理性钙化直径不超过____。

     A. 5.0 mm   B. 7.0 mm

     C. 10.0 mm   D. 12.0 mm

332. 微小听神经瘤的定义为肿瘤直径小于____。

     A. 0.5 cm   B. 1.0 cm

     C. 1.5 cm   D. 2.0 cm

333. 成人脊髓圆锥位于

     A. $T_{11\sim12}$水平   B. $L_{1\sim2}$水平

     C. $T_{10\sim11}$水平   D. $L_{2\sim3}$水平

334. 脑梗死与星形细胞瘤的鉴别最有意义的是____。

     A. 低密度   B. 不强化

     C. 单脑叶或多脑叶分布   D. 按血管支配分布

335. ____不属于脑室系统。

     A. 脚间池   B. 侧脑室

     C. 第三脑室   D. 第四脑室

336. X 线平片上,侧位蝶鞍影像,属于正常影像的是____。

     A. 椭圆形蝶鞍   B. 蝶鞍增大

     C. 葫芦形蝶鞍   D. 鞍背骨质吸收

337. 基底节包括____。

     A. 尾状核、豆状核、屏状核、杏仁核   B. 尾状核、壳核、豆状核、内囊

     C. 尾状核、丘脑、内囊、豆状核   D. 丘脑、屏状核、纹状体、内囊

338. 豆纹动脉是由____发出。

     A. 大脑前动脉   B. 大脑中动脉

     C. 大脑后动脉   D. 基底动脉

339. 脑梗死"模糊效应期"发生于梗死后____。

     A. 1~2 周   B. 2~3 周

     C. 3~4 周   D. 4~5 周

340. 颅缝的闭合顺序是____。

     A. 矢状缝、冠状缝、人字缝   B. 冠状缝、矢状缝、人字缝

     C. 人字缝、矢状缝、冠状缝   D. 矢状缝、人字缝、冠状缝

341. 儿童室管膜瘤最常发生于____。

     A. 第三脑室   B. 侧脑室

     C. 第四脑室   D. 导水管

342. 脑干不包括____。

     A. 脑桥   B. 四叠体

     C. 中脑   D. 丘脑

343. 前颅窝骨折后最容易损伤的脑神经是____。
    A. 面神经   B. 听神经
    C. 嗅神经   D. 三叉神经

344. 颅骨骨折的直接征象____。
    A. 乳突气房消失   B. 颅内积气
    C. 颅内血肿   D. 骨折线

345. 脑挫伤的 CT 征象错误的是____。
    A. 脑水肿   B. 静脉瘀血
    C. 脑膜撕裂   D. 脑肿胀

346. 硬膜外血肿,描述正确的是____。
    A. 血肿呈新月形影   B. 血肿范围较广泛
    C. 常不伴有颅骨骨折   D. 血肿较局限

347. 患者,男性,70 岁。左肢体运动障碍 2 d,CT 示右侧额叶低密度区内有斑片样高密度影。应诊断为____。
    A. 急性脑梗死   B. 亚急性脑梗死
    C. 慢性脑梗死   D. 急性出血性脑梗死

348. 外伤性迟发性脑内出血多在伤后____。
    A. 2 h 内   B. 24 h 内
    C. 36 h 内   D. 48 h 内

349. 急性硬膜下血肿描述,下列错误的是____。
    A. 指外伤 3 d 内发生的血肿   B. 颅板下新月形高密度影
    C. 血肿周围水肿   D. 血肿有占位效应

350. 硬膜外出血是在____。
    A. 颅骨与硬脑膜之间   B. 硬脑膜与蛛网膜之间
    C. 蛛网膜与软脑膜之间   D. 软脑膜与脑之间

351. 下列描述哪一项是急性硬膜外血肿的 MRI 表现____。
    A. T_1WI 等信号 T_2WI 低信号   B. T_1WI 高信号 T_2WI 高信号
    C. T_1WI 低信号 T_2WI 低信号   D. T_1WI 低信号 T_2WI 高信号

352. CT 扫描在____情况下可以遗漏颅骨骨折。
    A. 细微骨折   B. 凹陷骨折
    C. 骨折线与平扫平面平行   D. 骨折线垂直于扫描线

353. 同____的密度比较是发现肝弥漫性密度减低性病变的简单有效的方法。
    A. 肾脏   B. 胰腺
    C. 脾脏   D. 胃

354. CT 诊断颅脑骨折的优势是____。
    A. 断层显示   B. 观察颅底的复杂结构
    C. 可以看到脑组织   D. 检查简便

355. 脑转移瘤好发于____。

A. 皮髓质交界区   B. 白质

C. 基底节   D. 脑膜

356. 下列颅脑损伤最易合并蛛网膜下隙出血的是____。

A. 硬膜外血肿   B. 硬膜下血肿

C. 脑内血肿   D. 脑挫裂伤

357. 急性硬膜下血肿的 CT 典型表现____。

A. 颅板下方梭形或双凸透镜形高密度影,范围广泛

B. 颅板下方梭形或双凸透镜形高密度影,范围局限

C. 颅板下方新月形或弧形高密度影,范围广泛

D. 颅板下方新月形或弧形高密度影,范围局限

358. 平扫多数均匀高密度,增强扫描 90% 明显均匀强化的脑肿瘤是____。

A. 星形细胞瘤   B. 脑膜瘤

C. 颅咽鼓管瘤   D. 神经纤维瘤

359. 急性脑梗死发病 8 ~ 24 h 内,最常见 CT 表现____。

A. 边界不清高密度影,无占位效应   B. 边界清晰低密度影伴轻微占位效应

C. 边界不清低密度影,轻微占位效应   D. 等密度,占位效应明显

360. 结节性硬化的特征性钙化结节发生在____。

A. 皮层   B. 侧脑室周围

C. 皮层下白质   D. 第三、四脑室周围

361. 脑梗死 CT 增强检查描述错误的是____。

A. 一般不发生强化   B. 不均匀强化

C. 脑回样强化   D. 条状强化

362. 颅内出血发生部位不包括____。

A. 硬膜下间隙   B. 脑室内

C. 蛛网膜下隙   D. 脑实质内

363. ____不是高血压脑出血的好发部位。

A. 基底节区   B. 脑桥

C. 丘脑   D. 半卵圆中心

364. 急性脑出血的 CT 值是____。

A. 80 ~ 100 HU   B. 50 ~ 70 HU

C. 60 ~ 80 HU   D. 70 ~ 90 HU

365. 在 MR 影像中血肿进入慢性期的标志是____。

A. 等 T_1 等 T_2 信号   B. 长 T_1 长 T_2 信号

C. 血肿周围出现低信号环   D. 短 T_1 短 T_2 信号

366. 下列符合 T_1WI 和 T_2WI 均呈高信号的特点的是____。

A. 急性血肿   B. 亚急性血肿

C. 脑梗死   D. 脑水肿

367. 关于纵裂池蛛网膜下隙出血,特征性的 CT 表现____。

A. 纵裂内等密度影 CT 值 50 ~ 70 HU　　B. 纵裂内高密度影 CT 值 70 ~ 100 HU

C. 纵裂内高密度影并占位效应　　　　　D. 纵裂内高密度影沿脑表面分布

368. 关于未出血的脑动静脉畸形 CT 平扫,错误的是____。

A. 大约 90% 平扫无阳性征象　　　　　B. 无占位效应

C. 不出现病灶周围水肿　　　　　　　　D. 表现混杂密度影

369. 颅内动脉瘤最好发于____。

A. 大脑前动脉　　　　　　　　　　　　B. 基底动脉

C. 前交通动脉　　　　　　　　　　　　D. 后交通动脉

370. 动静脉畸形最可靠、最准确的检查方法是____。

A. 平片　　　　　　　　　　　　　　　B. CT

C. MRI　　　　　　　　　　　　　　　 D. DSA

371. 诊断依据眼眶爆裂骨折,最好的检查方法是____。

A. X 线平片　　　　　　　　　　　　　B. CT 冠状扫描

C. CT 横断扫描　　　　　　　　　　　 D. 矢状面重建

372. ____眼部异物 CT 不是首选检查方法。

A. 低密度异物　　　　　　　　　　　　B. 眼球壁边界的异物

C. 金属异物　　　　　　　　　　　　　D. 多发异物

373. 视神经孔在成人,其孔径大约是____。

A. 0.3 cm　　　　　　　　　　　　　　B. 1 cm

C. 0.8 cm　　　　　　　　　　　　　　D. 0.5 cm

374. 柯氏位可见____。

A. 圆孔　　　　　　　　　　　　　　　B. 卵圆孔

C. 破裂孔　　　　　　　　　　　　　　D. 蝶腭孔

375. 在轴位(横断面)CT 图像上不易显示的眼外肌是____。

A. 上直肌　　　　　　　　　　　　　　B. 下直肌

C. 外直肌　　　　　　　　　　　　　　D. 上睑提肌

376. 婴幼儿最常见的眼球内恶性肿瘤是____。

A. 黑色素瘤　　　　　　　　　　　　　B. 视网膜母细胞瘤

C. 脉络膜血管瘤　　　　　　　　　　　D. 淋巴管瘤

377. 眼球病变的影像学检查首选____。

A. HRCT　　　　　　　　　　　　　　 B. MRI

C. 超声检查　　　　　　　　　　　　　D. X 线

378. 上颌窦恶性肿瘤包括____。

A. 鳞癌　　　　　　　　　　　　　　　B. 腺癌

C. 乳头状癌　　　　　　　　　　　　　D. 以上都对

379. 不属于中耳的结构有____。

A. 咽鼓管　　　　　　　　　　　　　　B. 乳突管

C. 鼓膜　　　　　　　　　　　　　　　D. 迷路

380. 鼻咽癌最常见的早期表现是____。

    A. 一侧咽隐窝消失变平   B. 咽喉壁软组织增厚

    C. 咽旁间隙受累   D. 周围骨质破坏

381. 翼腭窝受侵犯主要见于____。

    A. 鼻咽癌   B. 上颌窦炎

    C. 下颌骨成釉细胞瘤   D. 上颌窦癌

382. 出生时未发育的鼻窦是____。

    A. 额窦   B. 筛窦

    C. 蝶窦   D. 上颌窦

383. 诊断视网膜母细胞瘤最有价值的 CT 征象是____。

    A. 眼球内肿块   B. 眼球内肿块伴坏死

    C. 眼球内肿块伴钙化   D. 眼球内肿块伴出血

384. 颞下窝前界的解剖结构为____。

    A. 蝶骨大翼和岩骨尖   B. 上颌窦后外侧壁

    C. 下颌支,冠状突和颞肌   D. 茎突和颈鞘

385. 鼻咽癌最佳的治疗方法____。

    A. 放疗   B. 化疗

    C. 手术   D. 药物治疗

386. 检查颅底骨折的最佳方法为____。

    A. 轴位 CT   B. 三维 CT 重建

    C. 冠状位 CT   D. MRI

387. 炎性假瘤 CT 检查根据病变部位不同不包括____。

    A. 泪腺炎型   B. 泪囊型

    C. 肌炎型   D. 弥漫型

388. 视网膜母细胞瘤的描述____正确。

    A. 绝大多数在 3 岁以下发病   B. MRI 检查病变呈短 T_1、短 T_2 表现

    C. 视神经不受累   D. 病变不向颅内蔓延

389. 患者,男性。有轻微外伤史,现搏动性突眼,眼静脉充血,眼底静脉扩张,最佳检查方法为____。

    A. 增强 MRI   B. DSA

    C. 增强 CT   D. 平扫 MRI

390. 患者,男性,16 岁。因反复鼻衄行鼻咽 CT 检查,示鼻咽顶后壁较大软组织肿块,向前进入鼻腔、筛窦和上颌窦,向外侧经扩大的翼上裂进入翼腭窝和颞下窝,向上经蝶窦和破裂孔达海绵窦,注射造影剂后该肿瘤强化极其显著,肿瘤所涉及范围骨质均有压迫性吸收,首先考虑诊断为____。

    A. 鼻咽癌   B. 鼻咽纤维血管瘤

    C. 鼻咽增殖体肥大   D. 鼻咽恶性淋巴瘤

391. 鼻窦恶性肿瘤最常见是____。

    A. 鳞癌

    B. 腺癌

    C. 未分化癌

    D. 淋巴瘤

392. 乳突胆脂瘤典型 X 线表现是____。

    A. 乳突气房囊状破坏区

    B. 骨性外耳道扩大伴骨质破坏

    C. 鼓窦区边缘光滑透亮区

    D. 多发生在气化型乳突

393. 下列关于鼻窦癌的描述中错误的是____。

    A. 以上颌窦为多见

    B. 可见窦内软组织影和不规则的骨破坏

    C. 鼻窦癌可侵犯周围骨质

    D. X 线上易于鼻窦肉瘤区别

394. 下列关于副鼻窦炎的描述错误的是____。

    A. 最常发生于蝶窦

    B. 可见窦内黏膜增厚影

    C. 窦腔内可见气液平面

    D. 慢性者有时可见窦壁骨质增生

395. 喉癌多发生在____。

    A. 声门上区

    B. 声门

    C. 声门下区

    D. 喉前庭

396. 患者,男性,60 岁。鼻衄 3 个月。CT 示右上颌窦密度高,前外壁破坏,最可能的诊断____。

    A. 上颌窦腺瘤

    B. 上颌窦囊肿

    C. 上颌窦炎

    D. 上颌窦癌

397. 横轴位鼻咽腔的 CT 图像形态为____。

    A. 硬腭水平呈长方形

    B. 软腭以上水平呈方形

    C. 咽隐窝水平呈梯形

    D. 咽隐窝水平呈双梯形

398. 鼻窦黏液囊肿 CT 的典型征象为____。

    A. 轮廓规则锐利

    B. 骨质变薄外移或部分消失,可吸收破坏

    C. 腔内密度均匀而偏低

    D. 窦腔膨大,有环形均匀薄层囊壁包围

399. 喉癌最常见的病理类型____。

    A. 鳞癌

    B. 腺癌

    C. 未分化癌

    D. 淋巴瘤

400. 患者,男性,60 岁。左颈部肿块 3 个月,CT 示左咽隐窝和耳咽管闭塞,局部有软组织密度肿块,局部淋巴结肿大。最有可能的诊断是____。

    A. 纤维血管瘤

    B. 神经血管瘤

    C. 鼻咽癌

    D. 淋巴瘤

实训题集二

1. 超声波的频率范围是指____。

    A. >2 000 Hz   B. >20 000 Hz

    C. >200 000 Hz   D. >2 000 000 Hz

    E. >20 000 000 Hz

2. 诊断最常用的超声频率范围是____。

    A. 1 MHz ~ 10 MHz   B. 1.5 MHz ~ 10 MHz

    C. 2 MHz ~ 10 MHz   D. 5 MHz ~ 10 MHz

    E. 7 MHz ~ 10 MHz

3. 超声基本物理量频率(f)、波长(λ)和声速(c)三者之间的关系应是____。

    A. $\lambda = 1/2c \cdot f$ B. $\lambda = c/f$

    C. $c = 1/2\lambda \cdot f$ D. $c = 2\lambda \cdot f$

    E. $f = c \cdot \lambda$

4. 人体组织和体液中,____最少引起声衰减。

    A. 血液   B. 胆汁

    C. 皮下脂肪   D. 肌肉

    E. 肝脏

5. 人体不同组织声衰减的程度不同,下面____不妥。

    A. 骨骼、钙化衰减程度多   B. 肌腱、瘢痕声衰减明显

    C. 肝、肾、肌肉属中等   D. 皮下脂肪组织属低衰减

    E. 肺组织(含气)衰减程度更低

6. 下列实性肿瘤声像图特征错误的是____。

    A. 边界回声可光滑、整齐或不规则   B. 外形常呈圆形、椭圆形或不规则

    C. 内部有回声   D. 后方回声均有衰减

    E. 侧方声影可有可无

7. 下列人体组织、体液回声____不正确。

    A. 均质性液体如胆汁,尿液呈无回声   B. 含气的肺组织密度很低,呈低回声

    C. 肝、脾实质呈典型的中等回声   D. 皮肤通常呈高回声或较高回声

    E. 软组织与骨骼之间的界面是高回声

8. 下列液体回声描述不妥的是____。

    A. 胆汁是无回声   B. 尿液是无回声

    C. 血液是无回声   D. 新鲜的出血和新鲜血肿是无回声

    E. 发生纤维化钙化的陈旧性血块回声增多

9. 腹部声像图的基本断面通常不包括____。

A. 矢状面(正中、正中旁)
B. 横断面(系列水平横断面)

C. 斜断面
D. 冠状断面

E. 斜冠状断面

10. 探头用蒸汽消毒_____。

A. 每年至少一次
B. 每月至少一次

C. 必要时
D. 每半年一次

E. 不允许

11. 囊肿和实性肿物声像图比较,以下描述不妥的是_____。

A. 典型的囊肿和实性肿物声像图比较,是容易鉴别的

B. 单凭外形、内部回声、有无后方回声强度与侧边声影来鉴别,均不可靠

C. 囊肿内均无回声,实性肿物内均有回声,故容易鉴别

D. 部分小肿瘤和小肝癌,圆形、边界清晰、光滑,轻度后方回声增强

E. 有的恶性淋巴瘤呈圆形,边界清晰、光滑,内部无回声,酷似囊肿

12. 下列关于囊性肿物的描述,错误的是_____。

A. 无回声性肿物
B. 壁薄而光滑

C. 后壁回声清晰而锐利
D. 具有后方声影

E. 内部无多普勒血流信号

13. 关于超声伪像,下列描述不正确的是_____。

A. 任何声像图均或多或少存在着超声伪像

B. 超声伪像是很常见的

C. 采用模拟/数字超声诊断仪,超声伪像仍很常见

D. 超声伪像在低档超声仪是很常见的

E. 采用高档数字化超声诊断仪可消除超声伪像

14. 超声探头最重要的部分是_____。

A. 保护层
B. 匹配层

C. 压电晶体
D. 阵子聚焦透镜

E. 探头驱动电路

15. 下述胆囊声像图中_____属于伪像。

A. 呈长茄形的高回声胆囊壁
B. 呈无回声的胆囊腔

C. 胆囊腔内可移动的强回声团
D. 强回声团后方的声影

E. 胆囊腔底部的细点状低回声及分层平面

16. 充盈的胆囊前壁和膀胱前壁小息肉、小肿瘤容易漏诊,最可能的原因是_____。

A. 断层厚度伪像
B. 声束旁瓣效应

C. 多次内部混响伪像
D. 混响伪像

E. 折射声影伪像

17. 易受超声影响的敏感人体器官组织是_____。

A. 胎儿
B. 眼球

C. 卵巢、睾丸
D. 肝脏

E. 眼球、胎儿

18. 超声探头中压电晶片的作用是____。

    A. 将电能转换为机械能,亦将机械能转换为电能

    B. 将电能转换为机械能,但不能将机械能转换为电能

    C. 不能将电能转换为机械能,但能将机械能转换为电能

    D. 不能将电能转换为机械能,亦不能将机械能转换为电能

    E. 将电能与机械能同时双向转换

19. 目前高档超声诊断仪配用的线阵探头,更多用于____。

    A. 腹部超声   B. 妇产超声

    C. 心脏超声   D. 浅表器官、周围血管超声

    E. 经直肠超声

20. 人体不同部位诊断用超声照射强度规定(ISPTA,美国 FDA),下列不宜超过 $20\ mW/cm^2$ 的部位是____。

    A. 心脏   B. 血管

    C. 肝脏   D. 眼部

    E. 胎儿

21. 根据美国 FDA 对产科胎儿超声照射强度规定,应将空间峰值时间平均声强(ISPTA)控制在____。

    A. $<20\ mW/cm^2$ B. $<100\ mW/cm^2$

    C. $<200\ mW/cm^2$ D. $<300\ mW/cm^2$

    E. $<400\ mW/cm^2$

22. 以下____属于小界面。

    A. 心包膜与心包腔内薄层心包液体(心理性)界面

    B. 心外膜与心室肌层界面

    C. 心室内膜面(被肌小梁分成无数小孔)与心腔内血液界面

    D. 乳头肌腱(细线状与瓣膜相连)与心腔血液界面

    E. 血液中的红细胞

23. 超声束与平整的界面保持____时,回声反射最强。

    A. 0°   B. 30°

    C. 45°   D. 90°

    E. 180°

24. 经眼睑进行眼部二维超声检查,最佳探头频率是____。

    A. 3.0 MHz   B. 3.5 MHz

    C. 4.0 MHz   D. 5.0 MHz

    E. 7.5 MHz

25. 患者,女性,26 岁。停经一个半月,有时恶心,呕吐。经腹盆腔超声检查发现:子宫纵断时腔内发现一个妊娠囊,横断时发现双孕囊。最可能是____所致。

    A. 镜面伪像   B. 侧边折射声影伪像

    C. 声速失真伪像　　　　　　　　　D. 棱像伪像

    E. 主声束以外旁瓣伪像

26. 正常人体不同组织通常表现以下回声强度。下列不妥的是____。

    A. 皮肤:高回声或较高(较强)回声　　　B. 皮下脂肪:较高水平回声

    C. 肝、脾:中等水平回声　　　　　　D. 肝、脾包膜:高回声

    E. 胸膜-肺组织:高回声伴多次反射和声影

27. 产生"彗星"征的伪像,也称____。

    A. 混响伪像　　　　　　　　　　　B. 多次内部混响伪像

    C. 部分容积伪像　　　　　　　　　D. 声速失真伪像

    E. 断层增存伪像

28. 属于超声诊断图像的描述的是____。

    A. 脏器的外形及边界　　　　　　　B. 脏器的实质回声、内部结构

    C. 局限性病灶的描述　　　　　　　D. 量化分析、频谱分析、功能分析

    E. 以上各项均是

29. 观察不同器官和部位彩色多普勒血流信号,____选择不妥。

    A. 心脏、大血管选用2.5 MHz 探头　　B. 成人肝内门静脉:3.5 MHz

    C. 乳房:7～10 MHz　　　　　　　　D. 甲状腺:7.0 MHz

    E. 周围血管:2.5～3.5 MHz

30. 对早孕子宫作横切面扫查时,显示两个孕囊图像,这是由于____。

    A. 声速失真　　　　　　　　　　　B. 多次内部混响伪像

    C. 切片厚度伪像　　　　　　　　　D. 棱镜伪像

    E. 旁瓣伪像

31. 在进行多普勒检查时,____不须特别关注。

    A. 血流方向　　　　　　　　　　　B. 血流信号的特征

    C. 有无血流　　　　　　　　　　　D. 多普勒增益

    E. 利用彩色多普勒测量血管宽度

32. 彩色多普勒超声显像的仪器调节正确,但血管内彩色信号缺失,主要原因是____。

    A. 血管与声束成0°　　　　　　　　B. 血管与声束成180°

    C. 血管与声束成120°　　　　　　　D. 血管与声束成90°

    E. 血管与声束成60°

33. 下列组织传播超声的速度最快的是____。

    A. 血液　　　　　　　　　　　　　B. 胆汁

    C. 骨骼　　　　　　　　　　　　　D. 肺

    E. 肝脏

34. 子宫内节育器后方的"彗星"尾征产生的原理为____。

    A. 部分容积效应　　　　　　　　　B. 振铃效应

    C. 后方增强效应　　　　　　　　　D. 旁瓣效应

E.侧壁失落效应

35.关于频谱多普勒技术,下面说法错误的是＿＿＿。
　　A.测量血流速度　　　　　　　　B.确定血流方向
　　C.判断血流性质　　　　　　　　D.了解组织器官结构
　　E.获得速度时间积分、压差等血流参数

36.单纯性囊肿的诊断标准错误的是＿＿＿。
　　A.内部为无回声　　　　　　　　B.壁薄而光滑
　　C.后壁回声清晰　　　　　　　　D.后方回声增强
　　E.较厚的分隔

37.腹部断面超声扫查解剖标志中,矢状扫查的最基本的标志线,包括＿＿＿。
　　A.腹正中线
　　B.腹正中线,胸骨旁线
　　C.腹正中线,胸骨旁线,锁骨中线
　　D.腹正中线,胸骨旁线,锁骨中线,腋前线
　　E.腹正中线,背部正中线

38.彩色多普勒判断静脉脉血栓形成的依据是＿＿＿。
　　A.血流速度增快　　　　　　　　B.血流反向
　　C.血流速度减慢　　　　　　　　D.血流信号充盈缺损
　　E.血流信号"溢出"血管

39.超声探头频率的临床应用,下列＿＿＿是错误的。
　　A. 200 000 Hz～1 MHz,用于一般脏器检查
　　B. 2.5～7.5 MHz,用于腹部及心脏检查
　　C. 5～7.5 MHz,用于小器官、眼科检查
　　D. 10～30 MHz,用于皮肤及血管内检查
　　E. 40～100 MHz,用于生物显微镜成像

40.超声耦合剂的作用是＿＿＿。
　　A.润滑　　　　　　　　　　　　B.保护皮肤
　　C.增加透声性　　　　　　　　　D.减少音瓣
　　E.延长探头使用时间

41.超声声学造影的临床应用范围不包括＿＿＿。
　　A.心血管疾病　　　　　　　　　B.腹部及盆腔器官
　　C.浅表器官　　　　　　　　　　D.胎儿
　　E.外周血管

42.人体组织回声可分为＿＿＿。
　　A.高回声、等回声、低回声3级
　　B.强回声、等回声、低回声、无回声4级
　　C.高回声、等回声、低回声、无回声4级
　　D.高回声、等回声、无回声3级

E. 等回声、低回声、无回声3级

43. 当超声波经过声阻抗相差较大的介质形成界面时____。

    A. 穿透力增强   B. 分辨率增强

    C. 被吸收的声能增多   D. 被反射的声能增多

    E. 混响增强

44. 下面叙述中错误的是____。

    A. 声波在不同组织中传播速度相同

    B. 组织硬度越大,声速越大

    C. 组织密度越低,声速越小

    D. 空气中声速低于骨组织中声速

    E. 医用超声诊断设备均以软组织中的声速作为校正标准

45. 妊娠超声检查中,不正确的选择是____。

    A. 尽量选择低输出声强

    B. 缩短对胎囊或胎儿同一位置的检查时间

    C. 减少妊娠期内超声检查的次数

    D. 采用脉冲多普勒

    E. 采用阴道探头探查胎儿脐带彩色血流

46. 下列人体组织中,声衰减最高的是____。

    A. 软骨   B. 疤痕

    C. 肌腱   D. 脂肪肝

    E. 脑

47. ____时,肢体静脉腔内回声最强

    A. 血流增快时   B. 血液缓慢时

    C. 血栓纤维化、钙化时   D. 血栓形成时

    E. 管腔狭窄时

48. 下列关于三维超声显像临床应用的评价,不准确的是____。

    A. 已进入妇科疾病的临床诊断和治疗阶段

    B. 适合显示产科疾病的形态学改变

    C. 在心脏疾病的诊断和治疗中尚属于实验阶段

    D. 可应用于腹部脏器的形态观察

    E. 可应用于血管疾病的立体观察

49. 声像图上可呈无回声的组织为____。

    A. 肾皮质   B. 皮下脂肪

    C. 透明软骨   D. 神经纤维

    E. 脾

50. 关于多普勒超声,下列____说法是错误的。

    A. 脉冲多普勒是通过"距离选通"来进行深度定位

    B. 正常人心脏瓣膜口血流多为湍流

C. 理论上讲,连续多普勒可测量极高速度血流而不产生混叠

D. 彩色多普勒显示色彩的明暗表示血流速度的快慢

E. 正常主动脉瓣口血流频谱较窄,与基线间为一空窗

51. 测定高速血流需要采用的超声技术是____。

    A. M 型   B. A 型

    C. 连续波多普勒   D. 脉冲波多普勒

    E. CDFI

52. 下列对超声诊断仪的维护保养,不恰当的是____。

    A. 防尘,保持室内清洁   B. 防高温,避免阳光直晒

    C. 减少震动   D. 防潮,经常开机

    E. 使用带地线的三相电源,不必再接专门的地线

53. 下列叙述正确的是____。

    A. 软组织与骨界面为中高水平回声   B. 典型的等回声见于胰腺组织

    C. 典型的低回声见于肝、脾实质   D. 高回声见于皮肤、血管瘤及其边界等

    E. 前列腺内小钙化灶一定伴有声影

54. 超声波在人体组织传播过程中的衰减与下列____无关。

    A. 运动目标使超声波产生频移   B. 声能转换成热能被吸收

    C. 声束在传播中逐渐扩散   D. 超声波被不同声阻抗界面反射

    E. 超声波被介质散射

55. 直径 1 cm 左右的肝、肾囊肿常表现为低回声,此现象的原理是____。

    A. 后壁增强效应   B. 侧壁失落效应

    C. 部分容积效应   D. 旁瓣效应

    E. 镜像效应

56. 人体组织回声强度的比较,下列不正确的是____。

    A. 骨骼>软骨   B. 肝脾实质>肾实质

    C. 胰腺>肝脾实质   D. 肝脾包膜>肝脾实质

    E. 肝脾实质>膈肌

57. 胆道出血、感染时,胆汁回声强度变化规律错误的是____。

    A. 感染的胆汁可出现回声   B. 混有血细胞的胆汁增多

    C. 混有血凝块的胆汁回声增多显著   D. 混有微气泡的胆汁回声减少显著

    E. 脓性胆汁回声增多

58. 与实时无关的超声显像技术是____。

    A. A 型超声显像   B. 三维重建显示

    C. 彩色多普勒显像   D. M 型超声显像

    E. 多普勒超声显像

59. 二维灰阶回声的描述____不是根据回声强弱命名的。

    A. 无回声   B. 等回声

    C. 带状回声   D. 高回声

E. 弱回声

60. 超声耦合剂最主要的作用是_____。

A. 提高超声波的输出强度　　　　　　B. 减少超声波在人体组织中的衰减

C. 减少超声波在在接触面的散射　　　D. 使探头与检查部位声阻抗匹配良好

E. 消除显示器上信号的闪烁

61. 人体组织器官回声由强到弱排列正确的是_____。

A. 胎盘　肝脏　胰腺　胆汁　　　　　B. 肾窦　肾皮质　胰腺　胆汁

C. 肾窦　肝脏　胰腺　胆汁　　　　　D. 肝脏　胆汁　肾皮质　血液

E. 肾窦　胰腺　肝脏　胆汁

62. 凸阵扫描探头,临床常用于_____的检查。

A. 腹部　　　　　　　　　　　　　　B. 乳腺

C. 睾丸　　　　　　　　　　　　　　D. 甲状腺

E. 头颅

63. 下列关于肝脏解剖的描述,错误的是_____。

A. 人体最大的实质性器官　　　　　　B. 大部位于右上腹

C. 呈楔形　　　　　　　　　　　　　D. 下界与右季肋平齐

E. 上界与右锁骨中线第四前肋的上缘相齐

64. 下列关于肝静脉的描述,错误的是_____。

A. 大多数人有左、中、右 3 条肝静脉

B. 下腔静脉有静脉瓣

C. 中肝静脉是肝左右叶分界的标志

D. 三支肝静脉汇入下腔静脉处为第二肝门

E. 肝静脉走行于正中裂和叶、段间裂间

65. 门静脉高压症声像图表现不包括_____。

A. 肠系膜上静脉增宽　　　　　　　　B. 附脐静脉开放

C. 脾静脉增宽　　　　　　　　　　　D. 肝静脉增宽

E. 左肾静脉增宽

66. 下列关于正常肝声像图的描述,不正确的是_____。

A. 上腹部纵切扫查,肝呈尖三角形

B. 门静脉分支越近第二肝门处越粗

C. 右肋缘下斜切肝呈以肝门为中心的类扇形

D. 左叶厚<5 cm;右叶厚<13 cm

E. 肝长度和厚度与身高和体型而各异

67. 肝脏_____的病灶最易漏诊。

A. 肝左前叶　　　　　　　　　　　　B. 肝尾叶

C. 肝右后叶　　　　　　　　　　　　D. 肝膈顶部

E. 肝右前叶

68. _____是多囊肝与多发性囊肿的主要区别点。

A.肝体积增大,形态不规则

B.多个大小不等的圆形无回声,间有正常实质结构

C.类圆形无回声之间不连接

D.具有薄而光整的囊壁

E.以上都是

69.肝脏最常见的良性肿瘤是____。

A.肝腺瘤　　　　　　　　　　B.脂肪肝

C.错构瘤　　　　　　　　　　D.血管瘤

E.炎性假瘤

70.对肝脏局部脂肪浸润与肝脏占位性病变鉴别,最有帮助的是____。

A.边界不清　　　　　　　　　B.不影响血管走形

C.在 CT 片上表现为衰减增强　D.通常位于胆囊附近

E.多普勒血流信号增多

71.肝脏局部脂肪浸润的常见部位是____。

A.邻近胆囊窝的肝实质　　　　B.ReiDel's 叶

C.邻近右肾上腺的肝实质　　　D.邻近右肾的肝实质

E.邻近膈顶的肝实质

72.转移性肝癌最常见的声像图特征为____。

A.无回声光团　　　　　　　　B.强回声光团

C.牛眼征　　　　　　　　　　D.面团征

E.以上均是

73.声像图上区别门静脉和肝静脉的最好方法是____。

A.门静脉管壁较厚　　　　　　B.肝静脉管径较粗

C.门静脉分支较多　　　　　　D.追踪它们的发源处

E.肝静脉可有搏动

74.关于肝血管瘤,下列描述正确的是____。

A.小血管瘤以高回声型多见

B.临床症状多较明显

C.左叶较右叶多发

D.多数血管瘤结节内可见丰富的血流信号

E.边界多不清晰

75.____扫查方法可见肝静脉呈放射状指向第二肝门。

A.右上腹纵切　　　　　　　　B.左上腹纵切

C.左上腹横切　　　　　　　　D.右肋间斜切

E.剑突下或右肋缘下向肝脏膈面斜行扫查

76.____对原发性肝细胞癌有特异性。

A.甲胎蛋白　　　　　　　　　B.碱性磷酸酶

C.间接胆红素　　　　　　　　D.谷草转氨酶

E.以上都不是

77. 患者,男性,中年。有乙肝病多年,超声显示右叶有一直径 4.5 cm 的中等回声团块,外周见低回声晕,CDFI 显示高速高阻动脉血流信号,可提示为____。

A. 肝血管瘤   B. 腺瘤

C. 局限性脂肪肝   D. 炎性假瘤

E. 肝癌

78. 儿童期最常见的肝脏恶性肿瘤为____。

A. 肝畸胎瘤   B. 肝转移瘤

C. 肝母细胞瘤   D. 多囊肝

E. 肝淋巴瘤

79. 肝脏格利森氏鞘膜内的主要管道有____。

A. 门静脉、肝静脉、肝胆管   B. 肝动脉、门静脉、静脉韧带

C. 肝动脉、肝静脉、门静脉   D. 肝动脉、肝胆管、门静脉

E. 肝动脉、肝胆管、肝静脉

80. 描述正常门静脉错误的是____。

A. 入肝血流   B. 流速 20 ~ 30 cm/s

C. 血流量 600 ~ 1 200 mL/min   D. 主干内径<13 mm

E. 多普勒频谱呈期相性改变

81. 原发性肝癌最主要的转移部位是____。

A. 肝内   B. 肺

C. 左锁骨上淋巴结   D. 骨骼

E. 腹内种植

82. ____不是肝血管瘤的声像图表现。

A. 边界清、锐的强回声结节   B. 绕有强边的网格状回声

C. 有相通或环绕的血管   D. 回声均匀的团块伴后方回声衰减

E. 回声团块具有可压缩性

83. ____不是门脉高压的侧支循环路径。

A. 脾静脉   B. 副脐静脉

C. 胃冠状静脉   D. 肠系膜静脉

E. 内乳静脉

84. 超声测量正常胆囊壁厚度的上限值为____。

A. 1 mm   B. 2 mm

C. 3 mm   D. 4 mm

E. 5 mm

85. 将胆总管依其行程可以分为____。

A. 二段   B. 三段

C. 四段   D. 五段

E. 六段

86. 关于胆囊病变,下列说法不正确的是____。

　　A. 胆囊壁水肿呈双边为急性胆囊炎特有的声像图表现

　　B. 少数胆囊结石后方无声影

　　C. 部分胆囊结石可不随体位改变移位

　　D. 胆囊颈部结石在横断面上可出现"靶环征"

　　E. 胆囊内大于 10 mm 的软组织结节,应高度警惕恶变的可能

87. 鉴别肝外胆管结石或肿瘤性梗阻,下列____有利于结石诊断。

　　A. 肝外胆管扩张　　　　　　　　　B. 肝外胆管腔内见低回声团

　　C. 扩张的胆管突然截断　　　　　　D. 胆管腔内强回声团围绕以无回声带

　　E. 肝外胆管扩张伴胆囊肿大

88. ____不是胆道的肝内部分。

　　A. 毛细胆管　　　　　　　　　　　B. 肝总管

　　C. 小叶间胆管　　　　　　　　　　D. 肝段胆管

　　E. 肝外胆管

89. 患者,女性,老年。发烧,右上腹疼痛 2 d,超声检查显示胆囊肿大,胆囊底部轮廓模糊,囊壁局部强回声线连续性中断,周围见局限性积液,胆囊腔内见多发结石及稀疏的粗斑点状非沉积性回声,最可能诊断为____。

　　A. 急性化脓性胆囊炎伴胆囊穿孔　　B. 慢性胆囊炎急性发作

　　C. 急性化脓性胆囊炎　　　　　　　D. 急性单纯性胆囊炎

　　E. 以上都不是

90. 存在于胆囊或胆管中,且后方无声影的回声团不可能为____。

　　A. 息肉　　　　　　　　　　　　　B. 胆泥

　　C. 血块　　　　　　　　　　　　　D. 气体

　　E. 肿瘤

91. 空腹患者胆囊不显示最常见的原因是____。

　　A. 胆汁淤积　　　　　　　　　　　B. 胆囊颈管阻塞

　　C. 胆囊内活动结石　　　　　　　　D. 慢性胆囊炎萎缩

　　E. 肝位置上移

92. 引起胆囊壁增厚的原因是____。

　　A. 急性肝炎　　　　　　　　　　　B. 胆囊炎

　　C. 门静脉高压症　　　　　　　　　D. 低蛋白血症

　　E. 以上都是

93. 胰腺疾病中最常见的是____。

　　A. 胰腺囊肿　　　　　　　　　　　B. 胰岛素瘤

　　C. 急性胰腺炎　　　　　　　　　　D. 胰腺癌

　　E. 胰腺囊腺瘤

94. ____组血管是胰腺的定位标志。

　　A. 十二指肠动脉、脾静脉、肠系膜下动脉

B. 下腔静脉、腹主动脉、胃左动脉

C. 肠系膜上动脉、脾动脉、十二指肠动脉

D. 腹主动脉、肠系膜上动脉、脾静脉

E. 门静脉、肝动脉、肾动脉

95. 急性胰腺炎引起积液的正确部位是____。

A. 横结肠系膜区   B. 左肾前旁间隙内

C. 小网膜囊内   D. 腹、盆腔内

E. 以上都是

96. 胰腺内的强光团回声可能是____。

A. 胰管内的积气   B. 胰管壁的钙化

C. 胰实质内的出血   D. 胰管结石

E. 胰液的郁积

97. 急性胰腺炎诊断中具有重要意义的检查是____。

A. 左上腹部压痛   B. 腹胀

C. 血和尿淀粉酶升高   D. 心率加快或血压降低

E. 腹部移动性浊音

98. 关于脾静脉的叙述,正确的是____。

A. 走行在胰体尾的后上方   B. 走行在胰尾的前方

C. 跨越体中线,不与胰组织相遇   D. 位于胰腺的下方

E. 直接由腹主动脉发出,走行在左肾的前方

99. 关于慢性胰腺炎的叙述中错误的是____。

A. 与酗酒有关   B. 胰腺呈水肿样低回声

C. 可形成假性囊肿   D. 主胰管可扩张

E. 可急性发作

100. 关于胰腺假性囊肿的叙述错误的是____。

A. 由胰腺周围积液组成   B. 发病后 4~6 周形成

C. 内壁为上皮组织   D. 可合并感染

E. 可合并有囊壁钙化

101. 急性脾破裂时,下列超声表现错误的是____。

A. 脾包膜下见液性无回声区或低回声区

B. 可见腹腔游离积液

C. 脾实质受压

D. 脾实质萎缩

E. 脾实质移位

102. 肾脏超声检查常用的体位不包括____。

A. 仰卧位   B. 俯卧位

C. 立位   D. 左侧卧位

E. 右侧卧位

103. 正常肾脏声像图表现,下列____不正确。
    A. 肾锥体呈放射状排列在肾窦周围　B. 肾窦呈强回声
    C. 弓状动脉位于肾皮质与肾髓质之间 D. 肾脏横断面在肾门部呈马蹄形
    E. 肾锥体回声高于肾皮质回声

104. 关于肾积水的检查方法的描述,不正确的是____。
    A. 超声检查不能给出病因诊断　　　B. 应同时检查膀胱
    C. 必须检查追踪输尿管　　　　　　D. 检查对侧肾脏
    E. 只能在患者仰卧伪时检查

105. 关于肾积水,下列____不正确。
    A. 任何情况下,肾窦部出现宽 10 mm 以上无回声区均可诊断为轻度肾积水
    B. 肾实质不同程度萎缩为重度肾积水的特征
    C. 中度肾积水肾外形无明显改变
    D. 梗阻所致轻度肾积水肾动脉阻力明显增高
    E. 重度肾积水时多个囊腔连通

106. 患儿,男性,4 岁。出现血尿,右侧腹扪及一实质性包块,超声检查见右上腹一
    6 cm×4 cm×4 cm 实质性非均质性包块,与右肾关系密切,提示最可能为____。
    A. 肾透明细胞癌　　　　　　　　　B. 肾错构瘤
    C. 多囊肾　　　　　　　　　　　　D. 肾母细胞瘤
    E. 淋巴瘤

107. 正常肾脏在以下____情况时可出现肾盂轻度积水。
    A. 大量饮水　　　　　　　　　　　B. 膀胱过度充盈
    C. 妊娠期　　　　　　　　　　　　D. 药物影响
    E. 以上均是

108. 患者,60 岁。出现血尿,声像图显示左肾上腺实性肿块回声,最可能提示的诊断
    是____。
    A. Wilms 瘤　　　　　　　　　　　B. 肾错构瘤
    C. 肾细胞癌　　　　　　　　　　　D. 肾囊肿合并出血
    E. 肾柱肥大

109. 移植肾发生急性排异时最明显的征象是____。
    A. 肾迅速缩小　　　　　　　　　　B. 出现肾积水
    C. 肾逐渐增大,后来反而缩小　　　D. 肾大小可无变化
    E. 肾迅速增大

110. 肾窦的组成包含____。
    A. 肾盂、肾盏　　　　　　　　　　B. 肾盂、肾盏、肾血管
    C. 肾血管及脂肪　　　　　　　　　D. 肾盂、肾盏、肾血管和脂肪
    E. 肾周脂肪

111. 一患者出现无痛性血尿,声像图见膀胱三角区乳头状隆起性病灶约 3 cm×2 cm×
    2 cm,基底部较宽,不随体位移动,首选诊断是____。

A. 膀胱癌   B. 膀胱结石

C. 膀胱内异物   D. 膀胱内血凝块

E. 血管瘤

112. 下列不符合前列腺增生的是____。

    A. 好发部位多在移行区(内腺区)

    B. 前列腺增大,以前后径更显著

    C. 增大的前列腺回声减弱,少数呈高回声或等回声

    D. 常伴前列腺结石,分布于内外腺交界处

    E. 增大的前列腺内很少有结节回声,这是与前列腺癌鉴别的重要特征

113. 膀胱内血块和膀胱肿瘤的最佳鉴别方法是____。

    A. 变换体位后团块可否移动   B. 用彩色和频谱多普勒检测有无血流

    C. 区别二者内部回声的特点   D. A + B

    E. A + C

114. 前列腺增生较少发生的部位是____。

    A. 左、右侧叶   B. 内腺

    C. 中叶   D. 后叶

    E. 前叶

115. 前列腺增大最容易引起排尿困难的是____。

    A. 外侧叶   B. 前叶

    C. 中叶   D. 后叶

    E. 后叶和前叶

116. 下列对阴囊内结构描述不正确的是____。

    A. 由皮肤、内膜及肌肉组成   B. 在正中线形成阴囊隔,分左右两囊

    C. 无精索结构   D. 睾丸、附睾

    E. 睾丸鞘膜腔内有少量液体

117. ____不属于附睾炎的超声所见。

    A. 附睾头肿大   B. 附睾强回声伴声影

    C. 附睾尾肿大   D. 化脓时可呈无回声

    E. 附睾正常大小

118. 关于精索静脉曲张的超声描述,____是错误的。

    A. 多发生于左侧   B. 发现于阴囊根部

    C. 精索静脉≥3 mm   D. 检出静脉反流信号

    E. 精索静脉≤2 mm

119. 左肾静脉压迫综合征(胡桃夹现象)声像图的表现是____。

    A. 仰卧位左肾静脉扩张部内径比狭窄部内径增宽两倍以上

    B. 男性患者可伴有精索静脉曲张

    C. 肠系膜上动脉与腹主动脉夹角相应变小

    D. 脊柱后伸15°,左肾静脉扩张部比狭窄部内径宽4倍以上

E.以上都对

120.患者,男性,青年。自诉右阴囊增大,超声检查显示:右侧阴囊内片状液性暗区,右睾丸附着于鞘膜囊一侧,液区从三面包绕睾丸周围,其最可能是____。

    A.阴囊鞘膜积液   B.精索鞘膜积液

    C.睾丸鞘膜积液   D.精索睾丸鞘膜积液

    E.以上都不是

121.不属于卵巢非赘生性囊肿的是____。

    A.滤泡囊肿   B.黄体囊肿

    C.妊娠黄体囊肿   D.巧克力囊肿

    E.黄素囊肿

122.卵巢非赘生性囊肿临床表现和声像图特征,不正确的是____。

    A.黄体囊肿是黄体形成过程中黄体血肿液化形成

    B.黄素囊肿与滋养细胞瘤伴发

    C.黄素囊肿多呈双侧性

    D.卵巢非赘生性囊肿是卵巢囊性肿瘤,多不能自行消退

    E.绝经后妇女较少见

123.多囊卵巢的超声声像图表现,错误的是____。

    A.卵巢髓质内可见较丰富的血流   B.一个超声切面可见10个以上卵泡

    C.卵泡大小多小于5 mm   D.卵巢髓质回声明显减弱

    E.双卵巢肿大

124.卵巢黏液性囊腺瘤声像图表现,不正确的是____。

    A.囊壁均匀光整   B.囊壁边界不清晰

    C.无回声区内有细小点状回声   D.少数有乳头状物

    E.直径多在10 cm以上

125.____不是卵巢实质性恶性肿瘤。

    A.绒毛膜上皮瘤   B.无性细胞瘤

    C.实性畸胎瘤   D.内胚窦瘤

    E.肉瘤

126.下面____与多囊卵巢不相关。

    A.库兴综合征   B.月经稀发

    C.不排卵   D.多毛

    E.盆腔炎

127.下列不是慢性输卵管积水声像图表现的是____。

    A.多在双侧附件区出现纺锤形肿块   B.肿块边缘不清晰,囊壁较厚

    C.内无间隔,多无实性结构   D.肿块内部呈明显无回声区

    E.与子宫周围粘连严重时,可与子宫直肠凹陷积液连成一片包围子宫

128.下列____不符合子宫肌瘤变性。

    A.肌瘤囊性变   B.肌瘤纤维成分为主

C. 玻璃样变   D. 肌瘤钙化
E. 肌瘤红色样变

129. 关于妇科超声检查方法不正确的是＿＿。
A. 经腹超声检查,应使膀胱适度充盈
B. 经阴道超声检查,膀胱应充盈
C. 阴道探头应放入阴道穹隆部
D. 经阴道超声检查的基本检查手法包括倾斜、推拉、旋转等
E. 经宫腔超声检查对宫内病变的观察较经阴道检查更为细致和全面

130. 子宫体癌的病理学改变及诊断,不正确的是＿＿。
A. 又称子宫内膜癌,发生在子宫内膜
B. 子宫内膜为弥漫性增厚或团块状
C. 始发于更年期与绝经期的妇女
D. 声像图能显示内膜增厚,故早期即能确诊
E. 主要临床表现为阴道出血

131. 子宫肌瘤彩色多普勒血流显像特点,错误的是＿＿。
A. 供血来源于子宫正常血管   B. 肿块周围可见半环状血流信号
C. 血供发生障碍时易致肿瘤变性   D. 肿块可见丰富低阻血流信号
E. 黏膜下肌瘤的瘤蒂内可检测到血流信号

132. 关于子宫内膜的叙述,下面正确的是＿＿。
A. 在矢状面上测量时应包括双层内膜的厚度
B. 横切面测量最可靠
C. 只应包括一层内膜
D. 经腹部超声检查时测量最可靠
E. 在整个月经周期变化不大

133. 子宫腔内回声增强不应见于＿＿。
A. 子宫腺肌症   B. 妊娠物残留
C. 内膜息肉   D. 内膜肿物、增生
E. 三苯氧胺治疗

134. 关于子宫腺肌症,＿＿描述是错误的。
A. 子宫均匀增大,形态规则或呈球形
B. 其病因与多次人工流产有关
C. 内膜线居中或稍前移
D. 子宫肌层回声不均匀
E. 子宫大小及病变回声与月经周期无明显关系

135. ＿＿不是子宫肌瘤的声像图特征。
A. 子宫常增大   B. 子宫形态多正常,宫腔线无偏移
C. 单个肌瘤常呈结节状弱回声   D. 较大肌瘤易发生变性
E. 可及包膜

136. ____不是早孕超声检查的内容。

    A. 妊娠囊　　　　　　　　　B. 卵黄囊

    C. 胎芽　　　　　　　　　　D. 胎儿心脏结构

    E. 胎心搏动

137. 测量胎头双顶径的标准平面为____。

    A. 小脑平面　　　　　　　　B. 中脑平面

    C. 丘脑平面　　　　　　　　D. 侧脑室平面

    E. 侧脑室以上平面

138. 早孕时估测胎龄的最可靠指标为____。

    A. 孕囊大小　　　　　　　　B. 头围

    C. 腹围　　　　　　　　　　D. 股骨长径

    E. 双顶径

139. 对判断胎儿宫内发育迟缓,下列指标最重要的是____。

    A. 胎心率　　　　　　　　　B. 胎儿头围

    C. 胎囊直径　　　　　　　　D. 羊水量

    E. 胎盘厚度

140. 葡萄胎特征性声像图表现为____。

    A. 子宫大于孕周　　　　　　B. 双侧卵巢囊肿

    C. 子宫肌层回声不均匀　　　D. 宫腔内见蜂窝状无回声

    E. 孕 9 周仍未见胎心回声

141. 关于胎儿头臀长的描述,____是错误的。

    A. 是胎儿头顶到臀部的最大直线距离　B. 是最准确的估测孕龄的超声监测指标

    C. 测量应包括卵黄囊　　　　D. 是测量胎儿长度的指标

    E. 胎儿前屈或后倾均可影响测量结果

142. 对诊断胎儿十二指肠闭锁最有帮助的声像图表现是____。

    A. 肠管脱向脐带　　　　　　B. 双泡征

    C. 胃腔明显增大　　　　　　D. 声像图不能显示胃泡

    E. 羊水多

143. ____不属于早孕期间经阴道超声检查指征。

    A. 除外异位妊娠　　　　　　B. 鉴别正常与异常的宫内孕

    C. 除外前置胎盘　　　　　　D. 确定早期宫内孕的孕龄

    E. 鉴别附件包块性质

144. 输卵管妊娠最常见的部位是____。

    A. 峡部　　　　　　　　　　B. 伞部

    C. 壶腹部　　　　　　　　　D. 间质部

    E. 宫颈

145. 晚期妊娠测量羊水指数(AFI)时,正常参考范围是____。

    A. 10～15 cm　　　　　　　　B. 5～20 cm

C. 5 ~ 15 cm   D. 10 ~ 20 cm

E. 5 ~ 18 cm

146. 中期妊娠正常胎儿心率是____。

    A. 60 ~ 100 次/min   B. 100 ~ 120 次/min

    C. 120 ~ 160 次/min   D. 160 ~ 240 次/min

    E. 120 ~ 240 次/min

147. 下面与羊水少无关的是____。

    A. 骶尾部畸胎瘤   B. 肾发育不全

    C. 胎儿宫内发育迟缓   D. 无脑心畸形

    E. 婴儿型多囊肾

148. 超声评价胎盘循环最常检测的血管是____。

    A. 胎儿脐动脉   B. 母体子宫动脉

    C. 胎儿颈动脉   D. 胎儿肾动脉

    E. 胎儿脐静脉

149. 脐带绕颈____胎儿颈背部声像图呈"W"形压迹。

    A. 1 周   B. 2 周

    C. 3 周   D. 4 周

    E. 5 周

150. 脐动脉 S/D 比值____。

    A. 在妊娠过程中不断下降   B. 不断升高

    C. 不断波动   D. 保持恒定

    E. 先下降后上升

151. 与脊柱裂合并存在的头部畸形是____。

    A. 胎头畸形(橘子征)   B. 双顶径大于孕龄

    C. 小脑畸形(香蕉征)   D. 裂隙状脑室

    E. 以上均是

152. 关于婴儿型多囊肾的叙述,下面正确的是____。

    A. 胎儿期肾脏出现少数囊泡是正常的

    B. 主要为大囊泡

    C. 在晚孕之前总有表现

    D. 肾脏可表现为实质性强回声

    E. 肾脏体积较正常小

153. 异位妊娠时,人类绒毛膜促性腺激素(HCG)一般是____。

    A. 比正常宫内妊娠稍高   B. 比正常宫内妊娠低

    C. 比正常宫内妊娠高 50%   D. 比正常宫内妊娠高 100%

    E. 与正常宫内妊娠相同

154. 下列关于前置胎盘的超声诊断,错误的是____。

    A. 过度膀胱充盈下检查准确性高   B. 超声是胎盘定位的首选方法

C. 判断胎盘下缘　　　　　　　　D. 显示子宫颈,明确宫颈口位置

E. 确定胎盘下缘与子宫颈内口关系

155. 下列关于葡萄胎声像图表现,错误的是____。

A. 25% ~60% 伴黄素囊肿　　　　B. 子宫大于孕期

C. 蜂窝状声像图是特异性超声表现　D. 须与过期流产鉴别

E. 所有葡萄胎均可诊断为恶性滋养细胞疾病

156. 早孕最常并发的盆腔肿块是____。

A. 子宫肌瘤　　　　　　　　　　B. 黄体囊肿

C. 皮样囊肿　　　　　　　　　　D. 内膜囊肿

E. 滤泡囊肿

157. 常与羊水过少并发的胎儿先天异常是____。

A. 食道闭锁　　　　　　　　　　B. 胆道异常

C. 无脑儿　　　　　　　　　　　D. 肾发育不全

E. 肠部分闭锁

158. 脐带内有____。

A. 两条动脉,一条静脉　　　　　　B. 两条动脉,两条静脉

C. 两条静脉,一条动脉　　　　　　D. 一条动脉,一条静脉

E. 一条动脉,几条静脉

159. 关于前置胎盘的超声诊断,下列错误的是____。

A. 超声是胎盘定位的首选方法　　　B. 胎盘附着于子宫后壁时容易漏诊

C. 判断胎盘下缘的位置　　　　　　D. 显示胎盘与宫颈内口的关系

E. 妊娠 34 周后才作前置胎盘的诊断

160. 关于宫外妊娠的超声诊断,下列错误的是____。

A. 尿 HCG(+),子宫内见胚囊样回声即可排除宫外孕

B. 输卵管妊娠最多见

C. 可无停经史　　　　　　　　　　D. 部分病人超声无异常发现

E. 陈旧性宫外孕子宫与包块分界不清

161. Ⅲ级胎盘绒毛膜板声像图表现是____。

A. 直而清晰、光滑平整　　　　　　B. 波状起伏

C. 表面切迹深达基底膜　　　　　　D. 切迹深入胎盘,未达基底层

E. 钙化明显

162. 对心脏瓣膜的叙述,____是错误的。

A. 肺动脉瓣是半月瓣　　　　　　　B. 心脏收缩时二尖瓣关闭

C. 半月瓣是心脏与大血管间的瓣膜　D. 乳头肌断裂可致二尖瓣严重反流

E. 房室瓣包括主动脉瓣与二尖瓣

163. 检查主动脉与降主动脉的连接用____超声切面。

A. 大动脉短轴　　　　　　　　　　B. 主动脉弓短轴

C. 心尖五腔　　　　　　　　　　　D. 左室流出道短轴

E. 主动脉弓长轴

164. M 型超声心动图的主动脉波群可检查____结构的运动曲线。

    A. 二尖瓣腱索   B. 左室后壁

    C. 二尖瓣前叶   D. 室间隔

    E. 左房后壁

165. 超声诊断动脉导管未闭的主要根据是____。

    A. 主动脉增宽

    B. 肺动脉增宽

    C. 从降主动脉到肺动脉有双期分流,舒张期明显

    D. 从降主动脉到肺动脉有收缩期分流

    E. 肺动脉血流速度明显增高

166. ____不是冠状动脉粥样硬化性心脏病的超声表现。

    A. 室壁瘤   B. 肺动脉明显增宽

    C. 节段性室壁运动异常   D. 心室内可见附壁血栓

    E. 心腔扩大、心尖圆钝

167. 冠状动脉粥样硬化性心脏病并发症不包括____。

    A. 假性室壁瘤   B. 附壁血栓

    C. 室间隔穿孔   D. 室壁瘤

    E. 房间隔瘤

168. 健康人行 CDFI 检查,不应出现____。

    A. 左室流出道出现五彩镶嵌的彩色血流

    B. 轻度的二尖瓣反流

    C. 肺动脉瓣轻度反流

    D. 轻度的三尖瓣反流

    E. 轻度的主动脉瓣反流

169. 真性室壁瘤(室壁瘤)与假性室壁瘤的主要区别在于____。

    A. 室壁局部有膨出   B. 室壁运动呈矛盾运动

    C. 室壁变薄   D. 瘤壁与室壁是否有连续性

    E. 真性室壁瘤的内层为心内膜,而假性室壁瘤为心肌组织或心包

170. 鉴别房间隔回声失落的真伪的要点不包括____。

    A. 提高仪器灵敏度

    B. 嘱患者禁食后复查

    C. 缺损断端处回声增强、增粗

    D. 多个切面上显示同一解剖部位回声失落

    E. 缺损断端在心动周期中摆动明显

171. 大约90%的心脏黏液瘤发生在____。

    A. 左心房   B. 左心室

    C. 右心房   D. 右心室

E. 室间隔

172. 左心室的解剖结构及其与邻近结构关系,____是错误的。
    A. 左室流入道　　　　　　　　B. 左室流出道
    C. 与肺动脉连接　　　　　　　D. 左房室口,通过左房室口与左心房相连
    E. 左室壁

173. 室间隔的解剖要点,____是错误的。
    A. 分为膜部与肌部　　　　　　B. 位于左右心室间
    C. 大部由心肌组成　　　　　　D. 膜部在下,肌部在上
    E. 其上部紧邻主动脉

174. 正常主动脉瓣口血流多普勒频谱的特点是____。
    A. 频谱幅度比肺动脉口高　　　B. 频谱为双峰型
    C. 舒张期出现　　　　　　　　D. 频谱幅度比肺动脉口低
    E. 频谱为双向型

175. 正常心脏的位置____。
    A. 在胸腔上纵隔内　　　　　　B. 位于右侧胸腔
    C. 位于横膈下方　　　　　　　D. 位于胸腔中纵隔内
    E. 在胸腔后纵隔内

176. 心脏超声检查时,最常用的探头是____。
    A. 线阵探头　　　　　　　　　B. 凸阵探头
    C. TEE 探头　　　　　　　　　D. 相控阵探头
    E. 环阵探头

177. 二尖瓣狭窄可引起____。
    A. 左心房扩大　　　　　　　　B. 左心室扩大
    C. 左室壁增厚　　　　　　　　D. 主动脉扩张
    E. 二尖瓣口血流速度减慢

178. 超声诊断中左室壁常按____节段划分。
    A. 9　　　　　　　　　　　　　B. 12
    C. 15　　　　　　　　　　　　 D. 16
    E. 18

179. 在婴幼儿,显示房间隔的最佳超声切面图是____。
    A. 胸骨左缘右室流入道长轴图　　B. 心尖区心尖四心腔图
    C. 心尖区冠状窦五腔图　　　　　D. 剑下四心腔图
    E. 剑下双心房断面

180. 下列关于颈动脉硬化性闭塞症的好发部位是____。
    A. 颈外动脉的起始部　　　　　　B. 颈总动脉分叉以下
    C. 颈内动脉的起始部　　　　　　D. 右侧无名动脉分叉处以下
    E. 锁骨下动脉起始部

181. 下肢静脉频谱多普勒的时相变化代表了____。

A. 进行乏氏(Valsalva)动作时血流的变化

B. 患者进行体位改变致血流变化

C. 腓肠肌收缩时的血流变化

D. 探头频率改变时血流的变化

E. 呼吸时的血流变化

182. 在腹主动脉和肠系膜上动脉之间穿过的血管是____。

    A. 脾静脉   B. 肝静脉

    C. 右肾静脉   D. 肠系膜上静脉

    E. 左肾静脉

183. 甲状腺内经现一圆形肿物,边缘光滑完整,有包膜,内呈均质低回声。它可能是____。

    A. 结节性甲状腺肿   B. 甲状腺囊肿

    C. 甲状腺腺瘤   D. 甲状腺炎

    E. 甲状腺癌

184. 患者,女性。右侧乳腺外上象限探及一 14 mm×8 mm×8 mm 近圆形中低回声光团,边界清楚,边缘尚光整,内部回声尚均匀,有包膜,后方见轻度声增强。最可能的诊断是____。

    A. 乳腺囊肿   B. 乳腺纤维瘤

    C. 乳腺癌   D. 乳腺囊性增生

    E. 乳腺结核

185. 甲状腺对称性重度肿大,回声不均匀。CDFI 血流信号极丰富,应考虑

    A. 毒性甲状腺肿   B. 单纯性甲状腺肿

    C. 亚急性甲状腺炎   D. 桥本甲状腺炎

    E. 结节性甲状腺肿

186. 甲状腺超声探测时,方法不正确的是____。

    A. 一般采取仰卧位   B. 无须特殊准备及要求

    C. 去除颈部项链   D. 暴露颈前部

    E. 必须加仿生模块

187. 患者,男性,50 岁。颈前偏右有一实性结节,质硬。两周后发现声音嘶哑,超声显示:甲状腺右叶单发,境界不清,低回声结节,内有细点状强回声,伴有右颈部淋巴结肿大,最可能的诊断是____。

    A. 甲状腺腺瘤   B. 甲状腺癌

    C. 甲状腺囊肿   D. 结节性甲状腺肿

    E. 桥本病

188. 乳腺小叶腺体大量增生,导管扩张发生在____。

    A. 青春期   B. 性成熟期

    C. 妊娠期   D. 哺乳期

    E. 老年萎缩期

189. 正常成人妇女乳腺通常不包括____。
    A. 小叶
    B. 腺叶
    C. 平滑肌
    D. 腺泡
    E. 导管

190. ____不是乳腺纤维腺瘤的超声表现。
    A. 边界光滑
    B. 有包膜
    C. 内部呈均质低回声区
    D. 导管扩张
    E. 单发或多发

191. 下面乳腺病变或结构不伴有后方回声增强的是____。
    A. 囊肿
    B. 脂肪小叶
    C. 扩张的导管
    D. 纤维腺瘤
    E. 脓肿

192. ____不是正常甲状腺的测值。
    A. 侧叶前后径为 2 cm,左右径为 2 cm,上下径为 4 ~ 5 cm
    B. 峡部前后径<0.5 cm
    C. 甲状腺左右上下动脉直径<5 mm
    D. 收缩期峰值速度为 22 ~ 33 cm/s,平均速度为 12 ~ 22 cm/s
    E. 阻力指数为 0.55 ~ 0.66

193. 患者,女性,中年。超声检查发现,甲状腺普遍性肿大,边缘规则,内回声中等强度,无结节,CDFI 显示腺体内血管增多,血流加速,最可能是____。
    A. 结节性甲状腺肿
    B. 单纯性甲状腺肿
    C. 毒性甲状腺肿
    D. 甲状腺功能减退
    E. 亚临床甲状腺功能减退

194. 下列与毒性甲状腺肿的声像图无关的是____。
    A. 甲状腺火海征
    B. 甲状腺海岛征
    C. 甲状腺上下动脉增宽
    D. 甲状腺上下动脉为高阻高速频谱,峰值速度>70 cm/s,静脉为低速宽带频谱
    E. 血流速度的增加随 T_3、T_4的升高而加快

195. 单纯性甲状腺肿的声像图特征是____。
    A. 甲状腺均匀性显著肿大,压迫气管和颈部血管
    B. 早期光点增粗,有的可见散在性边界模糊的小结节
    C. 后期可形成多个薄壁的液性暗区
    D. 腺体中常发生液化、血块机化及钙化
    E. 以上都是

196. 患者,女性,中年。颈部渐增粗,超声显示,甲状腺不规则,非对称性肿大,实质回声增粗,内见多个结节,结节边界欠清晰,有的内部可见液性暗区,CDFI 显示血流丰富,粗大纡曲的分支血管在结节间穿行,绕行。最可能是____。

A. 甲状腺腺瘤 　　　　　　　　B. 甲状腺癌

C. 结节性甲状腺肿 　　　　　　D. 桥本病

E. 毒性甲状腺肿

197. 下列表现与结节性甲状腺肿无关的是____。

A. 甲状腺不规则,非对称性增大

B. 实质回声增粗,内呈多个中等偏强回声结节

C. 结节内可见液性暗区,强光点

D. CDFI 显示下列丰富,血流呈花环状包绕结节,并有细小分支伸入结节内

E. "冲洗"征

198. 关于急性甲状腺炎,下列正确的是____。

A. 病情重,发热,基础代谢率和吸碘率正常

B. 甲状腺肿大,内见回声增强区

C. 急性化脓性甲状腺炎时,腺体内可见脓肿的无回声区

D. 脓肿内可见杂乱的粗大光点反射,灰阶定量>50 dB

E. 以上都正确

199. 患者,女性,中年。发热,颈粗,疼痛,WBC 数增高,T_3、T_4 增高,ESR 加快超声检查:甲状腺中度增大,包膜增厚,甲状腺与颈前肌之间间隙消失,可见"冲洗"征,内部为均质稀疏弱光点,CDFI 显示低回声区周边有较丰富血流信号,内部血流信号稀少,最可能是____。

A. 急性甲状腺炎 　　　　　　　B. 亚急性甲状腺炎

C. 桥本病 　　　　　　　　　　D. 侵袭性甲状腺炎

E. 甲状腺功能减退

200. 关于甲状腺癌,下列错误的是____。

A. 肿块形态不规则,以单发性为多,多无包膜和晕环,呈蟹足样向周围组织浸润

B. 内部以实性不均质强回声为主

C. 髓样癌常表现为均质低回声,边缘清晰

D. 滤泡状腺癌常见后方衰减

E. 部分可发生囊变,其囊变部分所占比例较小,囊壁不光滑常有钙化

实训题集一参考答案

1. C	2. A	3. A	4. B	5. C	6. B	7. B	8. C	9. D	10. D
11. A	12. A	13. C	14. B	15. B	16. A	17. C	18. C	19. D	20. A
21. C	22. C	23. B	24. B	25. C	26. C	27. C	28. B	29. A	30. D
31. C	32. C	33. C	34. D	35. D	36. B	37. C	38. A	39. A	40. D
41. C	42. A	43. B	44. A	45. B	46. A	47. B	48. A	49. B	50. D
51. D	52. C	53. C	54. A	55. A	56. C	57. D	58. C	59. B	60. D
61. C	62. A	63. B	64. A	65. C	66. A	67. C	68. A	69. D	70. A
71. D	72. C	73. A	74. A	75. B	76. D	77. D	78. B	79. B	80. C
81. B	82. D	83. A	84. D	85. D	86. C	87. D	88. D	89. D	90. C
91. A	92. C	93. D	94. B	95. B	96. A	97. B	98. B	99. D	100. D
101. D	102. D	103. A	104. C	105. C	106. C	107. A	108. D	109. B	110. C
111. B	112. B	113. D	114. A	115. C	116. D	117. B	118. A	119. B	120. D
121. A	122. A	123. D	124. D	125. B	126. A	127. B	128. B	129. C	130. B
131. B	132. B	133. D	134. A	135. B	136. D	137. C	138. B	139. D	140. A
141. D	142. A	143. C	144. C	145. C	146. C	147. C	148. C	149. A	150. C
151. A	152. A	153. C	154. C	155. C	156. C	157. C	158. C	159. B	160. C
161. C	162. D	163. C	164. A	165. A	166. D	167. A	168. D	169. B	170. C
171. B	172. C	173. C	174. A	175. B	176. D	177. C	178. B	179. A	180. C
181. C	182. B	183. A	184. B	185. B	186. C	187. D	188. A	189. C	190. B
191. D	192. B	193. C	194. D	195. C	196. A	197. A	198. C	199. B	200. D
201. C	202. B	203. B	204. B	205. B	206. B	207. C	208. B	209. B	210. C
211. C	212. B	213. B	214. C	215. D	216. C	217. A	218. C	219. D	220. D
221. D	222. B	223. D	224. C	225. B	226. A	227. A	228. D	229. C	230. D
231. D	232. C	233. C	234. B	235. A	236. D	237. D	238. C	239. D	240. D
241. C	242. B	243. C	244. C	245. C	246. C	247. B	248. C	249. A	250. B
251. B	252. C	253. B	254. C	255. C	256. B	257. C	258. C	259. A	260. D
261. D	262. A	263. B	264. D	265. A	266. D	267. D	268. A	269. C	270. D
271. D	272. A	273. B	274. B	275. D	276. C	277. A	278. C	279. C	280. A
281. B	282. B	283. A	284. C	285. D	286. A	287. D	288. C	289. D	290. B
291. C	292. D	293. A	294. A	295. B	296. B	297. C	298. D	299. D	300. C
301. A	302. B	303. B	304. C	305. C	306. D	307. A	308. C	309. D	310. A
311. D	312. D	313. B	314. C	315. B	316. A	317. A	318. B	319. D	320. C
321. B	322. A	323. A	324. D	325. A	326. B	327. A	328. A	329. C	330. A

331. C　332. B　333. A　334. D　335. A　336. A　337. A　338. B　339. B　340. A
341. D　342. D　343. C　344. D　345. C　346. D　347. A　348. B　349. C　350. A
351. A　352. C　353. C　354. D　355. A　356. D　357. C　358. B　359. C　360. B
361. A　362. A　363. D　364. C　365. C　366. B　367. D　368. A　369. C　370. D
371. B　372. C　373. D　374. A　375. D　376. D　377. C　378. D　379. D　380. A
381. D　382. A　383. C　384. B　385. A　386. B　387. B　388. A　389. B　390. B
391. A　392. C　393. D　394. A　395. B　396. D　397. C　398. D　399. A　400. C

实训题集二参考答案

1. B　2. C　3. B　4. B　5. E　6. D　7. B　8. D　9. E　10. E
11. C　12. D　13. E　14. C　15. D　16. D　17. E　18. A　19. D　20. D
21. B　22. E　23. D　24. E　25. D　26. B　27. B　28. E　29. E　30. D
31. E　32. D　33. C　34. B　35. D　36. E　37. E　38. D　39. A　40. C
41. D　42. B　43. D　44. A　45. E　46. B　47. C　48. C　49. E　50. B
51. C　52. E　53. D　54. A　55. C　56. E　57. D　58. B　59. C　60. C
61. E　62. A　63. E　64. B　65. E　66. B　67. D　68. B　69. D　70. B
71. A　72. C　73. D　74. A　75. E　76. A　77. E　78. C　79. D　80. E
81. A　82. C　83. E　84. C　85. C　86. A　87. D　88. E　89. A　90. D
91. D　92. E　93. C　94. D　95. E　96. D　97. C　98. D　99. B　100. C
101. D　102. C　103. E　104. E　105. A　106. D　107. E　108. C　109. E　110. D
111. A　112. C　113. D　114. D　115. C　116. C　117. E　118. E　119. E　120. C
121. D　122. D　123. D　124. B　125. D　126. E　127. E　128. B　129. B　130. D
131. D　132. A　133. E　134. E　135. B　136. D　137. C　138. A　139. B　140. D
141. C　142. B　143. D　144. C　145. B　146. E　147. C　148. A　149. B　150. A
151. E　152. D　153. B　154. A　155. E　156. B　157. D　158. A　159. E　160. A
161. C　162. E　163. E　164. E　165. C　166. B　167. E　168. A　169. D　170. B
171. A　172. C　173. D　174. A　175. D　176. D　177. A　178. B　179. E　180. C
181. E　182. E　183. C　184. B　185. A　186. E　187. B　188. D　189. C　190. D
191. B　192. C　193. C　194. D　195. E　196. C　197. E　198. C　199. B　200. B

参考文献

[1] 祁吉.医学影像诊断学[M].北京:人民卫生出版社,2002.

[2] 王兴武.医学影像诊断学[M].2版.北京:人民卫生出版社,2009.

[3] 白人驹,张雪林.医学影像诊断学[M].3版.北京:人民卫生出版社,2010.

[4] 吴恩惠.医学影像诊断学[M].北京:人民卫生出版社,2001.

[5] 蒋烈夫.影像诊断学[M].北京:高等教育出版社,2006.

[6] 唐陶富.CT诊断学[M].北京:人民卫生出版社,2005.

[7] 唐光健.泌尿生殖系统影像诊断与临床[M].北京:人民军医出版社,2008.

[8] 李松年.中华影像学泌尿生殖系统卷[M].北京:人民卫生出版社,2002.

[9] 刘佩芳.乳腺影像诊断手册[M].北京:人民卫生出版社,2009.

[10] 李铁一.现代胸部影像诊断学[M].北京:科学出版社,1998.

[11] 齐乃新.骨科影像学诊断与鉴别诊断[M].2版.西安:世界图书出版公司,2001.

[12] 武乐斌,王锡明,孙丛,等.医学影像学诊断图谱和报告——中英文对照[M].北京:军事医学科学出版社,2006.

[13] 吴振华,郭启勇.影像诊断报告书写技巧[M].北京:人民军医出版社,2007.

[14] 章士正.医学影像读片分析[M].北京:人民军医出版社,2009.

[15] Adam Greenspan.实用骨科影像学[M].北京:科学技术出版社,2012.

[16] Manaster Andrews.影像专家鉴别诊断:骨关节肌肉分册[M].北京:人民军医出版社,2012.

[17] 陈晓光.骨与关节影像诊断必读[M].北京:人民军医出版社,2007.

[18] 王云钊.中华影像医学骨肌系统卷[M].北京:人民卫生出版社,2002.

[19] 曹来宾.实用骨关节影像诊断学[M].济南:山东科学技术出版社,1998.

[20] 上海医科大学(实用内科学)编委会.实用内科学[M].北京:人民卫生出版社,1993.

[21] 马绪臣.口腔颌面医学影像诊断学[M].6版.北京:人民卫生出版社,2012.

[22] 张欣.骨伤科X线诊断学[M].2版.北京:人民卫生出版社,2007.

[23] 郝庆茂,杜西伟.医学影像学诊断及技能操作指南[M].石家庄:河北科学技术出版社,2003.

[24] 蔡庆斌,李晓华.医学影像学临床实习指南[M].北京:科学出版社,2013.

[25] 李国菊.口腔颌面医学影像诊断学[M].北京:科学技术文献出版社,2010.

[26] 刘玉清.心血管病影像诊断学[M].合肥:安徽科学技术出版社,2000.

［27］　鲜军舫,王振常,罗德江.头颈部影像诊断必读[M].北京:人民军医出版社,2007.

［28］　伍建林,路希伟.临床结核病影像诊断[M].北京:人民卫生出版社,2011.

［29］　周进祝.超声诊断学[M].北京:人民卫生出版社,2009.

［30］　钱蕴秋.实用超声诊断手册[M].北京:人民军医出版社,1996.

［31］　张敏.超声医师实践技能培训[M].北京:人民军医出版社,2013.

［32］　郭万学.超声医学[M].6版.北京:人民军医出版社,2012.